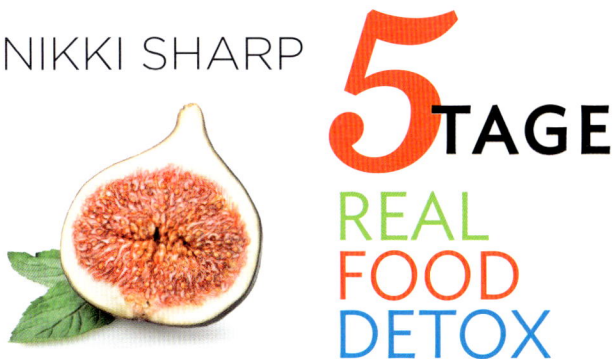

NIKKI SHARP

5TAGE
REAL
FOOD
DETOX

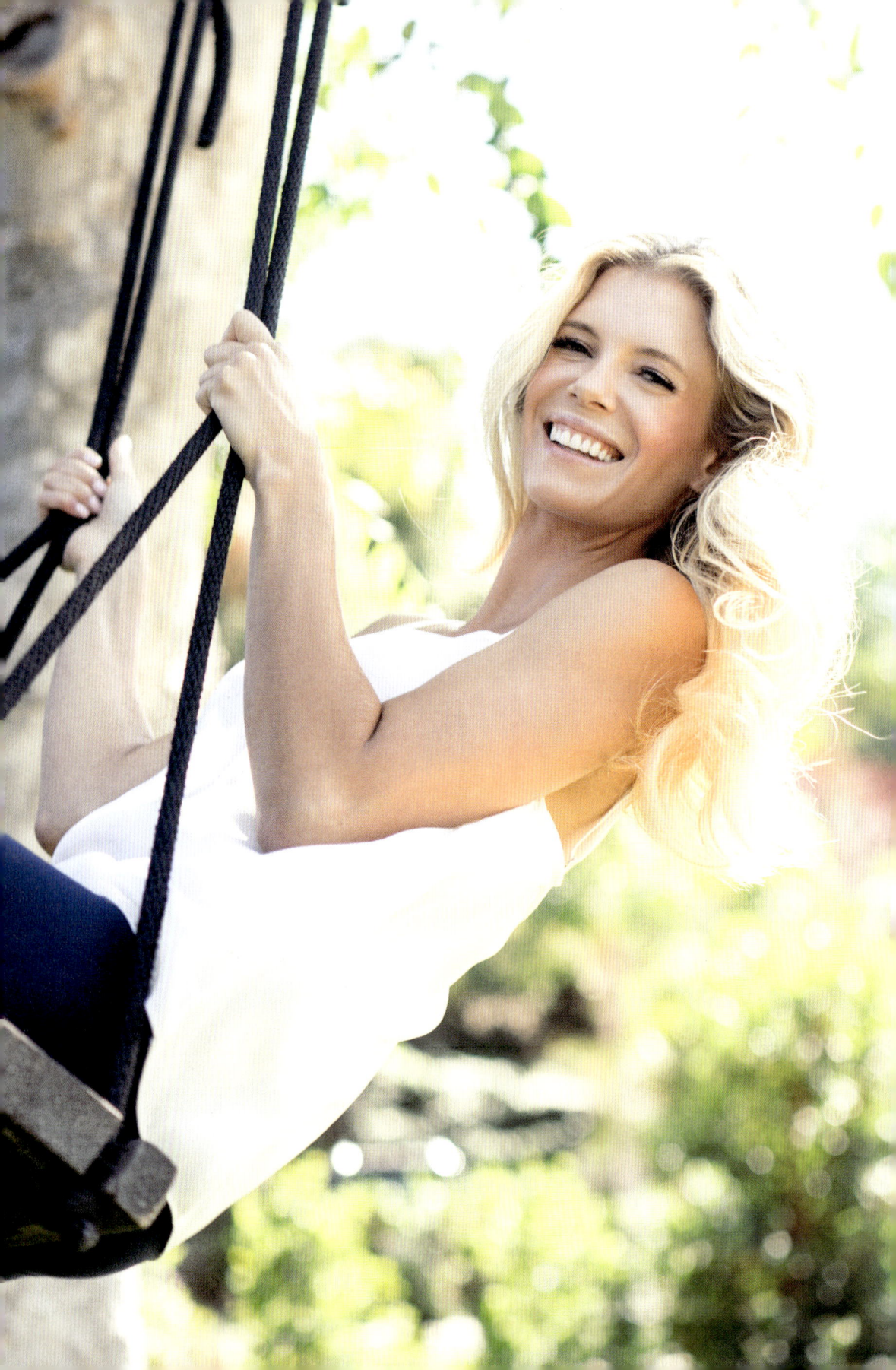

NIKKI SHARP

5 TAGE
REAL
FOOD
DETOX

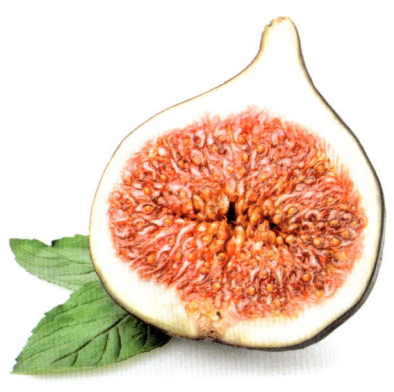

*Wie Sie sich von Ihren überschüssigen Pfunden
und Essattacken verabschieden
und die Haut zum Strahlen bringen*

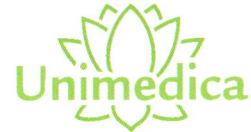

Nikki Sharp
5-Tage-Real-Food-Detox
Wie Sie sich von Ihren überschüssigen Pfunden und Essattacken verabschieden
und die Haut zum Strahlen bringen
1. deutsche Auflage 2017
ISBN: 978-3-946566-27-4
© 2017, Narayana Verlag GmbH

Titel der Originalausgabe:
The 5-Day Real Food Detox
A simple, delicious plan for fast weight loss, banished cravings, and glowing skin
Copyright © 2016 by NIKKI SHARP LLC
Published by Arrangement with NIKKI SHARP LLC
Dieses Werk wurde vermittelt durch die Literarische Agentur Thomas Schlück GmbH, 30827 Garbsen

Übersetzung aus dem Englischen: Telse Wokersien
Buchdesign von Liz Cosgrove
Satz: Nicole Laka, www.nima-typografik.de
Coverlayout: Fort
Coverabbildungen: Ray Kachatorian
Fotografien im Buch: S. xiii © Jon Attenborough, jon@attenborough.net, S. xiv © Surachai Saengsuwan, surachaijuly7@gmail.com, S. xvii © Sasha Rainbow, sasharainbow@gmail.com, Seite xviii sowie alle Vorher-Nachher-Bilder © Nikki Sharp. Alle weiteren Fotografien © Ray Kachatorian

Herausgeber:
Unimedica im Narayana Verlag GmbH
Blumenplatz 2, 79400 Kandern
Tel.: +49 7626 974 970-0
E-Mail: info@unimedica.de
www.unimedica.de

Alle Rechte vorbehalten. Ohne schriftliche Genehmigung des Verlags darf kein Teil dieses Buches in irgendeiner Form – mechanisch, elektronisch, fotografisch – reproduziert, vervielfältigt, übersetzt oder gespeichert werden, mit Ausnahme kurzer Passagen für Buchbesprechungen. Sofern eingetragene Warenzeichen, Handelsnamen und Gebrauchsnamen verwendet werden, gelten die entsprechenden Schutzbestimmungen (auch wenn diese nicht als solche gekennzeichnet sind).
Die Empfehlungen dieses Buches wurden von Autor und Verlag nach bestem Wissen erarbeitet und überprüft. Dennoch kann eine Garantie nicht übernommen werden. Weder der Autor noch der Verlag können für eventuelle Nachteile oder Schäden, die aus den im Buch gegebenen Hinweisen resultieren, eine Haftung übernehmen.

Dieses Buch ist allen gewidmet, die mir eine E-Mail geschrieben haben, die in sozialen Netzwerken Kommentare hinterlassen haben, mich um Rat gefragt haben, meinen Freunden und meiner Familie, allen, die mich um Hilfe gebeten haben, und all denjenigen, die ihre Geschichte mit mir geteilt haben. Ihr alle gebt mir die Möglichkeit, meine Leidenschaft mit euch zu teilen, und ihr seid meine Inspiration, jeden Tag aufs Neue zu versuchen, die Welt ein kleines bisschen zu verbessern. Danke, dass ihr mir gezeigt habt, was meine Aufgabe auf diesem Planeten ist.

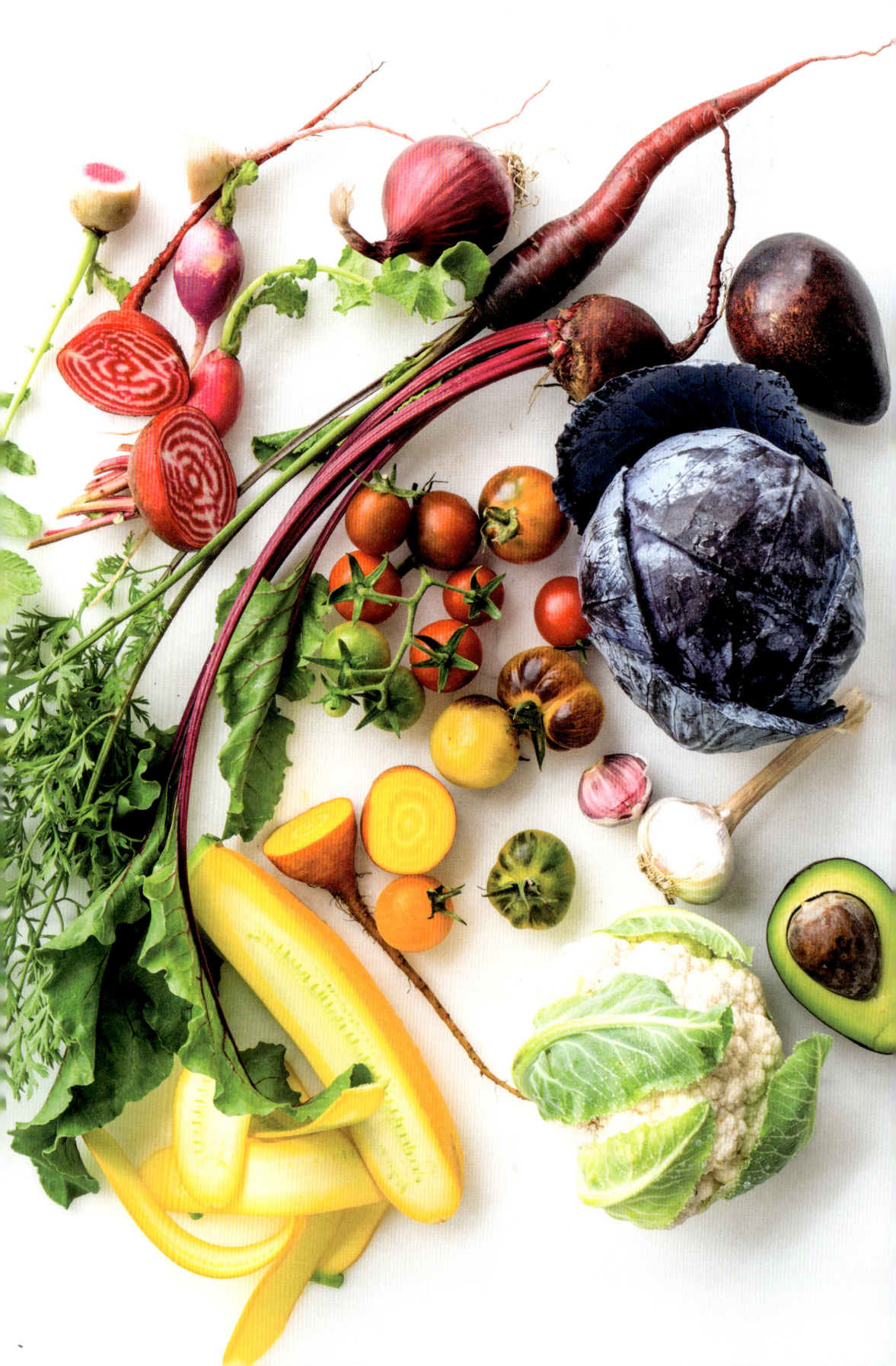

INHALT

Einleitung: Meine Geschichte ... ix

TEIL 1: DIE WAHRHEIT ... 3

1. Entschlacken mit gesunden Nahrungsmitteln ... 5
2. Warum es funktioniert: Die metabolischen Detox-Prinzipien ... 22
3. Das richtige Essen: Nahrungsmittel, die entgiften und beim Abnehmen helfen ... 36
4. Gönnen Sie Ihrem Körper eine Pause: Nahrungsmittel, die nicht entgiften ... 63
5. Der Prä-Tox ... 72

TEIL 2: ABNEHMEN UND SICH TOLL FÜHLEN IN NUR 5 TAGEN ... 91

6. Der 5-Tage-Plan ... 93
7. Detox für Männer ... 106
8. Kochen und entgiften: Die Detox-Rezepte ... 119
9. Kinderleichtes Entgiften: Tipps und Tricks ... 166

TEIL 3: GESUNDE GEWOHNHEITEN EIN LEBEN LANG ... 187

10. Der Post-Tox: Die Sharp Lifetime Diet ... 189
11. Post-Tox-Mahlzeitenpläne ... 211
12. Entgiften Sie Ihren Lifestyle ... 225

Danksagung ... 238
Anhang A: Das 5-Tage-Tagebuch ... 240
Anhang B: Die Rezepte für die Sharp Lifetime Diet ... 241
Anhang C: Literaturhinweise ... 257
Index ... 260

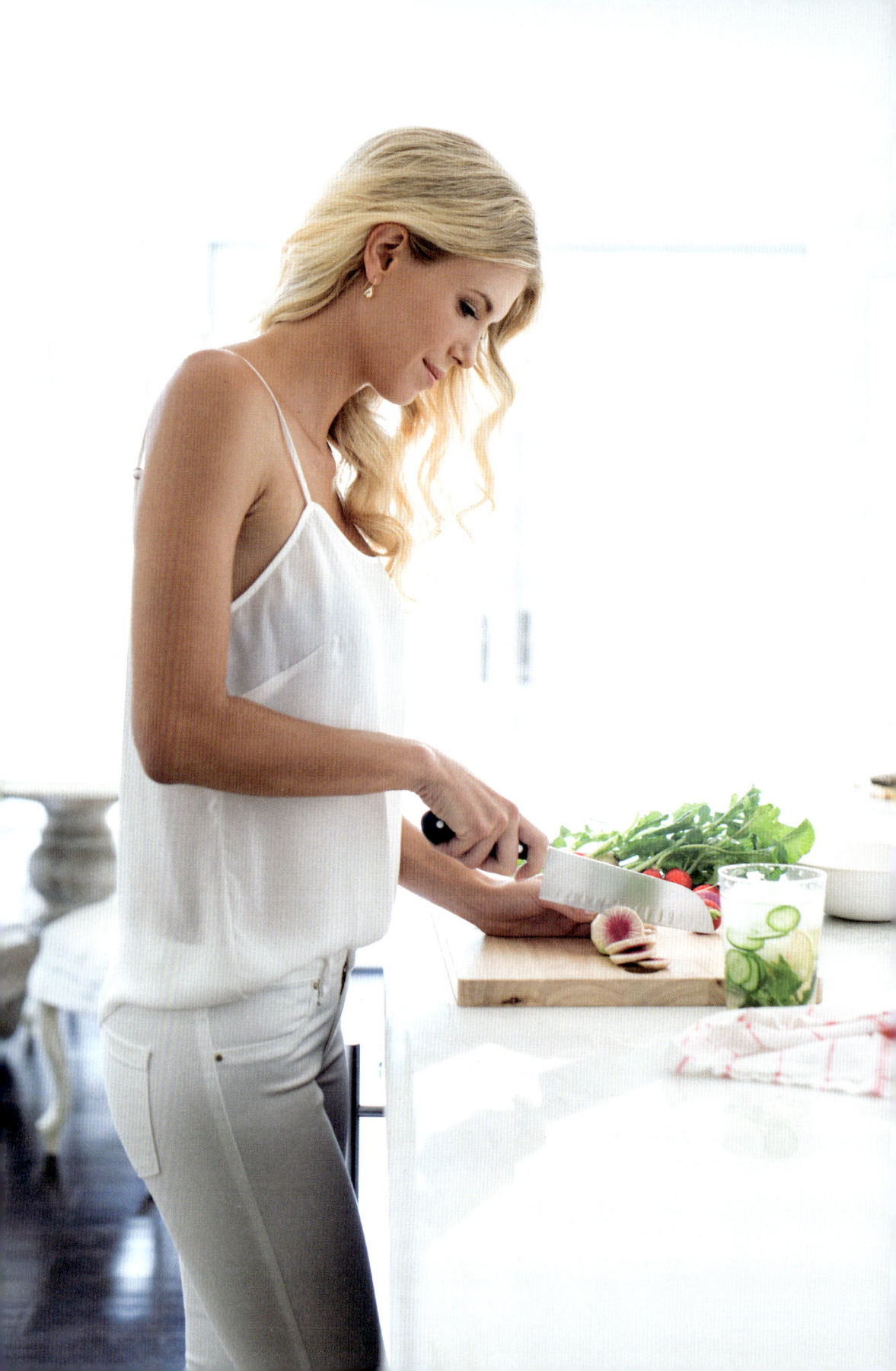

EINLEITUNG
MEINE GESCHICHTE

Mein Name ist Nikki Sharp, ich bin Fotomodell und habe eine Mission: Ihnen beim gesunden und vernünftigen Entschlacken zu helfen. Und das auf eine einzigartige Weise – durch das Essen von leckeren und natürlichen Nahrungsmitteln, die Sie dabei unterstützen, schnell Pfunde zu verlieren und Ihr Leben und Ihre Gesundheit radikal zu verbessern. Schön, dass Sie da sind! Ich stelle Ihnen meine 5-Tage-Detox vor, ein ebenso gesundes wie lustvolles Verfahren, das Ihr Aussehen und Ihr Wohlbefinden in nur fünf Tagen verbessern wird. Versprochen!

Ich weiß, was Sie jetzt denken. Das ist wieder so eine Hungerkur für superdürre Models. Kann und will ich mich wirklich von Staudensellerie, Zigaretten und Kaffee ernähren? Oder ist das eine Entschlackungskur auf Saft- oder Smoothie-Basis, die mich unglücklich macht und bei der ich mich nach echtem Essen sehne, in das man auch hineinbeißen kann?

Nein! Darum geht es bei mir nicht und ich glaube auch nicht, dass es im Leben darum geht. Im Leben geht es um Gesundheit, Freude,

Glücklichsein und Energie – und darum, sich selbst zu lieben. Und eine der wichtigsten Arten, wie man diese Dinge erreichen kann, ist, gesunde und nährstoffreiche Nahrung zu sich zu nehmen.

Bei meinem Detox-Programm lernen Sie die einfachen Prinzipien des gesunden Essens kennen. Sie essen richtige Nahrungsmittel, die so unverfälscht und ursprünglich wie möglich sind – Nahrungsmittel, die Fett verbrennen, Schadstoffe entfernen, Blähungen reduzieren und von lästiger Akne, Darmträgheit, Erschöpfung befreien. Die Gesundheit kehrt zurück! Sie werden sich toll fühlen, auch so aussehen und mehr Energie haben – egal, ob Sie 22 oder 62 sind. Und alles in nur fünf Tagen.

DIÄT FÜR FOTOMODELLE

Ich habe diese Entschlackung nach vielen Jahren im Modezirkus entwickelt, einer Zeit, in der ich entweder nährstoffarme Dinge oder gar nichts gegessen habe. Meine Ernährung bestand typischerweise aus zu viel Kaffee und Diät-Limonaden, gesalzenen Erdnüssen und Fruchtjoghurt mit viel zu wenig Kalorien und nächtlichen »Snacks« aus Cupcakes, Keksen, Pizza und Käsewürfeln mit viel zu vielen Kalorien. Nicht wirklich eine gute Ernährung, und mein Körper und meine Seele bezahlten einen hohen Preis: Ich wurde sehr krank und unglücklich. Von außen betrachtet hatte ich alles: Geld, Ruhm, gutes Aussehen und einen glamourösen Lebensstil. Aber innen drin war ich ein körperliches und emotionales Wrack. Es sollte viele Jahre dauern, diese Baustelle aufzuräumen.

Ich wuchs in Boulder, Colorado, USA, auf. Meine Mutter war Olympiasportlerin im Radfahren und Fotomodell, mein Vater war Bergsteiger und mein Stiefvater Bodybuilder. Meine Mutter und mein Vater haben britische Wurzeln und stammen aus London, zogen aber vor vielen Jahren in die wunderschönen Rocky Mountains. Boulder ist das Mekka für Skifahrer, Wanderer, Radfahrer, gesundes Essen aus der Region und einen gesunden Lebensstil. Ich würde meine Kindheit um keinen Preis eintauschen wollen.

Aber wusste ich es damals zu schätzen? Nein, überhaupt nicht.

Als Kind war ich sehr wählerisch beim Essen. Meine Mutter kochte jeden Abend für mich – leckere Sachen wie selbst gemachte Nudeln mit frischer Tomatensauce und gegrilltem Lachs mit Gemüse – aber ich weigerte mich zu essen und wollte Schokoladenmüsli, fettarme Milch, Mac and Cheese aus der Packung, Artischocken mit fettreichem Mayonnaise-Dip und Cracker und Wurst. Eine nährstoffarme Ernährung, die sich bereits in frühen Jahren rächte. Als ich sieben Jahre alt war, wurde ich mit schwerem Reflux in die Notaufnahme gebracht. Heute würde ich sagen, dass meine schlechte Ernährung die Ursache war. Aber damals sah kein Arzt eine Verbindung, besonders nicht bei jemandem, der so jung war. Der Zusammenhang zwischen schlechter Ernährung und Krankheit wurde nicht so deutlich gesehen wie heute. Und genau wie alle anderen kranken Kinder bekam ich ein neues Stofftier und sehr starke Medizin und wurde wieder nach Hause geschickt. Diese Herangehensweise, bei der nur die Symptome behandelt werden, funktioniert nicht. Als ich 12 Jahre alt war, war mein Reflux so schlimm, dass ich viermal am Tag die höchstzulässige Dosis von verschreibungspflichtigen Medikamenten gegen Sodbrennen nahm.

Ab dem elften Lebensjahr litt ich an Akne, die mich die nächsten 15 Jahre quälen sollte. Nicht nur mein Gesicht war davon betroffen, sondern auch mein Rücken. Ich versuchte alles, um die Akne loszuwerden: von Mitteln, die von berühmten Models oder Schauspielerinnen angepriesen wurden, zu Antibiotika und verschreibungspflichtigen Hautgels. Ich endete schließlich bei Accutane, einem sehr risikoreichen und potenziell gefährlichen Akne-Medikament, das ich dreimal täglich einnahm. Nichts half. Ich war davon überzeugt, dass ich einfach Pech hatte und mit Akne, Bauchschmerzen und Kopfschmerzen für den Rest meines Lebens geschlagen war. Ich kam nie auf den Gedanken zu fragen, *warum* ich daran litt.

Mein gezeichnetes Gesicht und die anderen gesundheitlichen Probleme konnten allerdings nicht meinen Traum seit frühester Kindheit zerstören, Fotomodell zu werden. Zum einen bin ich immer groß und schlank gewesen und besaß genau den erforderlichen Körpertyp. Auch der Beruf meiner Mutter, Sport-Fotomodell, beeinflusste mich. Aber mehr als alles andere faszinierten mich die Fotos von Cindy Crawford, Kate Moss und Naomi Campbell in den Hochglanzmagazinen, mit denen ich mein Zimmer pflasterte. Ich starrte diese Bilder an und wollte auch »modeln«.

Seit frühester Kindheit träumte ich von der aufregenden Welt der Laufstege, Kameras und von Designerklamotten. Ich besaß immer viel Energie, und im Alter von 15 Jahren probierte ich es einfach mit Unterstützung meiner Familie und Freunden aus. Ich verstand sofort, dass glücklicherweise mehrere Lagen Make-up meine Hautprobleme bei Castings verdecken konnten. Und mit einem Mausklick in Photoshop ließen sich auch die kleinsten Unvollkommenheiten bereinigen. Mithilfe der Technik entstanden wunderschöne Fotos, die ein sehr selbstbewusstes Mädchen mit fantastischer Haut zeigten und mich noch schlanker machten als ich in Wirklichkeit war.

Ich fing an mit Aufnahmen für Lokalmagazine und Kataloge, die die Aufmerksamkeit von Modelagenturen in Los Angeles erregten. Mit neunzehn packte ich meine Sachen und ging nach Kalifornien.

Eine der Unsicherheiten beim Modeln ist, dass man nicht weiß, wie lange die Karriere dauern wird. Fotomodelle sind oft schon mit 21 auf dem Höhepunkt ihrer Karriere, und irgendwann kommt der Tag, an dem sie nicht mehr gebucht werden. Ich wollte auf eine zweite Karriere vorbereitet sein und machte daher meinen Schulabschluss, schrieb mich am College ein und studierte nebenbei Kommunikation und Journalismus. Ich studierte so schnell wie möglich, besuchte in vier Jahren drei verschiedene Universitäten und machte meinen Bachelor-Abschluss mit zwanzig.

Ich begann an der University of Colorado in Boulder, meiner Heimatstadt, wechselte aber zur University of Northern Colorado, um näher bei meinen Freunden zu sein. In der ersten Zeit nahm ich an einem Austauschprogramm mit Los Angeles teil, sodass ich nebenbei modeln und den Hollywood-Traum leben konnte. Danach ging ich zurück nach Colorado und beendete meine Studien mit einem Prädikatsexamen. Es war eine hektische, aber sehr lehrreiche Zeit, da ich Vollzeit-Studentin war, die Universitäten wechselte und nebenbei neue Freunde finden musste, modelte und immer arbeiten musste, um meine Studiengebühren zu bezahlen.

Zu dieser Zeit entdeckte ich, dass wenn ich Kontrolle über das hatte, was ich aß, ich mich auch so fühlte, als hätte ich Kontrolle über mein Leben. Meine tägliche Ernährung bestand aus Eisbergsalat, ein oder zwei Eiern, Salamischeiben, Käse-Croûtons, Milch, einigen Scheiben hellorangem amerikanischem Käse und unendlich vielen Tassen Instant-Kaffee mit Unmengen Süßstoff. Ich nahm immer noch Antacida und aß Ibuprofen gegen die Kopfschmerzen wie Bonbons – und wunderte mich, warum es mir so schlecht ging. Ich hatte keine Ahnung von guter Ernährung und dem, was gut für meinen Körper ist. Mein einziger Gedanke war: *Iss weniger, mach Kardio-Gymnastik und alles ist OK.*

DIE WELT RUFT

Meine Agentin wollte von Anfang an, dass ich in Übersee modele, aber ich sagte ihr, dass ich erst mein Studium beenden musste. Einen Monat nach meinem Abschluss saß ich im Flieger nach Asien. Wenn man von einer Agentur im Ausland vertreten wird, erhält man das Label »internationales Model«, was für Casting-Direktoren besser klingt, da ein ausländisches Gesicht der Anzeigenkampagne einer Marke oder einer Modenschau einen neuen, frischen Look verleihen kann. Ich trat in unterschiedlichen Ländern sogar mit unterschiedlichen Namen auf. In China wurde ich zum Beispiel Rose genannt, mein zweiter Vorname, um zu zeigen, dass ich Europäerin war. In Australien verwendete meine Agentur meinen Vornamen Nicola, um zu betonen, dass ich Europäerin war. In Griechenland wurde ich Nikki genannt, um meine Herkunft zu zeigen. Die Menschen mögen alles, was ein bisschen anders ist.

Im »reifen« Alter von 21 brachte mich mein erster Job nach Shanghai, China, eine brodelnde Stadt, die mir eine vollkommen neue Welt bot mit ihren geschäftigen Straßen, ihrer typischen Küche und den Models aus aller Welt. Ich wachte auf! Ich war bis dahin überzeugt gewesen, ein ziemlich gutes Model zu sein, aber mir wurde schnell klar, dass ich weitaus weniger Erfahrung besaß als die anderen Mädchen. Um die mangelnde Erfahrung wettzumachen, entschied ich mich, die einzige Sache, die ich kontrollieren konnte, zu kontrollieren

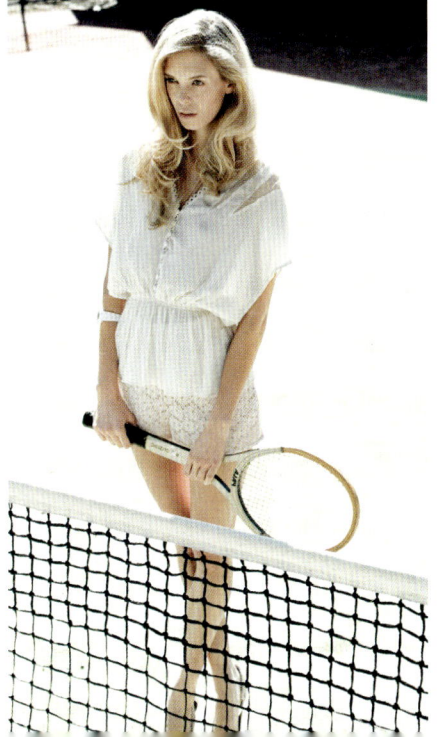

und wollte abnehmen – ich aß praktisch nichts mehr. Ich verlor schnell Gewicht. Anscheinend war superdünn zu sein genau das Richtige, denn meine Karriere startete durch.

Nach Shanghai ging ich zurück nach Colorado und nahm einen Job in der Marketing-Abteilung einer Wellness-Firma an. Mir gefiel die Arbeit und ich wurde Stück für Stück mit dem Ernährungspuzzle vertraut, aber ich setzte die Teile erst viel später zusammen. Ich nahm auch alles wieder zu, was ich mir abgehungert hatte. Aber das war gut so. Ich war viel entspannter in Bezug auf meinen Körper, weil ich glücklich und bei meinen Freunden und meiner Familie in den Colorado Mountains war.

Jedoch dauerte es nur ein Jahr und die Unruhe erfasste mich wieder. Ich wollte meine Modelkarriere fortsetzen und ging nach Australien. Dort zog ich oft um, versuchte Freunde zu finden, musste mit Zimmergenossen auskommen und ich musste mich auch in Leerlaufzeiten beschäftigen. Australien faszinierte mich, aber ich fühlte mich einsam und allein. Ich begann, wieder meine Ernährung zu kontrollieren, aß nur noch Misosuppe und einige Bananen am Tag.

In Sydney machte ich meinen ersten Detox, der sehr klassisch war und sechs Wochen dauerte. Ich verzichtete auf Zucker, Salz, Koffein und Alkohol und hielt mich an einen lächerlich strikten Essensplan, der aus

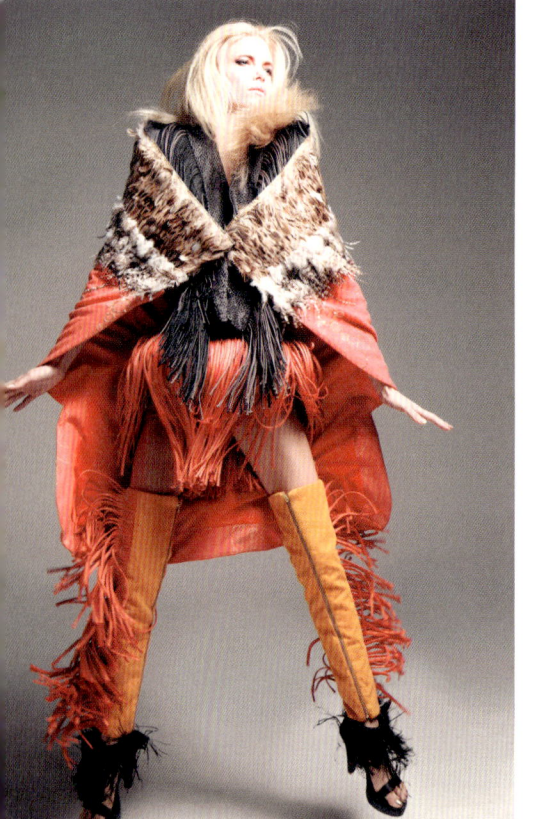

Haferflocken, Joghurt, Äpfeln, Mandeln, Vollkorn-Tortillas, Gemüse und Hühnchen bestand. Ziemlich langweilig, aber wenigstens nahrhafter als einiges andere, wovon ich mich bisher ernährt hatte. Gemäß meiner Natur hängte ich mich in diesen Detox voll rein, und mein Gewicht sank in 6 Wochen von 113 auf 103 Pfund. Aber ich war unglücklich und sozial isoliert, weil es einfacher war zu Hause zu bleiben, als der Versuchung widerstehen zu müssen, von meinem Plan abzuweichen. Ich dachte, dass der Verzicht auf Zucker, Salz, Koffein und Alkohol zu reiner Haut und gutem Schlaf führen würde, aber leider war dies nicht der Fall. Ich war emotional und körperlich ausgelaugt. Der positive Effekt war, dass dieser verrückte Detox mein Interesse an Ernährung und dem Nutzen von gesunder Nahrung weckte. Ich erfuhr aus erster Hand, wie man seinen Körper verändern kann, wenn man alles Ungesunde weglässt.

In Australien lebte ich nahe dem schönen Bondi Beach, wo ich mit Yoga begann, Yoga-Unterricht nahm und auch zu Hause Videos dazu anschaute. Wenn ich nicht modelte, lernte ich die original Sanskritbezeichnungen der Übungen und deren Nutzen für den Körper. Ich war jeden Morgen am Strand und ging mit meinen Freunden die Übungen und Bewegungen durch, die ich auf Karteikarten geschrieben hatte. Mir machte das Unterrichten Spaß und es gefiel mir, anderen, die nicht so viel Zeit zum Üben hatten, in Mini-Gruppen Yoga näher zu bringen. Mir wurde klar, dass ich Yoga auch auf meinen Reisen praktizieren konnte, und das war in wilden Zeiten und verrückten Städten mein Rettungsanker.

Ein Jahr später ging ich von Australien nach Seoul, Südkorea, wo die Model-Agenturen wollten, dass ich zunahm! Also aß ich Unmengen von Schokoladenriegeln so schnell wie ich konnte. Es war, als hätte ich Erlaubnis erhalten zu essen, was ich wollte, aber nur unter einer Bedingung: Ich durfte nur an bestimmten Körperstellen zunehmen: an den Unter-, aber nicht den Oberschenkeln. Ich nahm nicht an den Stellen zu, wo ich sollte, also wurde ich für einige Jobs nicht genommen und weitergeschickt. Jeden Morgen wachte ich mit rasenden Kopfschmerzen auf, begrüßte meine immerwährende Akne, Blähungen und Verstopfung sowie meine Angst und die Unsicherheit, was aus mir und meinem Leben werden würde.

Oh, und als Zugabe litt ich auch noch an Schlaflosigkeit. Sieben Jahre lang nahm ich rezeptpflichtige Schlafmittel. Ich habe wirklich alles probiert: Kamillentee, Tiefenatmung, Meditations-CDs, Melatonin, lesen statt Telefon und Computer, nicht lesen, aufstehen, wenn ich nicht schlafen konnte und alles andere, was mir empfohlen wurde.

Und all das vor dem Hintergrund, dass ich den perfekten Körper wollte und dünn bzw. perfekt sein musste oder beides. Ich machte mir nie über mein inneres Wohlergehen Sorgen, nur über mein Aussehen. Mir war nicht klar, dass dünn sein mich nicht glücklich machte, dass Schwitzen beim Sport und Hungern nicht die Antwort war.

Schließlich wurde ich sozialer und begann das »glamouröse« Leben zu leben, für das viele Models bekannt sind. Ich ging fast jeden Abend aus. Ich traf mich mit Leuten nach dem Shooting in Bars und wir besuchten Clubs, wo ich einen Cocktail nach dem anderen hinuntergoss, Schnaps trank und bis 6 Uhr morgens aufblieb, mich ausschlief und am nächsten Tag genauso weitermachte. Ich feierte wie ein Teenager, folgte aber einem strikten Arbeitsethos: Ich war pünktlich und höflich und gab immer mein Bestes. Es war ein aufregendes Leben und es gab viel Positives. Ich sah viele fremde Orte. Ich war 23 und wohnte überall auf dem Globus, lernte neue Sprachen, traf neue Leute und tat, was mir Spaß machte. Ich machte Aufnahmen für die Zeitschriften *More* und *Harper's Bazaar* und lief in Shows von Giorgio Armani und Louis Vuitton. Ich arbeitete sehr hart und wurde das Gesicht einiger weltweiter Kampagnen.

DER WENDEPUNKT

Im Jahr 2011 modelte ich mich durch sechs Städte: Seoul, Bangkok, Denver, Athen, London und New York. Einerseits fühlte ich mich stark und schön und war stolz darauf, dass ich meinen Traumberuf hatte. Andererseits fühlte ich mich isoliert, sorgte mich um die zukünftigen Jobs und ob ich abnehmen oder zunehmen sollte. Ich hatte kaum Zeit, meine Eltern oder Freunde zu Hause anzurufen. Meine Freundschaften mit anderen Models waren nur flüchtig, da wir immer unterwegs zum nächsten Job in der nächsten Stadt waren. Mein Leben war chaotisch und schien außer Kontrolle geraten zu sein.

Schließlich erreichte ich meinen Tiefpunkt. Ich wechselte zwischen Hungern und Fressattacken. Ich schlief nicht. Ich begann heimlich am Tag zu trinken, um mit meinen Depressionen und meiner Einsamkeit fertigzuwerden. Je deprimierter ich war, desto schlechter ernährte ich mich. Je schlechter ich aß, desto mehr trank ich. Ich wachte morgens mit einem Kater auf, schwor mir, dass ich mich ab sofort gesund ernähren wollte und fühlte mich abends so elend, dass ich wieder meiner Zuckersucht nachgab. Die Fressattacken fingen am selben Abend wieder an und führten zu noch mehr Hungern am nächsten Tag. Es war ein Teufelskreis. *So konnte es nicht weitergehen.*

Im April 2012 erlaubte ich mir endlich den dringend benötigten Heimaturlaub, der mir das Leben retten sollte. Ich wanderte viel und machte Yoga. Als ich kurz nach meiner Ankunft zu Hause in den Spiegel schaute, entdeckte ich die kalte Wahrheit: Ich war dabei zu verhungern, nur um schlank zu werden. Und mir wurde klar, dass ich es nicht mit mir vereinbaren konnte, das ungesunde Körper-Image zu vertreten, das einen verheerenden Einfluss auf junge Mädchen haben kann. Ich wollte mein Leben nicht damit verbringen, fanatisch darauf zu achten, was ich aß und Kalorien zu zählen (eine Gewohnheit, die nichts bringt, wie Sie sicher auch schon festgestellt haben). Ich wusste, ich hatte Wichtigeres zu tun. *Ich wollte die Welt verändern und anderen helfen und nicht nur das Schlankheitsideal vertreten.*

Also machte ich mich auf die Suche nach etwas, das für mich funktionierte und mich glücklich machte. Ich begann mich schlau zu machen über Ernährung und Fitness und meldete mich sogar für einen Triathlon an. Ich suchte online, im Kochbuch meiner Mutter und auf Instagram nach gesunden Rezepten. Ich war auf der Suche nach leckeren, nahrhaften Gerichten, die mich befriedigten und nicht zu Fressattacken führen. Ganz tief in meinem Inneren wusste ich, dass dies und die Zeit mit meiner Familie und mit meinen Freunden mir helfen würde, wieder gesund zu werden. Nach einem Monat in Colorado begann ich wirklich zu verstehen, wie glücklich ich mit einer gesünderen Lebensweise sein könnte, und auf meinem Weg zurück nach London wurde mir klar, dass ich einen festen Job und nur noch nebenbei modeln wollte. Ich brauchte Stabilität. Ich nahm auch an Kursen zu Rohkost, gesundem Kochen, Ernährung für Sportler und Alltagsbewältigung teil, sowohl online als auch an Instituten in London (und machte später Abschlüsse als Yoga-Lehrer und Health Coach). Langsam lernte ich, wie ich für Körper, Geist und Seele sorgen musste. Mir wurde klar, dass mein alter Lebensstil mir einen Teil meines Wesens genommen hatte, und dadurch, dass ich immer mehr über die Ernährung und ihre Auswirkungen erfuhr, bekam ich, was ich verloren hatte, wieder zurück. Ganz nebenbei

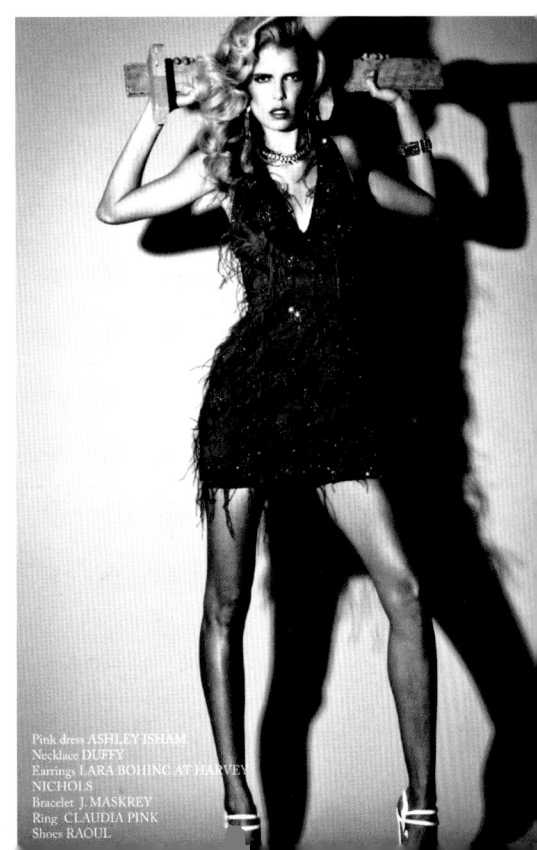

Pink dress ASHLEY ISHAM
Necklace DUFFY
Earrings LARA BOHINC AT HARVEY NICHOLS
Bracelet J. MASKREY
Ring CLAUDIA PINK
Shoes RAOUL

fand ich heraus, dass mir andere Dinge Spaß machten, nämlich mich zu bilden und mich um mich selbst zu kümmern.

Ich habe mich nicht über Nacht verändert. Man entscheidet sich nicht, seinen Lebensstil radikal zu ändern und tut es dann ganz ohne Rückfälle in die alten Gewohnheiten. Obwohl ich meinen Tiefpunkt bereits erreicht hatte, war es kein einfacher Kampf. Veränderungen können auch Angst machen. Manchmal muss man sich von Freunden oder Verwandten lösen, die einen nicht unterstützen, den Job wechseln oder wegziehen. Manchmal gerät man an seine Grenzen. Aber wenn man sich einmal so gefühlt hat, wie man sich eigentlich immer fühlen sollte, schön und glücklich von innen heraus, wie es dir bestimmt ist, dann ist es dies wert.

Während die Ernährung und Fitness mich nun immer mehr interessierten und faszinierten, kam es zu einem Einbruch in meinem Arbeitsleben. Ich war einige Monate in Vollzeitbeschäftigung gewesen, als ich plötzlich entlassen wurde. Und wieder hatte ich nicht genug Geld für die Miete und machte mir Sorgen um meine Zukunft. Ich fiel in das alte Verhaltensmuster aus Hungern und Fressattacken zurück und versuchte Kontrolle über das zu erlangen, was um mich herum passierte. Nachdem ich zwei Monate erfolglos nach Jobs gesucht hatte, entschied ich mich, den Absprung zu schaffen und mich wirklich um einen Beruf im Bereich Gesundheit und Wellness zu bemühen. Ich wusste nicht, was dies sein könnte, wie ich Geld verdienen oder wo ich beginnen sollte. Ich hatte etwas Erspartes, genug, um meine Miete einige Monate weiter zu bezahlen, und modelte nebenbei, während ich herausfand, wie mein neues Unternehmen aussehen sollte. Ich begann über Rezepte zu bloggen, die ich entwickelt hatte, und mein Instagram-Account wuchs und wuchs. Ich hatte ca. 3.000 Follower, die ich durch das Posten von Rezepten und Anregungen sowie das Beantworten von Fragen gewonnen hatte.

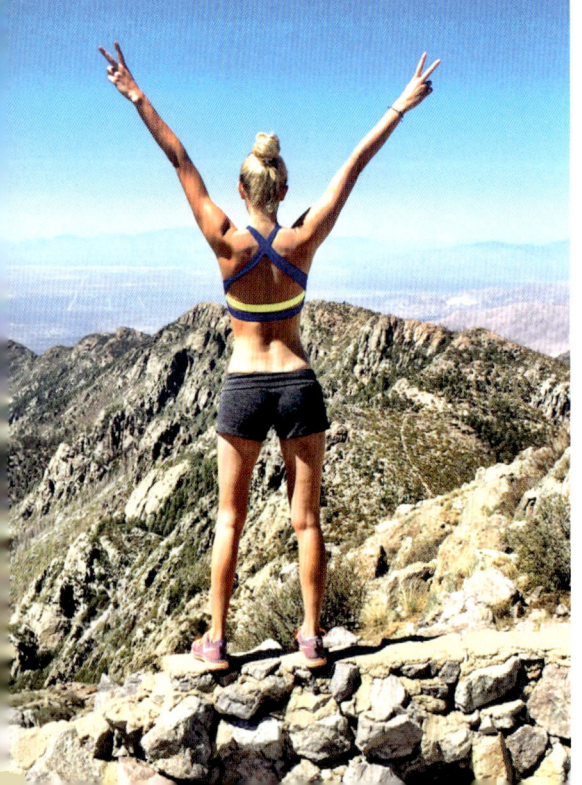

Dann kam die Ferienzeit. Ich fiel wieder in die alten Gewohnheiten zurück, trank zu viel und stand spät auf. Ich führte ein Doppelleben; zwar vertrat ich einen gesunden Lebensstil, dabei ruinierte ich aber meinen Körper mit Alkohol, spätem Abendessen und Hungern und Fressattacken. Zur Weihnachtszeit war ich fertig – aufgebläht, lethargisch und einfach krank vom vielen Feiern. Meine Haut sah schlimm aus und meine Akne brach wieder aus. Ich hatte keine Energie und das Einzige, das mich durch den Tag brachte, war Kaffee. So weit war ich in nur zwei Monaten gekommen. Ich schämte mich. So ging es nicht weiter. *Ich musste meinen Körper und meinen Geist reinigen – und zwar schnell!*

Ich suchte nach einem Detox, mit dem ich sofort anfangen konnte. Ich war bereit und gewillt, mich besser zu fühlen. Aber alles, was ich fand, waren Ernährungspläne, die nur Säfte und Smoothies erlaubten, die fast so viel kosteten wie meine Miete, oder fleischlastige Diäten ohne Gemüse oder ungesundes Kalorienzählen. Ich hatte weder Zeit noch Geld lange Zeit zu entgiften, aber wollte auf keinen Fall hungern, weil ich wusste, dass das nicht gut für mich war.

Es musste einen besseren Weg geben.

GESUNDE NAHRUNG

In allen Kursen und Selbststudien habe ich gelernt, dass es viele verschiedene Früchte, Gemüsearten und andere Nahrungsmittel auf Pflanzenbasis gibt, die hervorragende entgiftende Eigenschaften besitzen, wenn sie als vollwertiges Nahrungsmittel verzehrt werden: Rote Bete, Kohlgemüse wie Blumenkohl, Weißkohl und Brokkoli, Quinoa, Äpfel, Beeren, Mandeln, Spinat, Avocados, Tomaten, Hülsenfrüchte und andere. Ich war davon überzeugt, dass diese Nahrungsmittel in Kombination mit einigen Gewürzen und Kräutern die Basis eines Detox-Plans sein könnten, der den Körper schnell reinigen, lecker schmecken und sehr nahrhaft sein würde.

Ich befasste mich intensiv mit dem Verdauungssystem, erforschte die Funktionen eines gesunden Verdauungssystems, studierte verschiedene Quellen und Forschungsergebnisse und entdeckte, dass der Körper Rohkost besser früh am Morgen verdaut und gekochte Nahrung besser

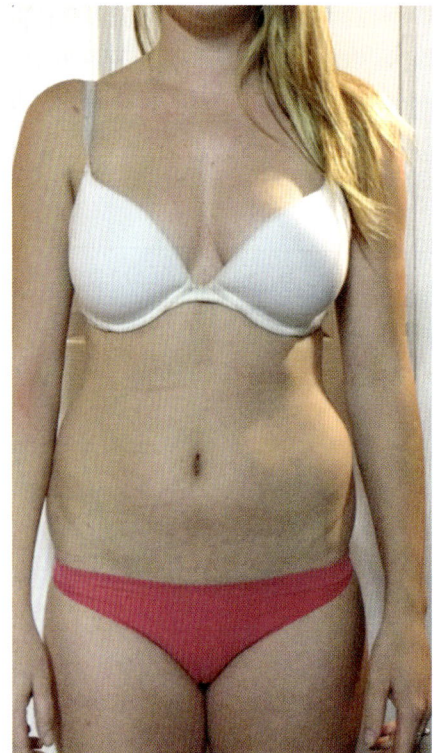 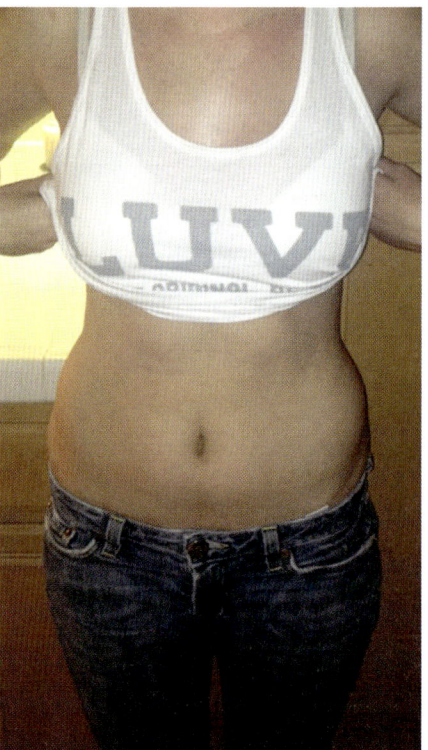

am Abend. Dieses Wissen ist für eine Entgiftung unerlässlich. *Der Körper kann nicht richtig entgiften, wenn er nicht richtig verdauen kann.*

Als ich meinen Detox verfeinerte, stellte ich sicher, dass er alle täglichen Mindestmengen an Makronährstoffen – Protein, Fette und Kohlenhydrate – liefert und ebenso ausreichend Kalzium, Eisen, Magnesium und andere lebenswichtige Nährstoffe enthielt, die der Körper braucht. Ich probierte einiges aus und experimentierte mit Früchten und Gemüse, um die besten Ergebnisse zu erzielen. Bananen waren zum Beispiel nicht erlaubt, da sie zu viel Stärke enthalten und zu wenig Ballaststoffe, wohingegen Beeren sehr wohl erlaubt sind, da sie wenig Stärke und viele Ballaststoffe enthalten.

Ich wusste, dass ich an etwas Wichtigem arbeitete: Es gab keine andere Entschlackungskur auf dem Markt, bei der man die Nahrung in Abhängigkeit vom optimalen Verdauungszeitpunkt aufnahm. Auch legten nur wenige Wert auf gesundes, vollwertiges Essen, das einen befriedigte.

Zu der Zeit lag der Schwerpunkt der meisten Diäten und Entgiftungskuren auf einer begrenzten Kalorienaufnahme, Saft- oder Smoothietrinken oder dem Verzehr fader Nahrungsmittel. Keine machte sich die entgiftende Wirkung von Kräutern und Gewürzen zunutze. Ich wollte mein Wissen nutzen und einen Plan erstellen, den jeder befolgen konnte – er sollte einfach sein, man sollte sich gut dabei fühlen und er sollte nur einige Tage in Anspruch nehmen. Mir erschien ein 5-Tage-Plan perfekt. Man konnte direkt nach dem Wochenende am Montag anfangen und war am Freitag fertig, rechtzeitig zum Wochenende. Fünf Tage lang konnte man fast alles durchhalten!

Ich arbeite mit der Ernährungsspezialistin Jill Swyers in London und der Ernährungsberaterin Helen Phandis zusammen, um sicherzustellen, dass meine Berechnungen in Bezug auf Kalorien- und Makronährstoffaufnahme korrekt waren. Ich wollte auch wissen, ob es Alternativen für eine bessere Verdauung gab und ob es andere Lösungen für Personen mit Lebensmittelunverträglichkeiten bzw. -allergien gab.

Am Anfang erstellte ich diese Entschlackungskur für mich, weil ich Hungern so sehr verabscheute und nicht wieder damit anfangen wollte. Aber es wurde viel mehr daraus. Ich fand heraus, dass ich mich ernähren konnte, sowohl meinen Körper als auch meine Seele, und zwar mit echten, nahrhaften Lebensmitteln, die fantastisch schmecken. Ich wusste, dass dies nicht nur mir, sondern auch vielen anderen Menschen helfen konnte.

Dies war die Geburtsstunde des 5-Tage-Detox.

VORSCHAU

Warum heißt mein Plan so? Weil mein Detox auf einer Vielzahl von vollwertigen Nahrungsmitteln basiert – Nahrungsmittel, die als »gesund« gelten, d. h. frisch, natürlich, nährstoffreich und frei von Chemikalien, Zusatzstoffen, Pestiziden und Konservierungsstoffen sind. Ich verwandelte all diese gesunden Nahrungsmittel in unglaublich leckere, befriedigende Rezepte für Pfannkuchen, Stirfrys, Hummus, Sushi usw.

Sie haben richtig gelesen. Bei meinem Detox kann man schmackhafte, feste Gerichte essen und dabei seinen Körper von Toxinen befreien. Und es gibt nicht nur eine Mahlzeit am Tag, sondern fünf, die aus nährstoffreichen Zutaten bestehen, die in einfach zu befolgenden Plänen

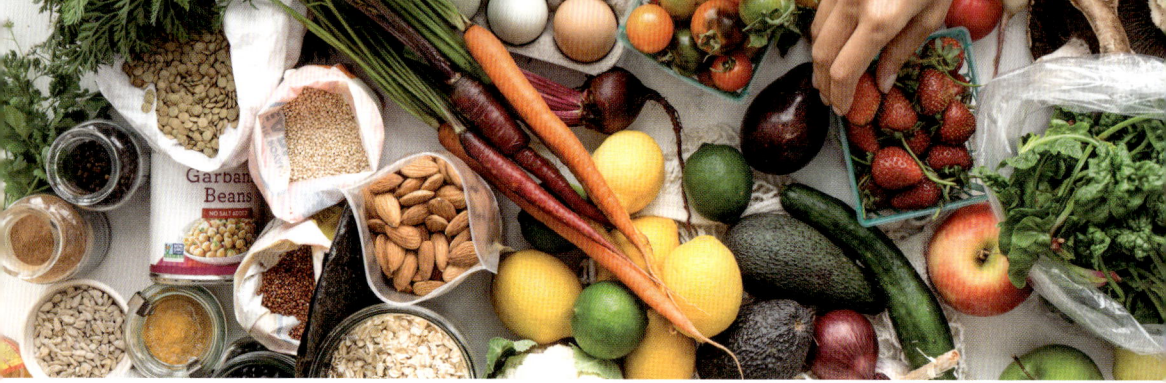

verwendet werden. Alle Teile wirken zusammen, um die entschlackende Wirkung zu steigern und schnell Resultate zu zeigen.

Ich begann, meine Entgiftungskur auf Instagram zu posten, nicht als Einkommensquelle, sondern aus dem Wunsch heraus, anderen dabei zu helfen, gesünder zu werden. Ich entdeckte bald, dass Menschen mich um Ratschläge zur richtigen Ernährung baten. Sie hungerten wortwörtlich danach. Dies war der Punkt, als ich den Plan ausweitete und mein Unternehmen und meine Website gründete: www.nikkisharp.com. Als ich beide Anfang Januar 2012 bewarb, hatte ich gerade 10.000 Follower auf Instagram, und die Zahl der Menschen, die mein E-Book herunterluden, war unglaublich. Es schien, wir saßen alle im selben Boot: Wir wollten unseren Körper reinigen, aber mit richtigen Nahrungsmitteln und keinen Tricks!

Meine Leser und Fans waren von den Ergebnissen begeistert: Man kann ca. ein Pfund pro Tag verlieren – *wirklich* – und vielleicht sogar mehr, je nachdem, wie das Ausgangsgewicht ist. Man fühlt sich voll neuer Energie und sieht auch so aus. Ich habe Hunderte von E-Mails von Leuten erhalten, die mir ihre Ergebnisse berichteten und immer wieder bewiesen, dass dieser Detox wirklich funktioniert.

Seitdem ich mich besser und nährstoffreicher ernähre, sind meine gesundheitlichen Probleme verschwunden. Meine Haut verbesserte sich und sieht gesund aus, nur manchmal habe ich einen Akne-Ausbruch, wie fast jeder. Meine Kopfschmerzen sind weg und ich nehme keinerlei Medizin mehr gegen Magenschmerzen. Eine der beeindruckendsten Veränderungen ist, dass ich das erste Mal seit neun Jahren richtig schlafe. Ich fühle mich viel besser und jeder, der mich aus Videos und Fotos kennt, bestätigt mir das. Und ich weiß, wenn ich mich nicht gut fühle, dann ist es, weil ich Stress habe oder mich nicht so gesund wie sonst ernähre.

Ich genieße es, mich gesund zu ernähren, aber ich glaube auch an gesundes Maßhalten. Ich werde Ihnen nicht bestimmte Sachen verbieten, sondern Ihnen nur gesunde Optionen vorschlagen. Dadurch werden die gesunden Alternativen zur Gewohnheit und Sie bleiben dabei, weil Sie es *wollen*, weil Sie sich nicht nur gut fühlen, sondern auch so aussehen. Ich kenne selbst die Angst und die Schuldgefühle, die so viele in Bezug auf ihr Gewicht haben und auch die Qual und Torturen, die sie sich selbst auferlegen, den Jojo-Effekt, emotionales Essen und den Kampf gegen den eigenen Körper, um schlank zu werden. Ich habe meinen Lesern und Followern geholfen, mit diesen Problemen fertig zu werden. Meine Philosophie ist, dass Ernährung mehr ist als Diäthalten und die Nahrungsaufnahme einzuschränken. Gute Ernährung verleiht Energie, stärkt die innere und äußere Schönheit und die gesamte Lebensqualität.

Ich ermutige die Menschen, *gesund* zu sein, nicht *dünn*. Der 5-Tage-Detox ist ein wichtiger und positiver Schritt in diese Richtung.

Alle, die sich auf mein Entgiftungs-Abenteuer einlassen, sind vom ersten Tag an erstaunt, was dabei passiert. Sie sind überrascht, wie satt sie sich fühlen. Manchmal schaffen sie nicht einmal die gesamte Portion – all dieser echten Nahrungsmittel! Und wenn sie nach fünf Tagen auf wundersame Weise Gewicht verloren haben und sich verjüngt fühlen, dann freuen sie sich und wollen mit der Sharp Lifetime Diet weitermachen, die ich in diesem Buch auch vorstelle. Aber glauben Sie nicht nur mir: Ich stelle auch einige Erfahrungsberichte von anderen vor.

Also – warum hungern, um dünn und gesund zu sein, wenn man dies auch auf natürliche Weise werden kann, indem man sich gesund mit dem ernährt, was der Körper braucht? Wenn Sie mit meinem 5-Tage-Detox beginnen, können Sie sich bald von den überflüssigen Pfunden und gesundheitlichen Problemen verabschieden, die Sie schon seit Langem quälen. Verzichten Sie auf die Nahrungsmittel, die Ihren Körper vergiften, Ihre Gesundheit beeinträchtigen und Sie dick machen, und essen Sie, was Mutter Natur uns bietet. Wenn Sie gesund essen, fühlen Sie sich sofort besser. Ich verspreche, dass Sie die Probleme meistern, wenn Sie sich an meine Diät halten. Gesundheit, Wohlbefinden und Freude sind in greifbarer Nähe. Und Sie verdienen alle drei. Sind Sie bereit für ein neues und glückliches Ich in nur fünf Tagen?

Los geht's!

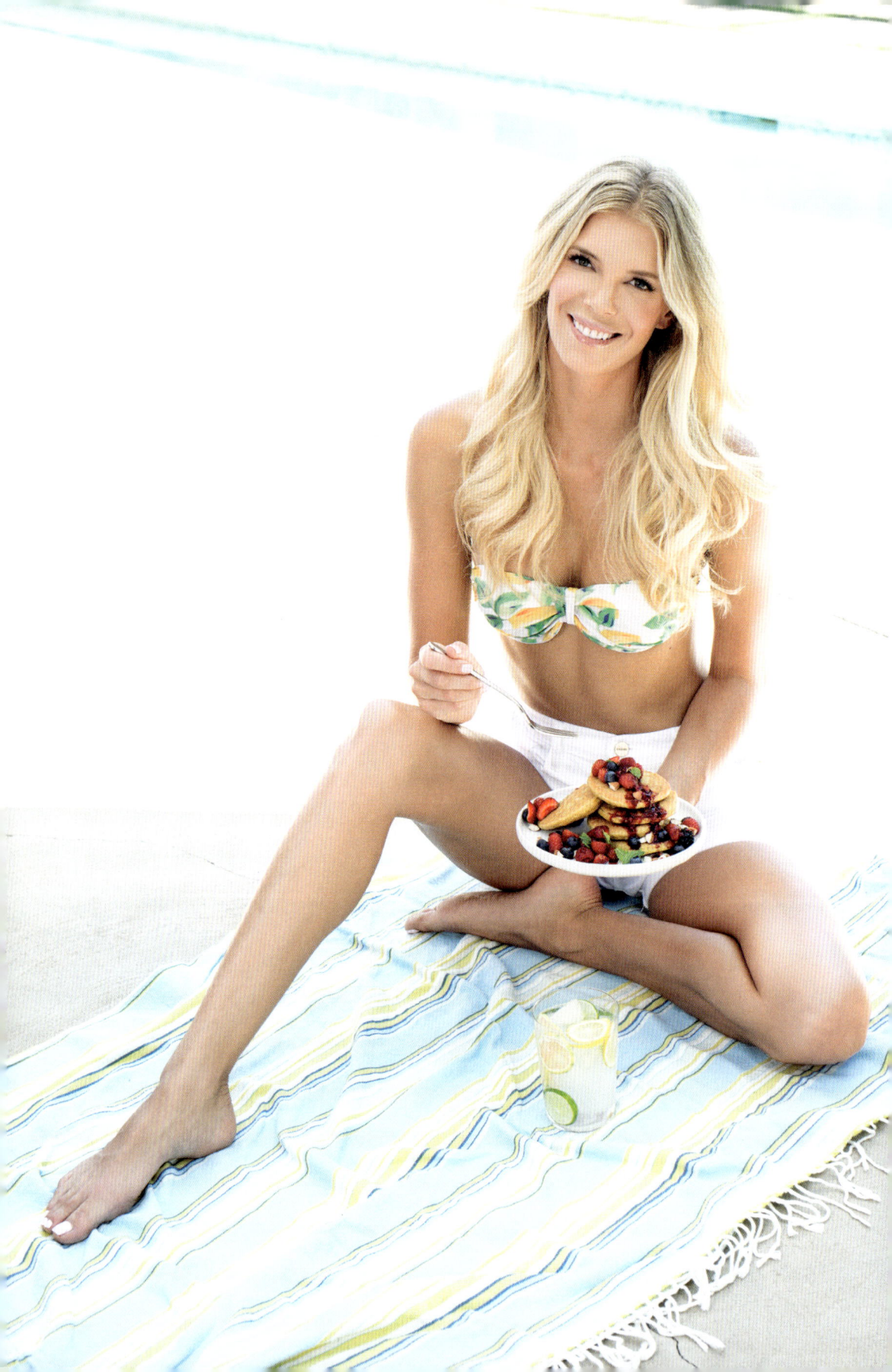

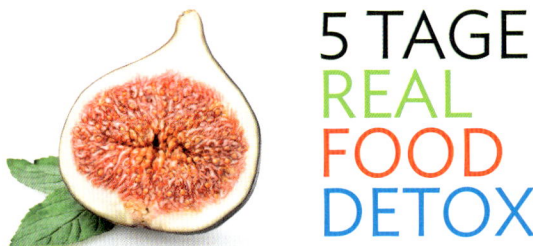

5 TAGE
REAL
FOOD
DETOX

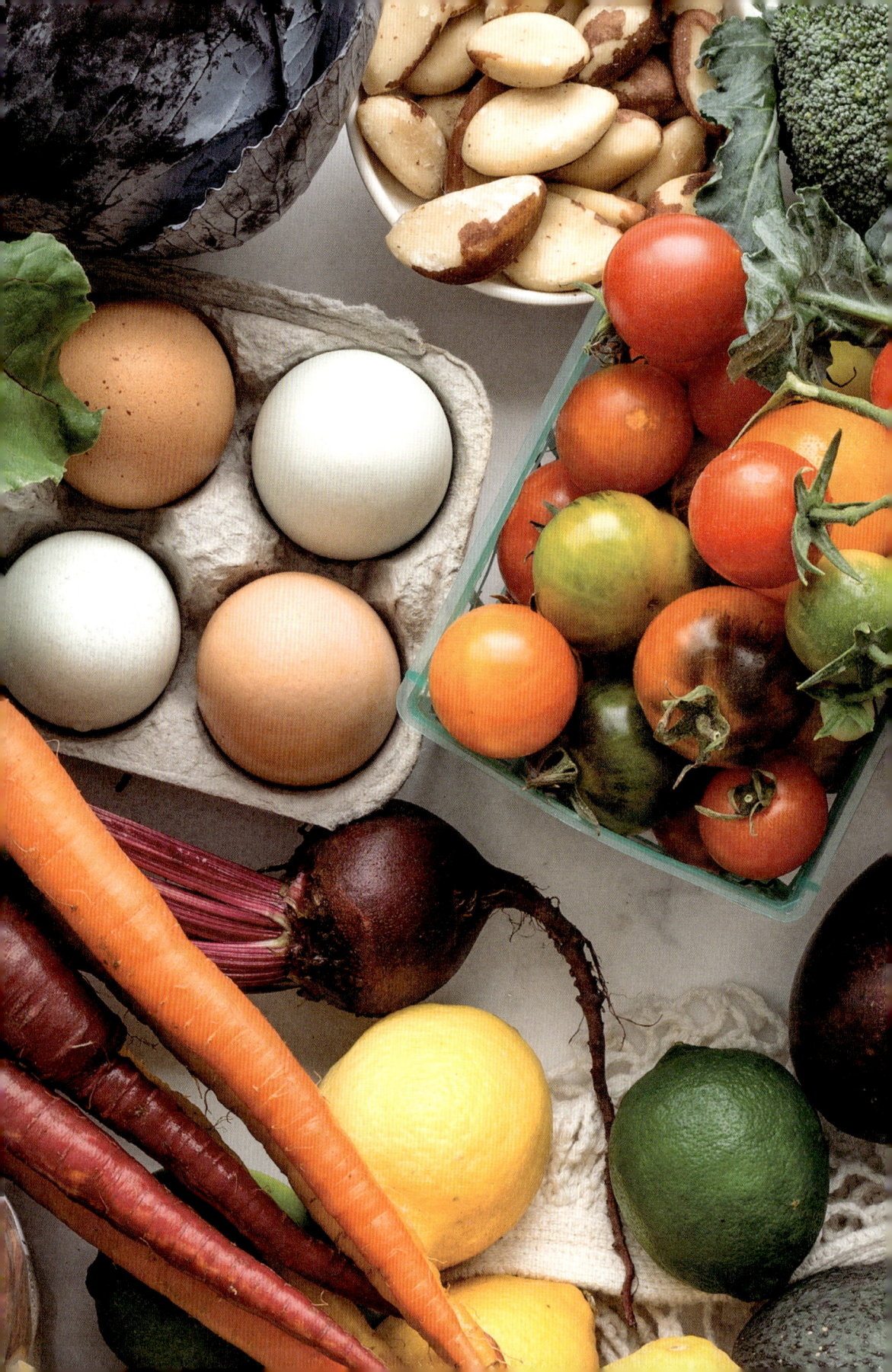

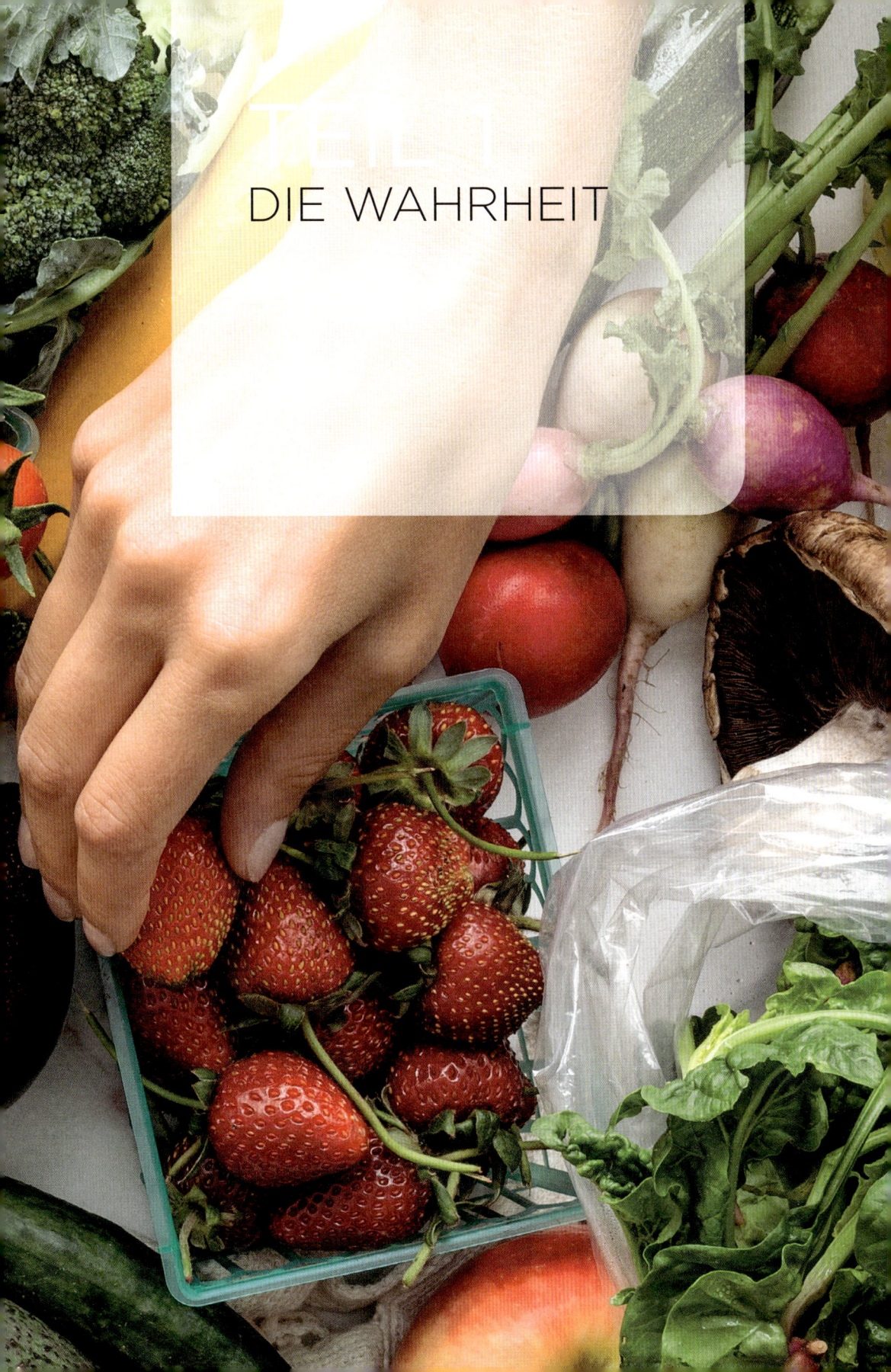

TEIL 1
DIE WAHRHEIT

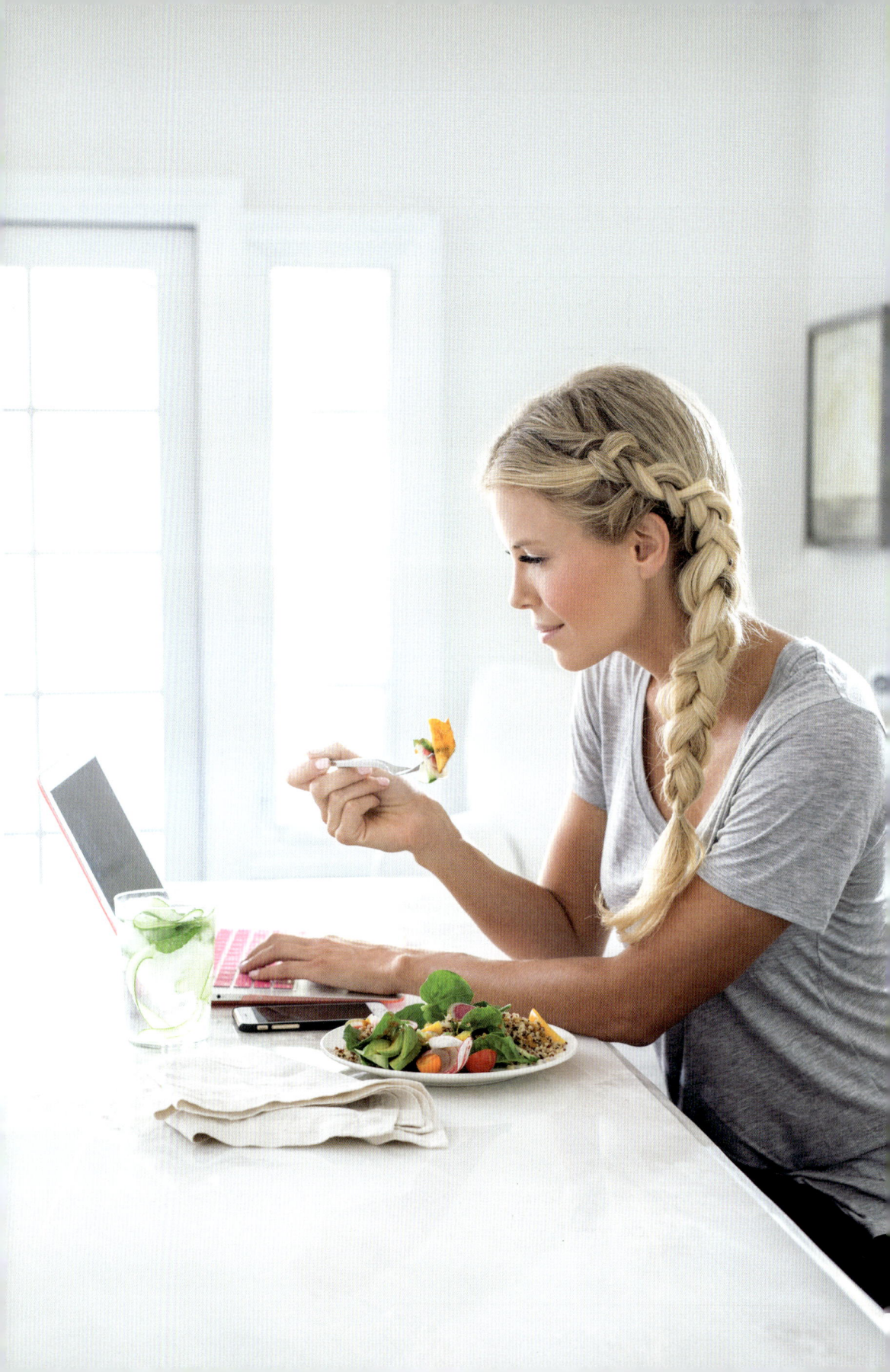

KAPITEL 1

ENTSCHLACKEN MIT GESUNDEN NAHRUNGS-MITTELN

Ich habe mit dieser Entschlackungskur in fünf Tagen über 5 Kilo abgenommen und ich verliere weiter Gewicht, weil ich jetzt weiß, wie ich mich richtig ernähre. Zum ersten Mal seit einem Jahr ziehe wieder Jeans an ... und ich fühlte mich gut. Ich habe gelernt, dass es nicht um einen einzigen Tag geht, sondern um eine einzige Entscheidung, und wenn ich stark bin und durchhalte, werde ich Ergebnisse sehen und mit mir zufrieden sein.

– Rhiana

Es scheint, als hätte die Welt eine Affäre mit dem Entgiften. Es ist en vogue, weil es funktioniert, egal ob man es drei, zehn oder 21 Tage lang macht. Die meisten, die eine Entschlackungskur machen, berichten über Gewichtsverlust, weniger Blähungen und mehr Energie. In einer jüngsten Umfrage unter Heilpraktikern in den USA berichteten 92 %, dass sie ihre Patienten mit Entschlackungskuren behandeln. Die wichtigsten Gründe, die sie angaben, waren die Einwirkung von Toxinen, allgemeine Reinigung, Gesundheitsvorsorge, Verdauungsprobleme, Schmerzen, Entzündungen, Abgeschlagenheit und Gewichtsverlust. Hört sich so an, als wäre Entschlacken eindeutig gut für uns – aber warum?

DETOXIFIZIEREN – WARUM ES FUNKTIONIERT

Detoxifizieren ist die Reinigung des Körpers von Toxinen. Mit »Toxinen« meine ich Pestizide, künstliche Hormone, Zusatzstoffe und Konservierungsstoffe, die in unserer Nahrung enthalten sind bzw. den Lebensmitteln zugesetzt werden, sowie übermäßigen Zucker, Alkohol, Koffein, Tabak, Arzneimittel, Luftverschmutzung, Bakterien und Viren, denen unser Körper regelmäßig ausgesetzt ist – entweder durch uns selbst oder die Umwelt.

Unsere Nahrung ist einer der schlimmsten Übeltäter – und gleichzeitig einer, über den wir die größte Kontrolle besitzen. Die Herausforderung ist folgende: Im Laufe des letzten Jahrhunderts ist Nahrung zu einem Massenprodukt geworden, das von den Massen verzehrt wird, und daher ist schlechte Qualität das Resultat. Die Gründe hierfür sind vielfältig: verarmte Böden, chemische Düngemittel und die unüberlegte Verwendung von Pestiziden. Zu den anderen Faktoren, die die Qualität unserer Nahrung beeinflussen, zählen das verfrühte Ernten, Genmanipulation und lange Transportwege – sie alle reduzieren den Nährstoffgehalt in den Lebensmitteln. Darüber hinaus wird unsere Nahrung tiefgefroren, konserviert und bestrahlt (um den Verderb hinauszuzögern und Keime zu vernichten). Und wir wundern uns, warum wir Hautprobleme haben und keine Energie?

Ich habe mal gelesen, dass wir nicht unsere Nahrung essen, sondern unsere Nahrung uns. Anders ausgedrückt heißt das, dass unsere Nahrung uns nicht mehr ausreichend mit den notwendigen Nährstoffen versorgt; sie ist zum Auffangbecken von Toxinen geworden. Gemäß der American Academy of Environmental Medicine werden ca. 90.000 Chemikalien verwendet, von denen viele Unverträglichkeiten hervorrufen, was zu Allergien und chronischen gesundheitlichen Problemen führt. Aber auch Pestizide tragen ihren Teil bei: Sie sind schädlich für die Personen, die sie auf die Nahrungsmittel sprühen, die wir essen, und sie müssen Schutzanzüge und Gasmasken tragen, um einen Kontakt zu vermeiden. Diese mit Pestiziden besprühten Früchte und Gemüse finden wir in unseren Läden, aber niemand warnt uns vor dem Verzehr!

Glücklicherweise entgiftet sich der Körper auf natürliche Weise selbst. Unsere Körper sind so gebaut, dass sie mit Toxinen fertigwerden können, und in der Regel tun sie das sehr gut. Probleme entstehen dann, wenn man mehr Toxine aufnimmt, als der Körper verarbeiten kann, z. B. über Junkfood, Alkohol, Zigaretten, Umweltverschmutzung usw. oder wenn unsere Organe, die für das Entgiften zuständig sind, hierzu nicht mehr in der Lage sind. Im Laufe der Zeit können sich Toxine im Körper anreichern.

Ein weiteres Problem ist auch, dass es bestimmte Substanzen gibt, die nicht so einfach vom Körper über den natürlichen Entgiftungsprozess ausgeschieden werden. Hierzu gehören POPs (persistente organische Schadstoffe) und einige Metalle. POPs wurden in der Vergangenheit – und auch heute noch – als Pestizide verwendet. Sie lagern sich im Fettgewebe ab und brauchen Jahre, um abgebaut zu werden. Bei Mädchen, die diesen Schadstoffen ausgesetzt sind, setzt die Periode früher ein als normal, da POPs die Funktion der Hormone stören. Mädchen, bei denen die Periode früh einsetzt, sind körperlichen und psychischen Stigmata ausgesetzt: der Entwicklung der Brust (sie sehen unkindlicher aus und sie werden sexuell früher aktiv als Gleichaltrige), dem PMS, der Gewichtszunahme und der Scham. Eventuell treten auch Langzeiteffekte auf: Das *New England Journal of Medicine* berichtet, je früher sich bei einem Mädchen die Brust entwickelt, desto früher kann bei ihm auch Brustkrebs entstehen.

Wenn chemische Stoffe nicht schnell genug abgebaut werden oder nicht schnell genug aufgenommen werden, können Symptome auftreten wie Gewichtszunahme, unbestimmte Schmerzen, Kopfschmerzen, fahle Haut, Mangel an Energie, Akne, Schlaflosigkeit, Verstopfung und Blähungen sowie Cellulite, Gelenkschmerzen, Depressionen und schwere Abgeschlagenheit. Als wären all diese Symptome nicht Grund genug zum Entgiften, wird eine Anreicherung von Toxinen auch mit Krankheiten assoziiert wie Fibromyalgie, Parkinson, Alzheimer und Krebs, um nur einige zu nennen. All dies sind ziemlich gute Gründe, warum wir regelmäßig unsere Körper durch den Verzehr von nährstoffreichen Nahrungsmitteln und Getränken entschlacken sollten – und auch unseren Geist mit positiven Gedanken und Emotionen.

Sollte ich auch entschlacken?

Vielleicht denken Sie immer noch: Warum entschlacken? Vielleicht leben Sie bereits relativ gesund, und es fehlt nur noch ein bisschen, um vollends auf den Pfad der Tugend zu gelangen. Oder vielleicht sind größere Veränderungen erforderlich. Was auch immer auf Sie zutrifft, ich bin nicht hier, um zu bewerten, sondern meine Hilfe beim Treffen einiger einfacher Entscheidungen anzubieten, von denen Sie vielfach profitieren werden. Für mich selbst ist gesundes Essen die beste Basis, um sich gut zu fühlen und gut auszusehen. Wenn man sich schlecht ernährt, fühlt man sich auch schlecht. Wenn man sich gut ernährt, fühlt man sich auch gut.

Die folgende kurze Einschätzung zeigt Ihnen, ob ein Detox nützlich für Sie wäre. Lesen Sie die folgenden Aussagen und kreuzen Sie diejenigen an, die auf Sie zutreffen. Seien Sie ehrlich. Die Antworten sollten nicht den idealen Lebensstil widerspiegeln oder wo Sie vor einem Jahr waren. Sie sollen zeigen, wo Sie jetzt stehen.

1. Ich esse öfter als dreimal die Woche Fleisch.
2. Ich habe mindestens einmal in der Woche Hautprobleme.
3. Ich habe schnell Hautprobleme und ich schäme mich dafür.
4. Ich esse maximal einmal am Tag Obst und Gemüse.
5. Ich habe oft Verstopfung.
6. Ich werde öfter krank.
7. Ich komm nicht richtig in Gang, bevor ich mindestens eine Tasse Kaffee oder einen Energy Drink getrunken habe.
8. Ich rauche gelegentlich, wenn ich Alkohol trinke oder auch einfach mal so.
9. Ich habe oft Schlafprobleme.
10. Mein Haar ist stumpf und leblos.
11. Ich habe oft Blähungen.
12. Ich esse mindestens einmal am Tag Milchprodukte wie Käse, Milch oder Sahne.

13. Ich fühle mich am leistungsstärksten nach 17:00 Uhr.
14. Ich fühle mich oft antriebsschwach.
15. Ich trinke jeden Tag alkoholische Getränke oder keine unter der Woche, aber am Wochenende mehrere.
16. Ich liebe Süßes und verzehre unter der Woche mehrere Male zuckerhaltige Nahrungsmittel.
17. Ich lebe in einer Region oder einer Stadt mit hoher Luftverschmutzung oder Smog.
18. Ich fühle mich oft gestresst.
19. Ich halte mich den größten Teil des Tages in geschlossenen Räumen auf.
20. Ich mache nur zweimal die Woche Sport oder gar keinen.
21. Ich esse mindestens dreimal die Woche abgepackte Lebensmittel, einschließlich Sandwiches, Limonade, Cracker, Chips, Dips und Desserts.

Wenn mindestens drei dieser Aussagen auf Sie zutreffen, dann würden Sie von einem Detox profitieren. Denken Sie daran, es geht nicht darum, Gewicht zu verlieren, sondern nur um bessere Ernährung und darum, einen positiveren Ausblick auf das Leben, sich selbst und seine Ziele zu gewinnen. Anders ausgedrückt kann dies der erste Schritt sein, den Sie unternehmen, um Ihren Körper und Geist zu erneuern. Und angesichts der Unmengen an Chemikalien, denen wir alle täglich ausgesetzt sind, profitiert meiner Meinung nach jeder von einem Detox.

DIE AN DER DETOXIFIKATION BETEILIGTEN ORGANE

Obwohl jede einzelne Zelle im Körper bei der Detoxifikation eine Rolle spielt, sind die wichtigsten Organe die Leber, die Nieren, der Verdauungstrakt, die Haut und die Lunge. So funktioniert es: Die Leber allein sondert 13.000 verschiedene entgiftende Enzyme aus, das sind Proteine, die als Katalysatoren wirken, um die chemischen Reaktionen im Körper zu beschleunigen. Im Körper geht nichts ohne Enzyme, und ohne sie gäbe es kein Leben. Sie sind für die Verdauung, ein funktionierendes Verdauungssystem und die Entgiftung unabdingbar. Die meisten Enzyme wirken so, dass sie Materie zersetzen. Die Verdauungsenzyme spalten zum Beispiel das verzehrte Essen in kleine Partikel auf. Antioxidative Enzyme zerlegen krankheitsverursachende freie Radikale. Und die Enzyme der Leber spalten viele verschiedene Arten von Toxinen auf, von Arzneimitteln und Alkohol bis hin zu Schadstoffen, und scheiden sie aus dem Körper über die Nieren und das Verdauungssystem als harmlose Nebenprodukte aus. Die Nieren benötigen die Enzyme der Leber, um Toxine in wasserlösliche Substanzen umzuwandeln, die ausgeschieden werden können. Das Verdauungssystem entledigt sich der Schadstoffe durch das Ausscheiden von unverdauter Nahrung, sodass sie sich nicht anreichern und Verdauungsprobleme verursachen können. Ballaststoffreiche Nahrung ist die beste Pflege für den Dünn- und Dickdarm und der beste Weg, sein Verdauungssystem von Schadstoffen zu befreien.

Auch die Haut spielt eine entscheidende Rolle, da sie unser größtes Organ ist. Wir schwitzen Ausscheidungsprodukte (einschließlich von Schwermetallen) aus, daher hilft das Trinken von ausreichend Wasser das Hautbild zu verbessern, und man bekommt schon nach kurzer Zeit eine strahlende Haut, wenn man sich gesund ernährt. Auch Sport treiben ist ein guter Weg zu entschlacken, da man dabei schwitzt. Wenn man aufgrund einer Verletzung nicht regelmäßig Sport treiben kann, helfen auch häufige Saunabesuche dabei, die Schweißdrüsen anzuregen. (Trinken Sie in der Sauna viel Wasser, um den Schweiß zu ersetzen)

Darüber hinaus scheiden wir über unsere Lunge Kohlendioxid und andere Abfallprodukte aus, und die Lunge arbeitet am besten, wenn wir saubere Luft atmen. Wenn wir unreiner Luft ausgesetzt sind, werden wir sehr schnell sehr krank. Forschungsergebnisse zeigen, dass Krankheiten der Atmungsorgane wie Asthma und die Legionärskrankheit das direkte Ergebnis vom Einatmen unsauberer Luft in Gebäuden sind. Und viele Forschungsergebnisse deuten darauf hin, dass das Einatmen von in der Luft befindlichen Partikeln, die von Fahrzeugen, Fabriken und Kraftwerken ausgestoßen werden, Herzprobleme verursachen und Erkrankungen der Atemwege bei anfälligen Menschen verschlimmern können, was wahrscheinlich für jährlich 60.000 vorzeitige Todesfälle in den USA verantwortlich ist.

Der Genuss gesunder Nahrung, insbesondere von Früchten und Gemüsesorten, die reich an Vitamin C und E sind, schützt unsere Lungen vor Schadstoffen. Das tiefe Atmen, wie es beim Yoga und Meditieren praktiziert wird, ist auch ein Weg, sie zu unterstützen. Je mehr Sauerstoff sich in unseren Lungen befindet, desto effektiver atmen wir Schadstoffe aus, daher sollten wir darauf achten, jeden Tag mindestens mehrere tiefe Atemzüge zu tun. So erhält auch das Blut mehr Sauerstoff, um Zellen und Gewebe effektiv mit Nährstoffen zu versorgen und das gesamte CO^2 loszuwerden, sodass mehr Platz für frische Luft im Körper ist. In Kapitel 6 beschreibe ich Atemtechniken genauer.

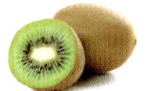

Hinweis von Nikki: Kann ich auch detoxen, wenn ich rauche?

Und wie sieht es aus, wenn ich rauche? Es kann unglaublich schwierig sein, mit dem Rauchen aufzuhören, und es ist nicht an mir, Ihnen zu sagen, dass Sie auf der Stelle damit aufhören sollen. Die gute Nachricht? Auch Raucher können und sollten detoxen – ich weiß, dass auch sie davon profitieren. Ich schlage allerdings vor, dass Sie versuchen, Ihren Konsum zu reduzieren, und sei es nur um eine Zigarette am Tag. Hört sich einfach an? Gut, dann versuchen Sie zwei Zigaretten weniger zu rauchen.

Ich bin mir bewusst, dass Rauchen vielen Menschen hilft, auf eine Mahlzeit zu verzichten und so beim Abnehmen unterstützt. Aber ich möchte, dass Sie die Entgiftungskur genau befolgen und keine Mahlzeit auslassen, sie verändern oder durch eine Zigarette ersetzen, wenn Sie Verlangen nach etwas haben. Wenn wir lernen, mit unseren Gelüsten auf natürliche Weise umzugehen, verbessern wir nicht nur unsere Gesundheit, sondern Sie beweisen sich auch, dass Sie Willenskraft besitzen und fühlen, dass Sie andere Bereiche Ihres Lebens im Griff haben. Eventuell brauchen Sie nicht einmal mehr Zigaretten, wenn sich Ihr Körper leichter und energetischer anfühlt. Denken Sie nur daran, viel Wasser zu trinken, besonders Infused Water, um den Gaumen durch die Verwendung der empfohlenen Gewürze und Kräuter zu stimulieren.

Und, glauben Sie es oder nicht, eine der erfolgreichsten Arten, das Rauchen aufzugeben, besteht nicht darin, einfach aufzuhören, sondern den

Körper mit grünem Gemüse, besonders in Form von grünen Smoothies, zu verwöhnen. Es gibt mehrere Gründe, warum dies funktioniert. Einmal verwechseln viele den Hunger mit dem Bedürfnis zu rauchen. Wenn man daher anstatt nach einer Zigarette zu einem grünen Smoothie greift (sie sind sehr sättigend und dämpfen den Hunger), oder sich ablenkt, z.B. durch das Essen eines Apfels, kann die Lust auf eine Zigarette schon verflogen sein. Wenn die Gelüste zu schlimm werden, versuchen Sie an Zahnstochern mit Pfefferminzgeruch zu riechen oder damit herumzuspielen. Auch fehlt Rauchern oft Vitamin C. Die grünen Blattgemüse in einem grünen Smoothie sind hervorragende Lieferanten für das fehlende Vitamin C. Ich habe gesehen, wie die stärksten Raucher auf diese Art und Weise aufgehört haben. Es ist nicht einfach das Rauchen aufzugeben, und was ich Ihnen mitgeben möchte, ist, dass Sie sich auf einer Reise befinden und es in Ordnung ist, wenn man nicht sofort aufhören kann.

DETOX-ARTEN

Es gibt viele verschiedenen Detox-Arten, und man muss sich vor einigen gefährlichen in Acht nehmen. Vielleicht haben Sie auch schon einiges ausprobiert, egal ob es eine trendige Fasten-Diät ist, eine Saftkur oder eine fettschmelzende Pille (wovon träumen wir sonst noch? ...). Viele dieser Entgiftungskuren sind schädlich und führen zu einem Ungleichgewicht an Nährstoffen, toxische Substanzen gelangen in unseren Körper, verlangsamen unseren Stoffwechsel und verursachen den Jojo-Effekt.

Überdies sind viele von ihnen extrem strikt, sodass nur Säfte, Smoothies, Wasser oder Rohkost erlaubt sind. Von solchen Diäten halte ich gar nichts.

Saft-Detox

Ich bin großer Fan vom Entsaften. Auf diese Weise kann man den Körper mit Nährstoffen überfluten, die er sonst nicht bekommen würde. Säfte werden in der westlichen Medizin seit Jahrhunderten eingesetzt, sie können den Körper reinigen, Blähungen lindern, Gelüste dämpfen, mehr Energie liefern, das Hautbild verbessern und sogar schwere Krankheiten heilen. Darüber hinaus sind sie zurzeit total in Mode. Überall tauchen Saftbars auf und es gibt sogar einen Saft-Lieferservice nach Hause.

Also ist Entsaften das Beste, oder? Naja, stimmt *so nicht ganz.* Was viele falsch machen, ist, dass sie zu viele Früchte trinken und nicht genug Gemüse. Fruchtsaft – auch wenn man ihn selbst herstellt – ist eine Quelle hochkonzentrierten Zuckers. Ja, es ist natürlicher Zucker, in Begleitung von Vitaminen, Mineralstoffen und Phytochemikalien. Aber auch eine Quelle überraschend vieler Kalorien. Noch wichtiger ist, dass beim Saft die Ballaststoffe fehlen. Ohne die Ballaststoffe nimmt der Körper den Zucker schneller auf, was zu einem schnellen Anstieg des Blutzuckerspiegels führt und die Verstoffwechslung beeinträchtigt. Wir brauchen Ballaststoffe auch, um unseren Darm bei der Ausscheidung zu unterstützen. Einige Saftkuren raten, dass man als Ersatz Flohsamenschalen einnimmt oder Einläufe oder Darmspülungen macht, um damit dem Stuhlgang zu helfen. Jede Entgiftungskur, die einen Zwischenschritt erfordert (wie eine Darmspülung), ist kein gesunder Weg des Entgiftens.

Und *bitte*, halten Sie sich von kommerziellem Fruchtsaft fern, der oft raffinierten Zucker enthält wie Sucrose oder hochkonzentrierten Maissirup, die beide nicht die Nährstoffe von echten Fruchtsäften enthalten. Ein Bericht, der im *American Journal of Public Health* im Jahr 2012 veröffentlicht wurde, sagt, dass »ein übermäßiger Fruchtsaftkonsum mit einem erhöhten Adipositas-Risiko assoziiert ist. Darüber hinaus zeigen jüngste Forschungsergebnisse, dass der Sucrose-Konsum ohne die dazugehörigen Ballaststoffe, wie dies oft bei Fruchtsaft der Fall ist, mit dem metabolischen Syndrom, Leberschäden und Adipositas assoziiert ist.« Also: Die Kalorien, die man über Fruchtsaft zu sich nimmt, zeigen sich schneller auf der Waage als die Kalorien, die man zu sich nimmt, wenn man die gleiche Menge Früchte isst – und sie führen zu weiteren gesundheitlichen Problemen.

Säften fehlen auch Proteine, die wir brauchen, um unsere Muskeln zu erhalten, die einen wohlgeformten Körper ausmachen. Und tatsächlich ist der Körper während der ersten zwei Tage einer Saftkur gezwungen, Muskeln zu verbrennen. Nährstoffmangel behindert die Detoxifikation und hungert hilfreiche Bakterien aus. Bei meinem Plan erhalten Sie das gesamte Protein, das Sie brauchen – aber davon später mehr.

Darüber hinaus sind alle Saft-Entgiftungskuren, besonders die auf Gemüsebasis, äußerst kalorienarm, sodass der Körper in den Panikmodus gerät und an seinen Fettvorräten festhält, um nicht zu verhungern. Auch wenn Sie einige Pfunde verlieren sollten, ist es hauptsächlich Wasser. Ihr Gehirn sendet auch SOS-Signale, um Prozesse zu verlangsamen und Brennstoff zu sparen. Und hier spreche ich von der Hormonproduktion und Heilungsprozessen, die beide wichtig für die Gesundheit sind – alles, was diese Prozesse verlangsamt, verhindert, dass Sie sich besser fühlen. Das Durchführen einer Saftkur kann zur Verlangsamung des Stoffwechsels führen und in extremen Fällen sogar der Beginn einer Essstörung sein. Es ist wichtig, sich dieser negativen Nebenwirkungen einer Saftkur bewusst zu sein.

Viele Menschen schwören auf Saftkuren, und es ist nicht meine Aufgabe zu sagen, dass sie unrecht haben. Was bei einigen Menschen funktioniert, muss nicht bei allen funktionieren. Saftkuren sind ein guter Weg, den Körper mit Nährstoffen zu überfluten, aber besser als eine ganze Woche lang Saft zu trinken ohne feste Nahrung zu verzehren, versuchen Sie Saft als nährstoffreichen Snack zu genießen. Wenn Sie eine Saftkur ausprobieren möchten, machen Sie einen Tag lang eine grüne Saftkur, um Ihrem Körper einen gesunden Kickstart zu geben. Alle Saftkuren, die über einen Tag hinausgehen, lehren Sie nicht die notwendigen Gewohnheiten, die Sie brauchen, um sich langfristig gesund zu ernähren.

Smoothie Detoxes

Was ich an Smoothies so schätze, ist, dass sie beim Überwinden von Gelüsten helfen. Der Grund ist, dass sie Ballaststoffe enthalten, was einem ein gewisses Völlegefühl verleiht. Wenn mir jemand sagt, dass er sich nicht zutraut, meinen Detox durchzuhalten, empfehle ich zwei Wochen vor dem kompletten Detox ergänzend täglich einen meiner grünen Smoothies zu trinken. So können Sie Gelüste bekämpfen, sich satt fühlen, Ihr Energieniveau erhöhen und das Hautbild verbessern.

Obwohl dies der gesündeste aller Mode-Detoxes ist, die wir besprechen, kann es auch eine Herausforderung sein, ihn durchzuhalten. Wer will Smoothies ohne Ende trinken? Das kann langweilig und zu einschränkend sein, zu Fressorgien und Gewichtszunahme führen, wenn man die Smoothie-Kur beendet hat. Ich befürworte dies nicht, da eine solche Kur einen nicht lehrt, sich richtig zu ernähren. Ich habe allerdings festgestellt, dass diese Art von Detox bei einigen zu guten Ergebnissen führt und sie sich gut fühlen, aber sie vor einem Problem stehen, wenn sie das gewohnte Leben wieder aufnehmen, in Restaurants gehen, Snacks bei der Arbeit widerstehen müssen und Abendessen für die ganze Familie zubereiten. Smoothies sind eine annehmbare Ergänzung zu einer gesunden Ernährung; ich glaube allerdings nicht, dass sie die beste Art der Entgiftung sind.

Es kann auch schwierig sein, wenn man in einem kühlen Klima lebt. Wenn Sie jemandem mitten im Winter einen Smoothie oder eine heiße Suppe anbieten, wird meistens die Suppe genommen. Wir brauchen verschiedene Nahrungsmittel in den verschiedenen Jahreszeiten, und im Winter hilft etwas, das den Körper kühlt, dem Stoffwechsel nicht und befriedigt einen auch nicht so wie eine wärmende Mahlzeit.

Kurz gesagt: Ich nehme auch Smoothies in meine Entschlackungskur auf, aber sie werden zusätzlich zu anderen leckeren Nahrungsmitteln angeboten.

Wasserfasten

Und dann gibt es noch Wasserfasten und verschiedene Spielarten davon, wie der Master Cleanse, bei dem Zitronensaft und Cayennepfeffer eine Rolle spielen. Schauspieler machen dies manchmal und tweeten darüber, um schnell für eine Filmrolle abzunehmen, aber ihnen steht ein Team von Ärzten zur Seite. Kein echtes Abbild der Wirklichkeit, oder? Es sei denn, Sie sind ein Mönch, der sich oben auf einer Bergspitze Gedanken über Spiritualität macht, aber praktikabel ist das nicht, wenn man Mutter von fünf Kindern ist, die denken, dass Pommes frites Gemüse sind.

Wasserfasten kann schädlich sein, weil es zu Muskelabbau führen kann. Wenn Muskeln abgebaut werden, führt dies zu einem Anstieg des Ammoniak- und Stickstoffspiegels im Blut, was zu Übelkeit oder Schwäche führt, so eine schwedische Studie, die in der Zeitschrift *Metabolism* erschien.

Daher: Vergessen Sie Wasserfasten. Ihr Körper braucht zum Entgiften Nährstoffe von echten Nahrungsmitteln, ebenso um Infektionen zu bekämpfen und den Stoffwechsel im Gleichgewicht zu halten.

Teefasten

Vielleicht haben Sie schon gesehen, dass Prominente in den sozialen Netzwerken das Teefasten anpreisen. Okay, mal ehrlich: Teefasten ist Wasserfasten unter einem andren Namen und ist für mich immer noch eine schlechte Idee. Die Zutaten einiger Tees, wie grüner Tee, Pfefferminztee, Fencheltee oder Zimttee können sehr gesund sein, was zu reduzierten Blähungen und gesteigertem Metabolismus und gesteigerter Energie führt. Aber wer will schon den ganzen Tag lang Tee trinken und auf leckeres Essen verzichten?

Darüber hinaus ist der »geheime Inhaltstoff« bei den meisten Teefastenkuren Kassie, eine Pflanze, die aus Indien und China stammt. Sie wird verwendet, um Verstopfung zu heilen und wird vielen Tees zugesetzt, von denen ich einige sogar als natürliches Abfuhrmittel empfehle. Wenn man drei bis fünf Portionen pro Tag trinkt, kann der Körper allerdings anfangen, Wassergewicht zu verlieren statt Körperfett, was bedeutet, dass Sie das Gewicht sofort wieder zunehmen, wenn Sie anfangen, wieder normal zu essen. Ein übermäßiger Konsum von Kassie kann wie bei jedem anderen Abführmittel auch zu einer körperlichen Abhängigkeit führen, sodass man ohne sie keinen normalen Stuhlgang mehr hat.

Und wenn man den ganzen Tag nur Flüssigkeit zu sich genommen hat, hungert man seinen Körper aus. Das liegt daran, dass Flüssigkeit im Gegensatz zu fester Nahrung nicht die Hunger unterdrückenden Hormone in Gang setzt. Darüber hinaus geht es bei Flüssigdiäten nur um Verbote. Ich weiß nicht, wie es Ihnen geht, aber wenn mir etwas verboten wird, muss ich es haben. Es ist in Ordnung, wenn man diese Tees in moderaten Mengen trinkt, aber nur als Ergänzung zu einer ansonsten gesunden Ernährung. Es ist viel gesünder, ballaststoffreiche Früchte und Gemüse zu verzehren, die einen gesunden Stuhlgang fördern und dabei den Körper mit der für Sport und das alltägliche Leben erforderlichen Energie versorgen und auch noch sättigen, sodass man keine Fressattacken hat.

Mein Urteil: Jede Entgiftungskur, die nur Flüssigkeit erlaubt, egal ob Saft, Wasser oder Shakes, macht mir Angst. Ich habe einige ausprobiert und fühlte mich immer komisch, wenn ich meine Nahrung »trank« und war immer unbefriedigt und hungrig. Ich konnte nur an all das leckere Essen denken, das ich gerne essen würde. Wie soll man nach einer Saftkur nicht einen ganzen Teller verputzen und ihn dann am liebsten noch ablecken?

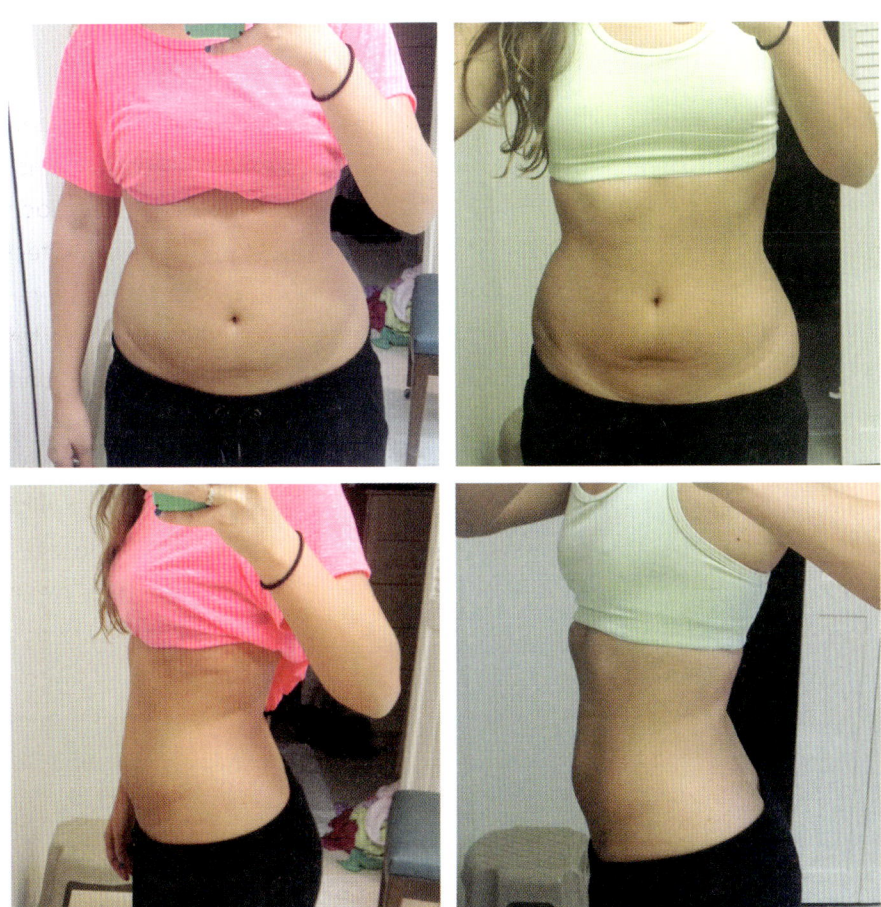

Rohkost-Fasten

Ich habe auch eine hundertprozentige Rohkosternährung ausprobiert, und ich muss sagen, das war nicht mein Ding. Nach einer Woche wurde mir klar, dass ich mich nicht so nährstoffreich ernährte, wie ich es normalerweise tun würde, weil ich zu viele Nüsse, Samen, Trockenfrüchte und zu wenig frisches Obst und Gemüse aß. Ich hatte ständig Blähungen und mir fehlte die Energie, von der einige berichten, die sich nur von Rohkost ernähren. Mir war auch ständig kalt und ich fühlte mich unbefriedigt. Ich habe erfahren, dass das an einer schlechten Verdauung liegt, was weit verbreitet ist. All das bedeutet, dass es für Ihren Körper schwieriger ist, die in Rohkost enthaltenen Balaststoffe zu verarbeiten, was zu einer geringeren Nährstoffaufnahme führt und einer schlechten Verdauung. Dies ist kein Grund zur Sorge, es bedeutet einfach, dass der ausschließliche Verzehr von Rohkost für manchen nicht so gut funktioniert. Durch

Ausprobieren und »Auf-meinen-Körper-Hören« habe ich herausgefunden, dass für mich ein Gleichgewicht aus roher und gekochter Nahrung ideal ist – nicht nur für mein Verdauungssystem, sondern auch für mein Wohlbefinden. Gekochte Nahrung befriedigt mich einfach mehr.

Verstehen Sie mich nicht falsch. Ich bin nicht gegen Rohkost; im Gegenteil, ein gesunder Körper braucht Rohkost. Ich bin nur gegen den *ausschließlichen* Konsum von Rohkost. Für mich, und das möchte ich auch anderen vermitteln, muss die Ernährung harmonischer sein. Jeder ist anders, und wir haben alle bestimmte Lebensmittel, die uns besonders gut tun. Entscheidend ist: Sind wir in einem harmonischen Gleichgewicht mit uns selbst und mit der Umwelt? Dann ist alles in Ordnung.

Jetzt, wo wir das geklärt haben, hoffe ich, dass Sie denken: *Gibt es keinen besseren Weg, den Körper zu entschlacken, als mit Saft, Wasser oder Tee?*

Doch, den gibt es!

DER 5-TAGE-DETOX: ÜBERBLICK

Dieser Plan basiert auf richtiger Nahrung, anstatt seinen Körper mit Säften und Smoothies einzulullen, nur Wasser zu trinken oder ohne jegliche feste Nahrung auszukommen, denn all diese Dinge können zu schwerwiegenden gesundheitlichen Problemen führen. Meine Fastenkur ist eine der wenigen, bei der man den ganzen Tag eine Reihe von verschiedenen nährstoffreichen Nahrungsmitteln essen kann, die anhand von einfachen Rezepten schnell zubereitet werden können. Richtige Nahrungsmittel heißt, dass sie direkt aus der Natur kommen: Gemüse, Früchte, Hülsenfrüchte, Nüsse, Samen, Kräuter und Gewürze.

Diese Nahrungsmittel fördern den Entgiftungsprozess, hauptsächlich weil die enthaltenen Nährstoffe die Funktion der direkt beteiligten Organe unterstützen. Und im Gegensatz zu den meisten Entgiftungskuren lehrt mein Ansatz Sie auch, wie Sie sich nach dem Detox ein Leben lang gesund ernähren können. Kein Jojo-Effekt mehr. Es ist Zeit, ein für alle Mal Gewicht zu verlieren und gesund und glücklich zu werden. Und Sie können dies mit einfachen Mitteln erreichen.

ENTGIFTET!

Ich begann im Oktober mit 234 Pfund, weil mir klar wurde, dass ich gesünder leben und mich in meiner Haut wohlfühlen wollte. Ich begann mich besser zu ernähren, Sport zu treiben, Muskeln aufzubauen und schlanker zu werden. Ich habe mich sogar für meinen ersten Halb-Marathon im nächsten März angemeldet. Bei ungefähr 222 Pfund hatte ich ein Plateau erreicht, also begann ich mit der Entgiftung. Heute wiege ich 214,7 Pfund. Dieser Detox hat mir gezeigt, dass ich meine Ziele erreichen kann, wenn ich mich gesund ernähre. Ich werde nach Beenden der 5-Tage-Kur viele der Rezepte in meine tägliche Ernährung einbauen. Ich habe eine neue Art kennengelernt, meinen Körper und meinen Geist zu nähren.

—Sofie R.

WIE WENDE ICH DEN DETOX AN?

Das Prinzip ist ganz einfach. Sie essen fünfmal am Tag eine Vielzahl lecker zubereiteter pflanzlicher Nahrungsmittel. Sie verzichten auf Nahrungsmittel mit schädlichen Chemikalien und spülen Schadstoffe aus dem Körper, indem Sie viel Wasser trinken.

Dieser Detox ist keine Diät. Eine Diät wird in der Regel eine bestimmte Zeit lang befolgt, und danach kehrt man wieder zu schlechten Essgewohnheiten zurück. Mein Detox hingegen ist als Ausgangspunkt für den Beginn einer gesunden Ernährungsweise gedacht, die nach Ablauf der fünf Tage fortgesetzt wird. Ich sehe keinen Sinn darin, einige Tage lang zu entgiften, um danach den Körper wieder Schadstoffen auszusetzen. Sehen Sie dies als Eintrittskarte zu einer neuen Ernährungsweise und einem veränderten Lebensstil an. Mit diesem Detox werden Sie:

- In nur fünf Tagen Gewicht verlieren. Überzeugen Sie sich anhand der Erfahrungsberichte, die Sie im Buch finden. Faszinierend, oder?
- Endlich diese hartnäckigen letzten Pfunde verlieren, die Sie schon eine Zeit lang verlieren wollen, und den Stillstand überwinden.

- Jugendlicher aussehen. Eine Akkumulation von Schadstoffen kann zu Hautproblemen führen (Ausschlag, Akne, Falten, Augenringen) und brüchigen Haaren und Nägeln. Wenn Sie mit gesunden Nahrungsmitteln entgiften, unterstützen Sie die Detox-Organe des Körpers und neutralisieren Toxine oder scheiden sie aus. Eine gesunde Ernährung räumt mit Pickeln, Hautirritationen und Akne auf und kann sogar gegen Cellulitis wirken.
- Mehr Energie haben. Toxine verursachen Abgeschlagenheit und allgemeine Müdigkeit. Der Detox hilft hier effektiv, sodass Sie nach wenigen Tagen bereits mehr Energie verspüren. Sie werden nicht nur sämtliche Schadstoffe im Körper los, sondern Sie geben ihm auch viele Nährstoffe, die Energie verleihen, sodass Sie sich den ganzen Tag lang gut fühlen – ganz ohne Koffein.
- Ihre Gehirnleistung verbessern. Schadstoffe können die Gehirnfunktion beeinträchtigen. Bei meinem Detox verzehren Sie Nahrungsmittel, die das Gehirn ideal versorgen. Das Gehirn ist ein vielbeschäftigtes Organ, das anfällig ist für zellularen Stress. Antioxidantien können helfen. Diese »Wunder-Nährstoffe« schützen vor einer Oxidation (ein zerstörerischer Prozess, ähnlich dem Rosten) der Gehirnzellen, die durch Schadstoffe hervorgerufen wird, und verschiedene Studien belegen dies. Forscher der Tufts University berichten zum Beispiel in einer Ausgabe des *Journal of Neuroscience* im Jahr 2009, dass Antioxidantien »Dividenden in Form von Langlebigkeit« zahlen, besonders an das Gehirn. Jüngste Studien belegen, dass eine Ernährung, die reich an Antioxidantien und entzündungshemmenden Bestandteilen ist, wie sie in Obst, Nüssen, Gemüse und Gewürzen enthalten sind, den altersbedingten Abbau der Gehirnfunktion und das Risiko, Krankheiten des Gehirns zu entwickeln, verringern.
- Ihr Gedächtnis verbessern. Das Gehirn besteht zu 60 % aus Fett und braucht gesunde Fette, um optimal zu funktionieren. Diese liefern Olivenöl, Avocados, Nüsse und Samen. Der sofortige Effekt gesunder Nahrung ist klareres Denken, verbesserte Stimmung und ein besseres Gedächtnis.
- Sich emotional besser fühlen. Die Entgiftung und die folgende Ernährungsumstellung gibt Kraft – nicht nur körperlich, sondern auch psychisch. Ja, Sie schaffen das und erhalten den notwen-

digen Schwung, um sich auch langfristig gesund zu ernähren. Sie sind nicht mehr gefangen in Fressattacken und Gedanken wie: »Jetzt habe ich meine Diät sowieso kaputt gemacht, da kann ich das auch noch fressen.« Die Willenskraft besitzen, »Nein« zu sagen, wann immer Sie es wollen und wirklich die Nahrungsmittel genießen, die gut für Ihren Körper sind.

- Den ersten Schritt zu einer veränderten Ernährung machen. Dies ist das Tor zu einer völlig neuen Welt des Essens und zu einem neuen Leben; verabschieden Sie sich von Diäten, zwanghaften Gedanken, Frustration, Müdigkeit und schlechter Ernährung. Ihre gesamte Beziehung zur Nahrungsaufnahme wird sich ändern und verbessern; Essen ist Ihr Verbündeter und nicht mehr der Feind. Diese Erfahrung ist so motivierend, dass Sie sie wiederholen möchten, wann immer Sie sich zu dick, unattraktiv, energielos oder einfach nur schlecht fühlen. Ich weiß, dass Sie mein After-Detox-Programm – die Sharp-Lifetime-Diet – machen möchten, um die Ergebnisse zu sichern.

- Sie werden schnell kleinere Größen tragen! Die sofortige Wirkung meines Plans ist auch ein Vorteil. Man kann ihn vor einem wichtigen Wochenende oder einem Date anwenden. Sie werden in den schicken Badeanzug, das Hochzeitskleid, den Smoking, das Abendkleid oder jedes beliebige sexy Outfit passen. Und was Sie im Urlaub zugenommen haben, können Sie leicht wieder abnehmen.

Ich bin dankbar für die aufbauenden Kräfte von richtigen Nahrungsmitteln und glücklich, dass ich dieses Wissen an Sie weitergeben kann, sodass auch Sie ein gesundes Leben führen können. Nahrung – rein, natürlich und vollwertig – ist die erste und wichtigste Form der Medizin. Ohne diese Medizin wirken nur wenige Therapien und Behandlungen. Gesunde Nahrung stärkt unsere Lebenskraft, gibt uns Kraft, Energie und Wohlbefinden. Sie macht uns zu neuen Menschen. Ein Cheeseburger kann das nicht, und ein doppelter auch nicht. Warum also nicht etwas Neues ausprobieren? Allein dadurch, dass Sie dieses Buch in der Hand halten, haben Sie sich schon auf den Weg gemacht. Folgen Sie mir nun auf unserer Reise zu einer positiven Selbstwahrnehmung, zu Lebensfreude und – zu gutem Essen.

KAPITEL 2

WARUM ES FUNKTIONIERT
DIE METABOLISCHEN DETOX-PRINZIPIEN

> Ich habe Ihren Detox letzten Sommer mit fantastischen Ergebnissen gemacht: Jeden Abend bin ich ohne Blähungen ins Bett gegangen – und ich hatte eine flachen Bauch! Das habe ich noch nie erlebt. Seitdem mache ich den Detox einmal im Monat. Ihre Rezepte sind so lecker und einfach. Ich bin totaler Quinoa-Fan geworden!
> —Brittany

Das Gefühl nach diesem Detox ist einmalig. Sie haben mehr Energie, einen flacheren Bauch, einen klareren Geist und Sie sind glücklicher. Sie strahlen von innen nach außen. Es ist, als hätte Ihr Körper eine Grundüberholung erhalten, und die brauchen wir alle von Zeit zu Zeit.

Aber warum funktioniert es so gut? Kennen Sie den Ausspruch: »Ist es auch Wahnsinn, so hat es doch Methode.« Mein Entgiften hat auch Methode! Ob Sie Ihre Ernährung umstellen, ob Sie Neues zu denken wagen oder einfach einen neuen Tanzschritt einüben wollen, am erfolgreichsten werden Sie sein, wenn Sie wissen, warum und wofür Sie das tun. Die Zeiten, als man uns sagte »Esst mehr Obst, und ihr bleibt gesund«, oder »Esst keine Kohlenhydrate nach 15:00 Uhr, davon werdet ihr dick« sind vorbei. Wir wollen wissen, wie und warum bestimmte Handlungsweisen auf unseren Körper wirken. Es gibt vier Prinzipien, die Sie kennen sollten.

1. MEIN DETOX IST PFLANZLICH

Die meisten aktuellen Diäten fordern viel Protein, wenig Kohlenhydrate und wenig Fett. Ich habe alles ausprobiert und herausgefunden, dass der einzige Ernährungsplan, der mir geholfen hat, auf Dauer abzunehmen, der meine Gelüste reduziert und meinem gesamten Körper wohltut, einer auf Pflanzenbasis ist. Und meine Erfahrungen werden durch die Wissenschaft bestätigt.

Eine Studie aus dem Jahr 2013 belegt, dass eine pflanzenbasierte (vegane) Diät über einen Zeitraum sechs Monaten zu einem größeren Gewichtsverlust führt als Diäten, die Fleisch erlaubten. Nach acht Wochen hatten die sich vegan ernährenden Teilnehmer im Durchschnitt 8 bis 10 Pfund verloren, wohingegen diejenigen, die sich konventionell ernährten, nur 5 Pfund verloren hatten. Nach sechs Monaten hatten die Veganer 7 Prozent ihres Anfangsgewichts verloren und Fleischesser die lediglich 3 bis 4 Prozent.

Eine pflanzliche Ernährungsweise wirkt Wunder aufgrund der folgenden entscheidenden Gründe: Als Erstes wird die Insulinsensitivität verbessert. Das bedeutet, dass Ihr Körper das Hormon Insulin auf die richtige Weise einsetzt, um Ihre Zellen durch Glucose (Blutzucker) aus dem Blut mit Energie zu versorgen. Wenn die Zellen nicht mehr auf Insulin reagieren (insensitiv werden), gelangt der Blutzucker nicht mehr in die Zellen, die ihn zu Energiegewinnung benötigen, sondern er lagert sich anderswo ab, zum Teil als Fett, und kann die Blutgefäße, das Gewebe und die Organe schädigen.

Zweitens muss man bei einer pflanzlichen Ernährung keine Kalorien, Punkte oder Gramm zählen. Man verliert sich oft in solchen Kleinigkeiten, wenn der eigentliche Schwerpunkt auf den Nährstoffen der Nahrung liegen sollte. Bei einer pflanzlichen Ernährung hat die verzehrte Nahrung von Natur aus wenig Kalorien und Fett (aber sie enthält trotzdem ausreichende Mengen essenzieller Fette, die der Körper benötigt). Auch wird die Nährstoffaufnahme dramatisch gesteigert.

Um die nährende Kraft der Pflanzen auszunutzen, kann man Farben statt Kalorien zählen. Arrangieren Sie auf Ihrem Teller einen Regenbogen: Rote Erdbeeren, dunkelgrüner Grünkohl und violette Auberginen. Je bunter eine Mahlzeit ist, desto mehr Nährstoffe hat sie. Ich habe seit Jahren keine Kalorien mehr gezählt. Ich muss mich nicht mehr anstrengen, eine gesunde, sportliche Figur zu haben und behalten – und Ihnen wird es auch so gehen.

Drittens ist eine pflanzliche Ernährung reich an Ballaststoffen, die idealen Helfer beim Entgiften. Weil Ihr Körper Ballaststoffe nicht verdauen kann, wandern sie durch den Verdauungstrakt und sammeln schädliche Substanzen wie übermäßiges Fett und Toxine auf. Ohne Ballaststoffe werden viele dieser Stoffe wieder absorbiert und zirkulieren erneut durch den Körper.

Die Menschen im westlichen Kulturkreis nehmen in der Regel nicht ausreichend Ballaststoffe zu sich, und dies stellt ein großes Problem dar. Eine ballaststoffarme Ernährung kann zu einer Reihe von Krankheiten führen, einschließlich Blinddarmentzündung, Herzerkrankungen, Diabetes, Adipositas und Darmkrebs. Der Konsum von mehr pflanzlichen Ballasststoffen – und nicht die Einnahme von mehr Abführmitteln – ist eine der einfachsten Arten, wie man seine Ernährung und Gesundheit verbessern kann.

Jetzt wenden wir uns einem Thema zu, über das niemand gerne spricht: Stuhlgang. Ich weiß, dass dieses Thema viele Menschen unangenehm berührt, aber bitte lesen Sie weiter. Dies ist ein wichtiges Thema, weil viele Menschen, die so essen wie der durchschnittliche Amerikaner, an Verstopfungen leiden. Man kann an der Häufigkeit des täglichen Stuhlgangs sehen, wie gut das Verdauungssystem des Körpers funktioniert. Es gibt keine richtige oder falsche Zahl, sondern nur das, was für Ihren eigenen Körper normal ist. Es wird allerdings als gesund angesehen, mindestens einmal am Tag Stuhlgang zu haben. Wenn man sich pflanzlich ernährt, kann das auch nach jeder Mahlzeit sein. Das ist gut, weil weniger Blähungen auftreten, man sich leichter fühlt und der Bauch flacher ist.

Ballaststoffe mindern auch das Verlangen, zu viel zu essen. Ballaststoffreiche Nahrungsmittel wie Obst, Gemüse, Hülsenfrüchte, Nüsse und Vollwertgetreide sind sättigend und stimulieren den Ausstoß appetitunterdrückender Hormone. Als Ergebnis wird man schneller satt und hat seltener den Wunsch nach einer zweiten Portion. Ballaststoffe sind fantastisch, weil sie beim Abnehmen helfen, ohne dass man hungern muss.

Ballaststoffreiche Nahrungsmittel müssen auch länger gekaut werden, sodass man länger satt ist. Das ist ein Vorteil, da ca. zwanzig Minuten nach dem Beginn einer Mahlzeit der Körper Signale an das Gehirn sendet, dass er satt ist. Und wenn Ballaststoffe mit anderen Nährstoffen zusammen aufgenommen werden, verlangsamen Ballaststoffe die Verdauung, sodass man weniger Hunger zwischen den Mahlzeiten verspürt.

Ballaststoffe helfen dem Körper bei der Normalisierung des Blutzuckerspiegels. Nach dem Verzehr eines Stücks Obst oder stärkehaltiger Kohlenhydrate wie Vollkornreis oder Kürbis ist der Magen mit der Aufspaltung der Ballaststoffe beschäftigt, sodass Zucker langsamer verdaut wird. Anders ausgedrückt, die Zuckerverdauung wird verlangsamt, sodass der Blutzuckerspiegel nicht so schnell ansteigt und wieder absinkt.

All diese Vorteile habe ich bedacht und in meinem 5-Tage-Plan untergebracht. Sie werden sehen und fühlen, was daraus wird.

Pflanzen regieren die Welt!

2. DER DETOX SETZT SUPERKRÄFTE FREI

Entgiftungskuren werden oft kritisiert, weil man dabei nicht genug unverzichtbare Nährstoffe aufnimmt. Meine hingegen liefert Vitamine, Mineralstoffe, Antioxidantien und Phytochemikalien im Überfluss, um eine gesunde Ernährung zu gewährleisten. Viele davon besitzen spezielle Entgiftungsfunktionen, deshalb nenne ich sie »Schadstoffkiller«. Hier folgt eine Liste.

Antioxidantien

Antioxidantien sind in pflanzlichen Nahrungsmitteln natürlich vorkommende Substanzen. Dazu gehören Beta-Carotin und Vitamin A und C sowie der Mineralstoff Selen. Antioxidantien helfen die schädigende Wirkung instabiler Moleküle, die als freie Radikale bekannt sind, zu bekämpfen. Freie Radikale sind Molekühle, die andere Molekühle schädigen und diese in einer Art Kettenreaktion selbst zu freien Radikalen machen, wodurch weitere Schäden in den Zellen entstehen und der Stoffwechsel beeinträchtigt wird. Infektionen, Junkfood, Alkohol, Sonnenstrahlen

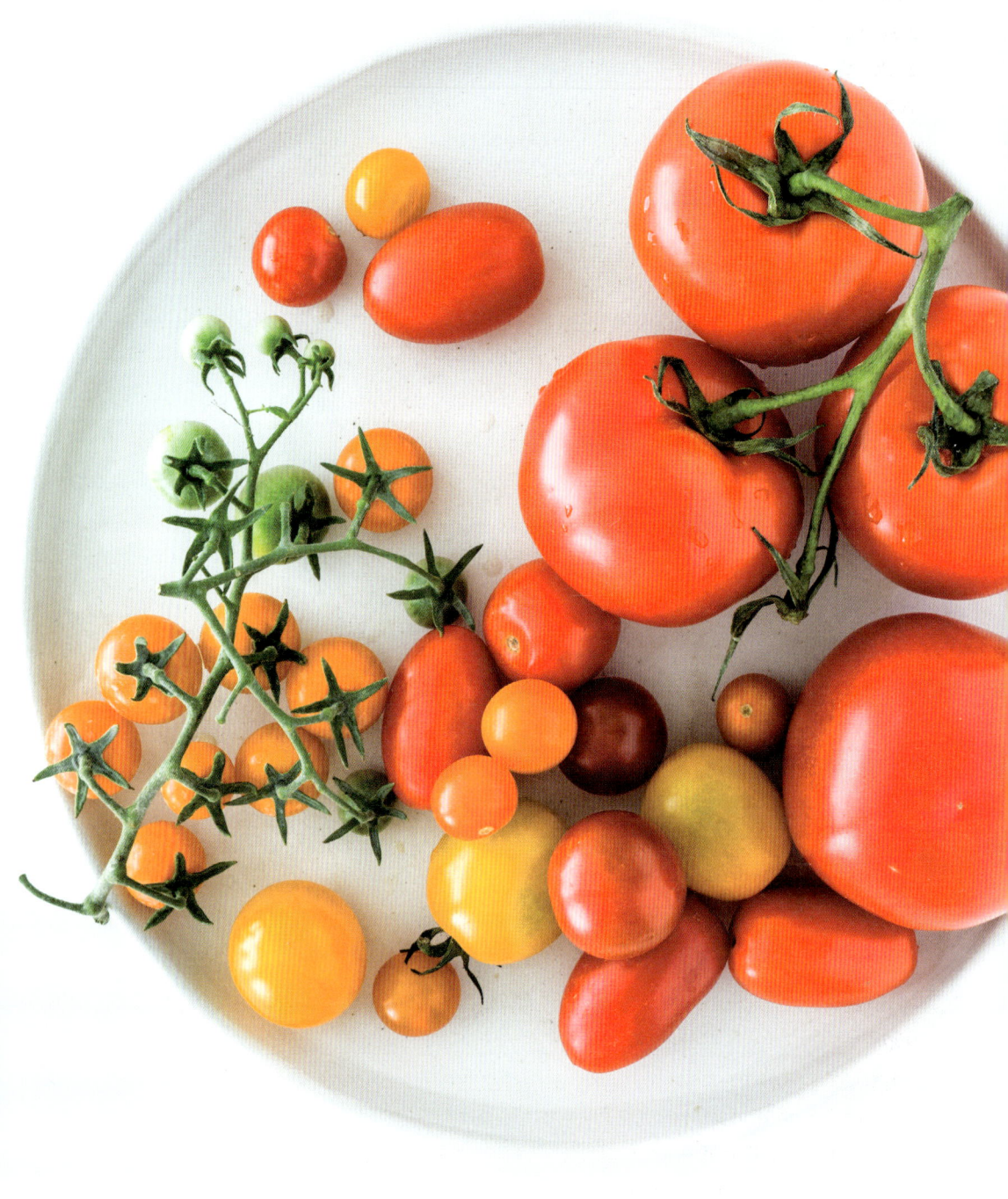

(sowohl von der Sonne als auch im Sonnenstudio), Zigarettenrauch und Luftverschmutzung können diese erzeugen.

Glücklicherweise werden freie Radikale durch Urin, Schweiß und Stuhl ausgeschieden. Aber damit das Ausscheiden funktioniert, müssen sie erst wasserlöslich gemacht werden – das erledigen Antioxidantien und andere Nährstoffe. Dieser Prozess der Umwandlung der freien Radikale in ausscheidbare Form ist ein wichtiger Teil der Entgiftung.

Da der richtige Detox auch beim Abbau freier Radikale hilft, wird auch das Immunsystem gestärkt, und das Risiko, sich zu erkälten oder einen grippalen Infekt »einzufangen«, wird verringert und eventuell auch das Krebsrisiko und das Risiko anderer lebensbedrohlicher Erkrankungen.

Bestimmte Gemüsesorten wie Spinat liefern eine weitere »Supermacht«: Glutathion. Eine Aminosäure (Proteinfragment) und das mächtigste Antioxidans in unserem Körper. Ohne Glutathion können andere Antioxidantien unseren Körper nicht vor Krankheiten schützen. Es bekämpft eine ganze Reihe schädlicher Substanzen und wirkt auch auf Toxine, die im Fettgewebe eingelagert sind.

Phytochemikalien

Phytochemikalien kommen auch in der Nahrung vor, aber im Gegensatz zu Antioxidantien sind sie keine Vitamine oder Mineralstoffe. Es gibt Hunderte – vielleicht Tausende –, die natürlich in Pflanzen vorkommen, und unsere Gesundheit profitiert auf erstaunliche Weise von ihnen. Zum Beispiel sind es mächtige Kämpfer gegen die Hauptursache von Krebs: Umweltgift. Diese Schadstoffe schädigen unsere DNA und können krebsverursachende Gene aktivieren, die ansonsten inaktiv geblieben wären. Es ist zwar unmöglich, Schadstoffe komplett zu vermeiden, aber man kann seinen Körper mit Phytochemikalien aus der Nahrung »bewaffnen«, um sie aus unserem System auszuscheiden, bevor sie Schaden anrichten können. Laut einem im Jahr 2012 in der polnischen Fachzeitschrift *Roczniki Panstwowego Zakładu Higieny* veröffentlichten Artikel neutralisieren Phytochemikalien, insbesondere die in Brokkoli, Blumenkohl und Rosenkohl vorkommenden, chemische Belastungen durch die Optimierung des körpereigenen Entgiftungssystems, den Schutz der Zellmembrane, Stärkung der Abwehrkräfte und Reduzierung des Krebsrisikos. Das Ergebnis ist ein unvergleichlicher Schutz vor den unvermeidlichen Belastungen des modernen Lebens.

Die wichtigsten phytochemikalischen Entgifter sind:

Bernsteinsäure. Ein natürlich vorkommender Chelator, d. h. sie verbindet sich mit Schwermetallen und hilft bei deren Ausscheidung aus dem Körper. Dies ist wichtig, weil Schwermetalle wie Quecksilber, die in einigen Fischarten vorkommen, im Körper 57 Tage verbleiben können und Blei in den Knochen 20 bis 30 *Jahre*. Sie kommt in Äpfeln und Beeren vor.

Chlorophyll. Erhöht den Sauerstoffspiegel im Blut, fördert die Entgiftung des Körpers und stärkt das Immunsystem. Chlorophyll kommt in Blattgemüse wie Grünkohl und Spinat vor.

Schwefel. Erhöht die Konzentration von karzinogen-feindlichen Enzymen, lindert Allergiesymptome und verbessert die Lungenfunktion. Reichlich in Knoblauch und Zwiebeln enthalten.

Dithiolethione. Lösen die Bildung eines Enzyms aus, das die Ausscheidung von krebserregenden Substanzen erleichtert. Kommt in Brokkoli vor.

Senfölglycoside. Unterstützen die Leber bei der Reinigung des Körpers von Chemikalien, Arzneimittelrückständen und Schadstoffen. Sie töten auch Krebszellen ab und sind bei der Unterdrückung des Tumorwachstums beteiligt. Darüber hinaus ist bewiesen, dass Senfölglycoside Gene deaktivieren können, die die Ausbreitung von Krebs fördern. Kommen in Kreuzblütlergewächsen vor wie Blumenkohl, Kohl und Brokkoli.

Sulforaphan. Ein Stoff, der die Aktivität von Entgiftungsenzymen und Antioxidantien erhöht und substanziell das Risiko vieler Krebsarten reduziert, einschließlich einiger der tödlichsten wie Bauchspeicheldrüsen-, Brust- und Speiseröhrenkrebs. Grünkohl ist extrem reich an Sulforaphan.

Flavonoide. Eine Gruppe von Phytochemikalien, die in Früchten, Gemüse und Tee vorkommen. Im Grunde handelt es sich hierbei um Pigmente und Antioxidantien, die freie Radikale detoxen und die Aktivität der entgiftenden Leberenzyme erhöhen. Sie verleihen pflanzlicher Nahrung die bunte Farbe. Je mehr Rot, Orange, Grün, Gelb und Blau Sie auf Ihren Teller tun, desto mehr entgiftende Stoffe nehmen Sie zu sich.

Das B-Team. Die Leber benötigt zusätzliche Nährstoffe, einschließlich der Vitamine B_2, B_3, B_6, B_{12} und Folsäure. Diese B-Vitamine helfen der Leber bei der Entgiftungsarbeit. Sie kommen in Früchten, grünem Blattgemüse, Karotten, Gurken, Zwiebeln, Hülsenfrüchten, Wurzelgemüse, Vollkornreis und Nüssen vor. Ein verwandter Nährstoff ist Lecithin, der in Eigelb vorkommt. (Bei meinem Detox können Sie jeden Tag ein Ei essen, wenn Sie möchten.) Lecithin besitzt lipotropen Einfluss, d. h. es beschleunigt die Entfernung von Fett aus den Leberzellen.

Diese Schadstoffkiller helfen bei der Ausscheidung allen möglichen »Drecks«, einschließlich dessen, was Wissenschaftler Obesogene nennen, Chemikalien, die in Fleisch, Milchprodukten, raffiniertem Zucker sowie in Nahrungs- und Getränkebehältern aus Kunststoff enthalten sind, die unsere fettproduzierenden Hormone aus dem Gleichgewicht bringen. Obesogene schaden uns auf verschieden Weise. Sie stören die Aussonderung von Leptin, dem körpereigenen natürlichen »Ich bin satt«-Signal. Sie veranlassen den Körper, Fett anzulagern. Sie programmieren Zellen um, sodass sich diese in Fettzellen verwandeln. Und sie fördern die Insulinunempfindlichkeit. Kurz gesagt: Obesogene können sich in unseren Körpern anlagern, unsere natürliche Gewichtskontrolle außer Kraft setzen und es fast unmöglich machen, abzunehmen.

Wissenschaftler haben viele verschiedene Obesogene in Nahrungsmitteln und in unserer Umwelt gefunden. Ich habe sie in der Tabelle unten aufgelistet und zusammengefasst – samt einem Vorschlag, wie man sie vermeiden kann.

Dickmachende Chemikalien in der Nahrung

DIE CHEMIKALIE	WO SIE VORKOMMT	WIE ICH SIE VERMEIDE
Fructose	Verarbeitete Lebensmittel, Limonade, kommerzielle Säfte, kommerzielle Süßigkeiten und Desserts	Nahrung in Bio-Qualität essen und fructosehaltige Produkte oder solche mit hochkonzentriertem Maissirup, Maiszucker, isolierter Fructose oder Glucosesirup vermeiden.
Mononatriumglutamat (MNG)	Verarbeitete Lebensmittel und Nahrungsmittel, die in vielen asiatischen und ethnischen Restaurants angeboten werden	Etiketten lesen und Lebensmittel vermeiden, die MNG oder Glutamat enthalten. In Restaurants Gerichte bestellen, die ohne MNG zubereitet wurden.
Perfluoroctansäure (PFOA)	Behälter und Verpackungen, die man in der Mikrowelle verwenden kann wie Popcornbeutel und Pizzakartons	Diese Nahrungsmittel am besten vermeiden, für Popcorn eine Popcornmaschine verwenden.

Dickmachende Chemikalien in der Umwelt

DIE CHEMIKALIE	WO SIE VORKOMMT	WIE ICH SIE VERMEIDE
Chlorpyrifos	Ein Pestizid, dessen Verwendung in Wohnräumen verboten ist, da es bei Kindern zu einer verzögerten Entwicklung führt, wird aber immer noch in der Landwirtschaft eingesetzt.	Lebensmittel in Bio-Qualität verzehren.
Zinnorganische-Verbindungen	Fungizide, die beim Anbau von Nüssen, Kartoffeln, Reis und Sellerie verwendet werden sowie als Giftstoff zur Nagetierbekämpfung.	Lebensmittel in Bio-Qualität verzehren.
Phthalate	Lebensmittelverpackungen, Waschmittel, Parfums, Seife, Feuchtigkeitscremes, Insektizide und Baumaterialien. Können den Endokrinspiegel beeinflussen und zu Fehlgeburten und Unfruchtbarkeit führen.	Verwenden Sie natürliche Reinigungsmittel oder stellen Sie Ihre eigenen her, verwenden Sie Essig mit Wasser verdünnt. Vermeiden Sie Kunststoff, der mit #3 gekennzeichnet ist und Produkte, die »Duftstoffe« als Inhaltsstoffe angeben. Lebensmittel in Bio-Qualität verzehren.
Polychloriertes Biphenyl (PCB)	Schadstoffe, die von verschiedenen Industrien produziert werden (Elektro-, Kunststoff-, Pestizid-, Papierindustrie u.a.), auch in Zuchtlachs. (Obwohl PCB bereits vor Jahren verboten wurde, ist es noch in der Umwelt und ist mit Krebs assoziiert.)	Bestimmte Fischarten wie Hai, Schwertfisch, Makrele, Torpedobarsch und große Thunfisch-Steaks können PCB enthalten, daher sollte deren Konsum eingeschränkt werden. Verwendung von Kunststoffprodukten reduzieren.
Polybromierte Diphenylether (PBDE)	Flammenschutzmittel in elektrischen Geräten, Baumaterialien, Matratzen und Textilien. In Nahrungsmitteln wie Zuchtlachs, Fleisch und Milchprodukten. Können Lebertoxizität verursachen und das Gedächtnis beeinträchtigen.	Häufiges Händewaschen. Nur PBDE-freie Produkte verwenden. Weniger Fleisch und Milchprodukte verzehren; nur Wildlachs konsumieren.
Rauchen/Nikotin	Tabakwaren. Können Asthma, Diabetes Typ 2, Lungen-, Mund-, Magen- und Nierenkrebs verursachen.	Nicht rauchen – auch nicht in Gesellschaft! Passivrauchen sollte so weit wie möglich vermieden werden: e-Zigaretten sind genauso schädlich.

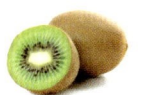

Hinweis von Nikki: Cellulite

Ich kann nicht über Obesogene sprechen, Gewichtszunahme und Körperfett, ohne auch Cellulite anzusprechen – diese gefürchteten Dellen, die an Oberschenkeln und am Po auftreten. Cellulite entsteht, wenn die Fasern des Bindegewebes, die das Fettgewebe mit der Haut verbinden, dicker werden, während die Haut dünner wird.

Manche Menschen glauben, dass Cellulite einfach nur normales Fett ist. Das stimmt aber nicht. Es ist das Produkt toxischen Abfallmaterials – hauptsächlich von Obesogenen – und einer langsamen Durchblutung. Das Vorhandensein von Cellulite zeigt, dass der Körper mit Schadstoffen überlastet ist, die in diesem Bereich gefangen sind. Wenn übermäßiges Fett und Toxine Fettablagerungen bilden, dann entstehen Dellen – oder anders ausgedrückt: Cellulite. Es sind natürlich auch noch weitere Faktoren an der Cellulite-Entstehung beteiligt, wie aus einem Artikel hervorgeht, der im Jahr 2012 im *Journal of the European Academy of Dermatology and Venereology* veröffentlicht wurde: Bindegewebsschwäche, hormonelles Ungleichgewicht, Durchblutungsprobleme und Genetik. Die Rolle der Ernährung in der Behandlung von Cellulite ist noch nicht abschließend untersucht; aber ich weiß aus eigener Erfahrung, dass, wenn ich nährstoffreiche und entschlackende Nahrungsmittel konsumiere, meine Cellulite minimiert ist, und ich sehe auch bei meinen Klienten den Unterschied. Auch Bürstenmassagen können bei der Reduktion von Cellulite helfen. Diese werden weiter hinten im Buch beschrieben.

3. ENTGIFTEN STELLT DAS SÄURE-BASEN-GLEICHGEWICHT WIEDER HER

Für alle, die sich kaum an das erinnern, was sie im Chemieunterricht in der Schule gelernt haben, folgt hier ein kleiner Auffrischungskurs. Der menschliche Körper arbeitet 24 Stunden am Tag sehr hart, um das Säure-Basen-Gleichgewicht des Bluts, bekannt als pH-Wert, aufrechtzuerhalten. Die Buchstaben »pH« stehen für »potentia Hydrogenii« (Stärke des Wasserstoffs), weil dieser Wert die Wasserstoffionenkonzentration angibt. Die pH-Skala geht von 1 bis 14 und gibt die Azidität oder Alkalinität einer Substanz an, einschließlich Nahrung, Blut, Schweiß, wobei eine geringere Zahl größere Azidität und höhere Zahlen eine größere

Alkalität angeben. 1 bis 6,9 ist sauer, 7 ist neutral und 7,1 bis 14 ist alkalisch. Für den Menschen ist der Zielwert 7,4. Was bringt den pH-Wert aus dem Gleichgewicht? Zum einen die Nahrung, die wir zu uns nehmen.

Wie in einem im Jahr 2012 im *Journal of Environmental and Public Health* veröffentlichten Artikel dargestellt, besitzt fast alles, das wir zu uns nehmen, seinen eigenen pH-Wert. Ein Ungleichgewicht tritt häufiger bei Menschen auf, deren Ernährung reich an säureproduzierenden Nahrungsmitteln ist (am unteren Ende der Skala). Zu den schlimmsten gehören:

- Kuchen, Gebäck, kommerziell hergestellte Backwaren
- Milchprodukte (Käse, Eiscreme, Milkshakes usw.)
- Weißmehl und Nahrungsmittel, die dies enthalten
- Saft (handelsüblicher)
- Fleisch (einschließlich Fisch, Huhn und Truthahn)
- Nudeln
- Abgepackte Cerealien
- Erfrischungsgetränke, einschl. »Light«-Produkte
- Zucker in allen Formen

Wenn Ihre Ernährung sauer ist – weil Sie viele der oben aufgeführten Nahrungsmittel konsumieren – zieht Ihr Körper eventuell zum Neutralisieren lebenswichtige Mineralstoffe aus Ihrem Körper, insbesondere Kalzium von den Knochen, so der oben erwähnte Artikel. Eine hauptsächlich saure Ernährung ist in der Regel reich an Schadstoffen, was zu Müdigkeit, lebloser Haut, glanzlosem Haar und hormonellem Ungleichgewicht führt.

Eine alkalische Ernährung besitzt viel Positives, wie der Artikel im *Journal of Environmental and Public Health* erwähnt. Hier ein paar Beispiele:

- Eine alkalische Ernährung ist reich an Obst und Gemüse, was das Verhältnis von Kalium zu Natrium im Körper verbessert (mehr Kalium und weniger Natrium). Wenn dieses Verhältnis mehr zugunsten des Natriums ausfällt, wird der Körper zu sauer. Ein verbessertes Kalium-Natrium-Verhältnis fördert die Gesundheit

der Knochen, den Erhalt der fettverbrennenden Muskeln, reguliert den Blutdruck und beugt Herzinfarkt vor.
- Eine alkalische Ernährung steigert auf natürliche Weise das Wachstumshormon (welches das Wachstum, die Zellproduktion und -regeneration stimuliert). Der Nutzen ist Schutz gegen Herzkrankheiten, vor dem Altern, verbessertes Fett-Muskel-Verhältnis und Gewichtskontrolle sowie ein verbessertes Gedächtnis und erhöhte Denkfähigkeit.
- Eine alkalische Ernährung erhöht den Magnesiumgehalt unserere Zellen. Magnesium ist ein erstaunlicher Mineralstoff, der unverzichtbar für unser Knochen, Muskeln, Nerven und das Immunsystem ist. Eine optimale Magnesiumversorgung des Körpers kann vor Bluthochdruck, Herzerkrankung und Diabetes schützen.

Die ideale Ernährung sollte zu 70 bis 80 Prozent aus alkalischen Nahrungsmitteln und zu 20 bis 30 Prozent aus sauren Nahrungsmitteln bestehen. Aber die typische westliche Ernährung besteht zu ca. 80 bis 90 Prozent aus sauren Nahrungsmitteln – dank der Tatsache, dass die meisten von uns zu viele Fertigprodukte konsumieren und viel zu wenig frisches Obst und Gemüse.

Von mir erfahren Sie nur etwas über Ernährungsweisen mit dem richtigen Gleichgewicht von sauren und alkalischen Nahrungsmitteln und ausreichend Wasser, um Säure aus dem Körper zu spülen, gesund abzunehmen und die Verdauung zu verbessern. Die beste Nahrung bilden die meisten frischen Früchte und Gemüsesorten sowie bestimmte Nüsse und vollwertige Körner und Getreidesorten, Mandeln und Quinoa. Sobald Sie beginnen sich pflanzlich zu ernähren und viel Gemüse, eine große Menge an Früchten und anderen pflanzlichen Nahrungsmitteln aufnehmen, wird Ihr Körper alkalisch.

4. DER DETOX BEKÄMPFT GELÜSTE

Die Lust am Essen ist der Hauptschuldige bei der Gewichtszunahme, aber man kann sie besser kontrollieren, wenn man die dahinter stehende Physiologie versteht. Ein Hunger nach Schokolade zum Beispiel bedeutet nicht, dass Sie einen Schokoriegel brauchen, es heißt oft einfach, dass man einen Magnesiummangel hat, der durch eine Tablette oder eine Handvoll Nüsse oder Samen behoben werden kann. Wenn Sie Appetit auf Kartoffelchips haben, heißt dies, dass der Körper etwas Knackiges oder Fettreiches braucht. Eine gesunde Alternative sind einige rohe ungesalzene Mandeln, die das Bedürfnis zu knabbern und zu kauen befriedigen und dabei viel gesundes Fett enthalten.

Ja, ich weiß, manchmal sind Mandeln oder eine Magnesiumtablette nicht das Richtige. Das Ziel ist es, den Körper zu nähren, um Gelüste zu vermeiden. Wenn sie immer noch auftauchen, müssen wir uns anschauen, *warum* sie auftreten, und oft liegt ein emotionaler Grund vor. Man ist gelangweilt, traurig, einsam oder deprimiert, und Junkfood kann diese Gefühle besänftigen – aber nur temporär.

Das nächste Mal, wenn Sie die Lust auf etwas verspüren, fragen Sie sich, ob Sie wirklich hungrig sind. Trinken Sie ein Glas Wasser, oft verwechselt man Dehydrierung mit Hunger. Wenn wir verärgert oder gestresst sind, wollen wir in der Regel etwas Knackiges essen. Rohe Kakaonibs, rohe Nüsse oder ein knackiger Apfel sind gute Alternativen. Deprimiert und Lust auf Eiscreme? Greifen Sie lieber nach Bananeneis mit etwas Honig und Vanilleextrakt. Für dieses nährstoffreiche und einfache Rezept benötigen Sie nur 1 oder 2 gefrorene Bananen. Bananen mit etwas Honig und einem Spritzer Vanilleextrakt vermusen und entweder als Mus essen oder in den Gefrierschrank zurückstellen und warten, bis es die Konsistenz von Eiscreme hat. Dieser neue Trend heißt »Nana-Eiscreme«, und ich habe einige leckere Rezepte auf meiner Website für die Zeit nach dem Detox.

Wenn man menstruiert und Schokoladenhunger hat, kann eine Handvoll Nüsse oder Samen helfen, aber es ist auch in Ordnung, etwas rohe Schokolade oder 70-prozentige dunkle Schokolade zu essen. Wenn man erst einmal damit beginnt, bei einem Heißhunger andere Dinge zu essen, stellt man bald fest, dass man gar nicht mehr die Nahrungsmittel will, die einem ein schweres oder aufgeblähtes Gefühl geben.

Ich habe eine Liste der häufigsten Dinge aufgestellt, auf die wir einen Heißhunger haben, sowie gesunde Alternativen dazu.

HEISSHUNGER AUF ...	DER KÖRPER WILL EIGENTLICH ...	VERSUCHEN SIE ...
Hamburger	Fett	Avocadoscheiben
Süßigkeiten	Chrom	Frisches Obst oder Süßkartoffeln
Schokolade	Magnesium	Nüsse, Samen, Hülsenfrüchte, frisches Obst
Salzige Nahrungsmittel	Kalzium	Ungesalzene Nüsse (Mandeln), frisches Obst oder Gemüse
Kohlenhydrate (wie Brot oder Nudeln)	Stickstoff, Vitamin C, Chrom	Mandeln, Zitrusfrüchte, Brokkoli, Weintrauben oder Bohnen
Rotes Fleisch	Eisen, Zink und Aminosäuren	Hühnchen- und Truthahnfleisch in Bio-Qualität, Wildlachs, grüne Gemüsesorten wie Wasserkresse, Grünkohl und Brokkoli, Pilze und Nüsse

Der Heißhunger auf Junkfood ist nicht natürlich. Wir werden nicht damit geboren, sondern er ist erworben und anerzogen. Das Gute ist, wir können uns diesen Heißhunger wieder abgewöhnen. Dieser Detox hilft den Heißhunger auf bestimmte Dinge zu überwinden, indem der Körper die essenziellen Nährstoffe erhält, die er braucht.

Dies sind die Grundprinzipien, auf denen mein Detox basiert. Man muss sein Verhalten nicht radikal ändern, sondern nur die richtigen Entscheidungen treffen. Und wenn Sie dies tun, bedeutet das die entscheidende Wende für Ihre Gesundheit.

Im nächsten Kapitel: Die Nahrungsmittel, die Sie essen werden. Das Entgiftungsabenteuer kann beginnen!

KAPITEL 3

DAS RICHTIGE ESSEN
NAHRUNGSMITTEL, DIE ENTGIFTEN UND BEIM ABNEHMEN HELFEN

> Danke für den Plan, der mir mehr Energie gegeben hat, weniger Blähungen und mir bei meinem Heißhunger auf Süßigkeiten hilft. Ich habe Tag 5 erreicht und fühle mich super! Überhaupt nicht hungrig, aufgebläht oder müde. Mein Haut ist strahlender und mein Heißhunger ist weg. Ich werde diese Rezepte auch unter der Woche zubereiten und entgiften, um wieder auf den richtigen Weg zu kommen, wenn nötig.
>
> —Jennifer

Nur wenn man es ausprobiert hat, kann man wissen, wie wunderbar simpel und einfach Entgiften sein kann. Sie finden die notwendigen Lebensmittel in jedem Supermarkt, und die Mahlzeiten sind lecker und einfach zuzubereiten. Die Portionen sind ausreichend und sättigend, sodass man nicht hungrig ist. Die fünf Tage vergehen wie im Fluge.

Sie essen fünf Mahlzeiten am Tag, die aus leckeren und nahrhaften Zutaten zubereitet werden und die ausschließlich zum Zweck des Entgiftens zusammengestellt wurden. Ich habe in diesem Kapitel eine Liste von erlaubten Nahrungsmitteln zusammengestellt; alles, was nicht auf der Liste steht, sollte vermieden werden. Sie werden bemerken, dass einige Nahrungsmittel, die Sie als gesund ansehen (wie Bananen, Süßkartoffeln und vegane Proteinpulver) nicht auf der Liste stehen – und dafür gibt es einen Grund. Hier ist die Übersicht über das, was genau Sie essen und warum.

ENTGIFTENDE PROTEINE

Das Wort *Protein* stammt aus dem Griechischen und bedeutet »von großer Bedeutung«. Mir gefällt diese Beschreibung. Neben vielen anderen Aufgaben hilft Protein bei der Produktion von Enzymen, Hormonen, Antikörpern und unzähligen anderen Dingen, die der Körper braucht, um optimal zu funktionieren. Unser Körper verwendet Protein in der Regel nicht als Energiequelle, außer es gibt keine anderen Optionen. Wir verbrennen zuerst Kohlenhydrate, dann Fette und schließlich als letzte Möglichkeit unsere Muskeln, die aus Protein bestehen.

In Bezug auf den Hunger ist Protein weitaus sättigender als die anderen Makronährstoffe und erfordert mehr Energie zum Aufspalten und zur Aufnahme. Wenn wir Protein verdauen, werden die enthaltenen Aminosäuren in den Verdauungstrakt abgegeben. Diese Aminosäuren gelangen dann in unseren Blutkreislauf, und der Körper verwandelt sie in Muskeln und im Zuge von »Reparaturen« und Regeneration auch in andere Gewebearten. Und im Gegensatz zu Kohlenhydraten, die den Blutzucker erhöhen, tut Protein dies nicht.

Die U.S. Centers for Disease Control empfehlen 50 Gramm Protein täglich, die Sie leicht aufnehmen, wenn Sie die Bohnen, Nüsse, Samen, Körner, Gemüse und Früchte verzehren, die ich empfehle. Keine Panik! Pflanzliches Protein ist genau so effektiv wie tierisches Protein in Bezug auf Gewicht, den Aufbau und Erhalt von Muskeln und all die anderen Dinge, die unser Körper braucht, um gesund zu sein. Schauen Sie sich das Bein eines Pferdes an (ein Pflanzenfresser) und Sie werden sehen, dass pflanzliche Proteine schlanke, starke Muskeln bilden.

Und noch einmal zur Erinnerung: Dieser Detox ist nicht proteinreich und kohlenhydratarm. Solche Ernährungsweisen sind oft zu ballaststoffarm und können daher das Risiko von Darmproblemen und Darmkrebs erhöhen. Darüber hinaus sind proteinreiche und kohlenhydratarme Diäten in der Regel reich an gesättigte Fettsäuren, ein Risikofaktor für Herzerkrankungen. Und viele der kohlenhydratarmen Produkte auf dem Markt sind nichts weiter als verarbeitete Lebensmittel, die voll von Chemikalien sind, die unser Körper nicht braucht.

Sie beziehen Protein aus folgenden Quellen:

Chia-Samen (optional)

- Enthalten die doppelte Menge Protein wie andere Samen oder Körner, achtmal so viel Omega-3-Fettsäuren wie Lachs und doppelt so viel Kalium wie Bananen.
- Sind reich an Ballaststoffen, die das Ausscheiden von Toxinen aus dem Verdauungstrakt unterstützen.
- Verringern Bauchfett.
- Sind sättigend, sodass man nicht in ein »Hungerloch« fällt und später am Tag nicht nach fetthaltigen Snacks greift. Wenn man sie in Wasser oder einer anderen Flüssigkeit einweicht, dann quellen Chia-Samen auf – dies geschieht auch nach dem Verzehr in unserem Körper. Daher sind sie ein wirksamer natürlicher Appetitzügler. 1 bis 2 Esslöffel pro Tag führen zu garantierten Ergebnissen.

Eier (optional)

- Enthalten Aminosäuren, die zu den am leichtesten verdaulichen Proteinen gehören.
- Helfen den HDL-Spiegel zu erhöhen, das herzschützende, »gute« Cholesterin.
- Sind reich an dem B-Vitamin Cholin, das mit einer verbesserten Gehirnfunktion und entzündungshemmenden Eigenschaften assoziiert ist.
- Liefern Schwefel, einen essenziellen Mineralstoff, der bei vielen Prozessen wie der Vitamin-B-Aufnahme und der Leberfunktion hilft. Schwefel unterstützt auch die Kollagen- und Keratinproduktion, zwei Körperproteine, die verantwortlich sind für glänzendes Haar, starke Nägel und strahlende Haut.

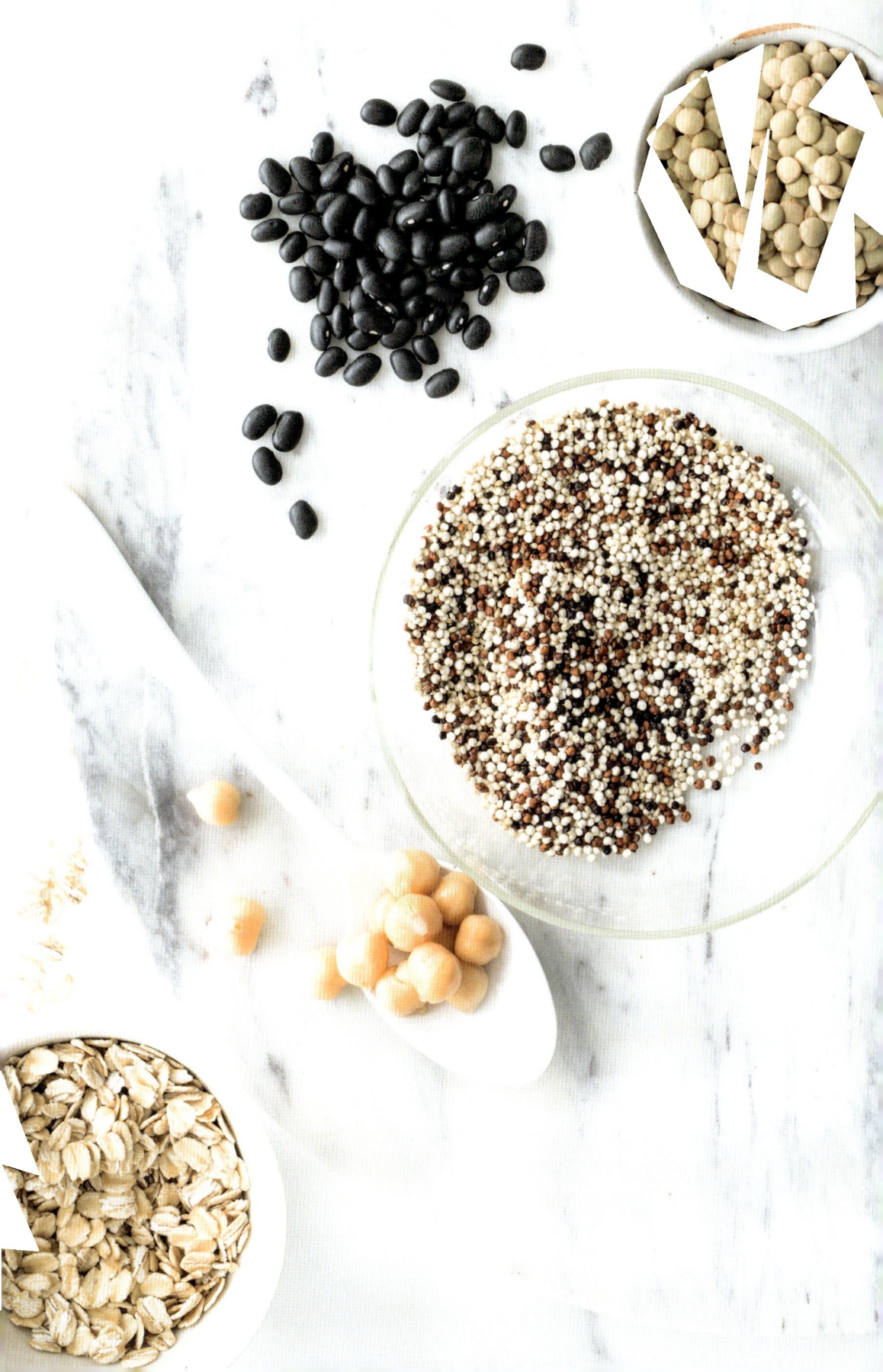

Kichererbsen

- Helfen bei der Gewichtskontrolle.
- Liefern lösliche und unlösliche Ballaststoffe, die die Gesundheit des Verdauungstrakts und das Entgiften unterstützen.
- Sind reich an zwei Spurenelementen – Mangan und Molybdän – die eine Schlüsselrolle bei der Energieproduktion spielen.
- Sind ein hervorragender Lieferant von Vitamin B und Folat (80 g liefern mehr als 20 Prozent des Tagesbedarfs dieser Nährstoffe).
- Besitzen einen angenehm nussigen Geschmack.
- Sind sehr vielseitig einsetzbar und als Hummus oder in Desserts zu verwenden.

Leinsamen (optional)

- Liefern Ballaststoffe und Protein.
- Sind reich an B-Vitaminen, Magnesium und Mangan, die alle für wichtige Körperfunktionen erforderlich sind.
- Enthalten viele Antioxidantien und Phytochemikalien, die für erfolgreiches Entgiften unabdingbar sind.
- Sind die beste Quelle von Lignanen, welche weibliche Hormone im Gleichgewicht halten können. Lignane können die Fruchtbarkeit fördern, PMS-Symptome lindern und eventuell vor Brustkrebs schützen.

Linsen

- Sind eine hervorragende Proteinquelle; 200 g gekochte Linsen besitzen so viel Protein wie eine ca. 100 g schwere Bulette, aber ohne die hohen Mengen an Fett, das die Arterien verstopfen kann.
- In Studien wurde nachgewiesen, dass sie appetitzügelnd wirken und das Sättigungsgefühl verstärken.
- Liefern B-Vitamine, die für den Stoffwechsel erforderlich sind, und sie sind reich an bestimmten Mineralstoffen wie Kalium, Kalzium, Magnesium, Kupfer, Eisen und Zink.
- Haben einen herzhaften Geschmack, sodass sie ideal in Salaten, Suppen, Eintöpfen und anderen Gerichten schmecken.

- Sind einfach zuzubereiten, da sie nicht vorher eingeweicht werden müssen (wie andere Hülsenfrüchte) und relativ schnell gar sind.
- Sind im Vergleich zu anderen Hülsenfrüchten weniger blähend.

Mandeln

- Enthalten viel Protein und gesunde Fette, die unser Körper braucht.
- Sind reich an Ballaststoffen und besitzen viermal mehr als Cashewkerne.
- Helfen bei der Gewichtskontrolle.
- Sättigen (machen satt).
- Sind reich an knochaufbauendem Kalzium – reicher als jede andere Nussart.
- Sind reich an Magnesium, einem Mineralstoff, der das Nervensystem beruhigt, den Verdauungstrakt reguliert, Stress abbaut und Energie verleiht.

Schwarze Bohnen

- Besitzen mehr Protein, Ballaststoffe, Phytochemikalien sowie die wenigsten Kohlenhydrate von allen Bohnenarten, sodass sie die perfekte pflanzliche Proteinquelle beim Entgiften sind.
- Besitzen eine hohe Konzentration an Flavonoiden, Phytochemikalien, die mit geringeren Raten an Herzerkrankungen und Krebs assoziiert sind und der Alterung vorbeugen.
- Sind das einzige Nahrungsmittel auf dem Planeten, das ein Protein-Ballaststoff-Verhältnis von 1:1 hat und nicht nur die Verdauung unterstützt, sondern auch beim Reparieren von Muskeln hilft.
- Sind ein angenehm gehaltvolles Essen.

ANDERE NÜSSE UND SAMEN

Wählen Sie von dieser Liste zwei aus: zum Beispiel Paranüsse und Kürbiskerne; Paranüsse und Sonnenblumenkerne oder Kürbiskerne und Sonnenblumenkerne.

Kürbiskerne

- Sind reich an Ballaststoffen, gesunden Fetten und vielen nützlichen Mineralstoffen, einschließlich Magnesium und Zink.
- Helfen bei der Muskelkontraktion, und da das Herz ein Muskel ist, fördern sie einen gesunden Herzrhythmus.

Paranüsse

- Sind eine der besten Quellen von Selen, einem antioxidativen Mineralstoff, der beim Stoffwechsel und der Entgiftung eine Rolle spielt.
- Sind reich an Ballaststoffen, die sättigen und in Maßen genossen beim Abnehmen helfen.
- Enthalten viele einfach ungesättigte Fettsäuren, die helfen den LDL-Spiegel (das »schlechte« Cholesterin) zu senken und das HDL (»gute« Cholesterin) zu erhöhen.

Sonnenblumenkerne

- Sind reich an Ballaststoffen und Protein.
- Stellen eine hervorragende Quelle von Vitamin E dar, dem wichtigsten fettlöslichen Antioxidans.
- Sind reich an Selen, dem Mineralstoff, der das Entgiften fördert.
- Liefern Vitamin B und die Aminosäure Tryptophan sowie Magnesium, die alle die Gemütsverfassung positiv beeinflussen.

Tofu, Edamame und Tempeh

- Sorgen für ein gesundes Zellwachstum und einen guten Cholesterinspiegel.
- Sind reich an Protein und Ballaststoffen.
- Enthalten nur geringe Mengen ungesunder Fette.
- Sind eine gute Alternative zu Fleisch, das Antibiotika, synthetische Hormone, Konservierungsstoffe und übermäßig viel Natrium enthalten kann.
- Senken möglicherweise das Brustkrebsrisiko.

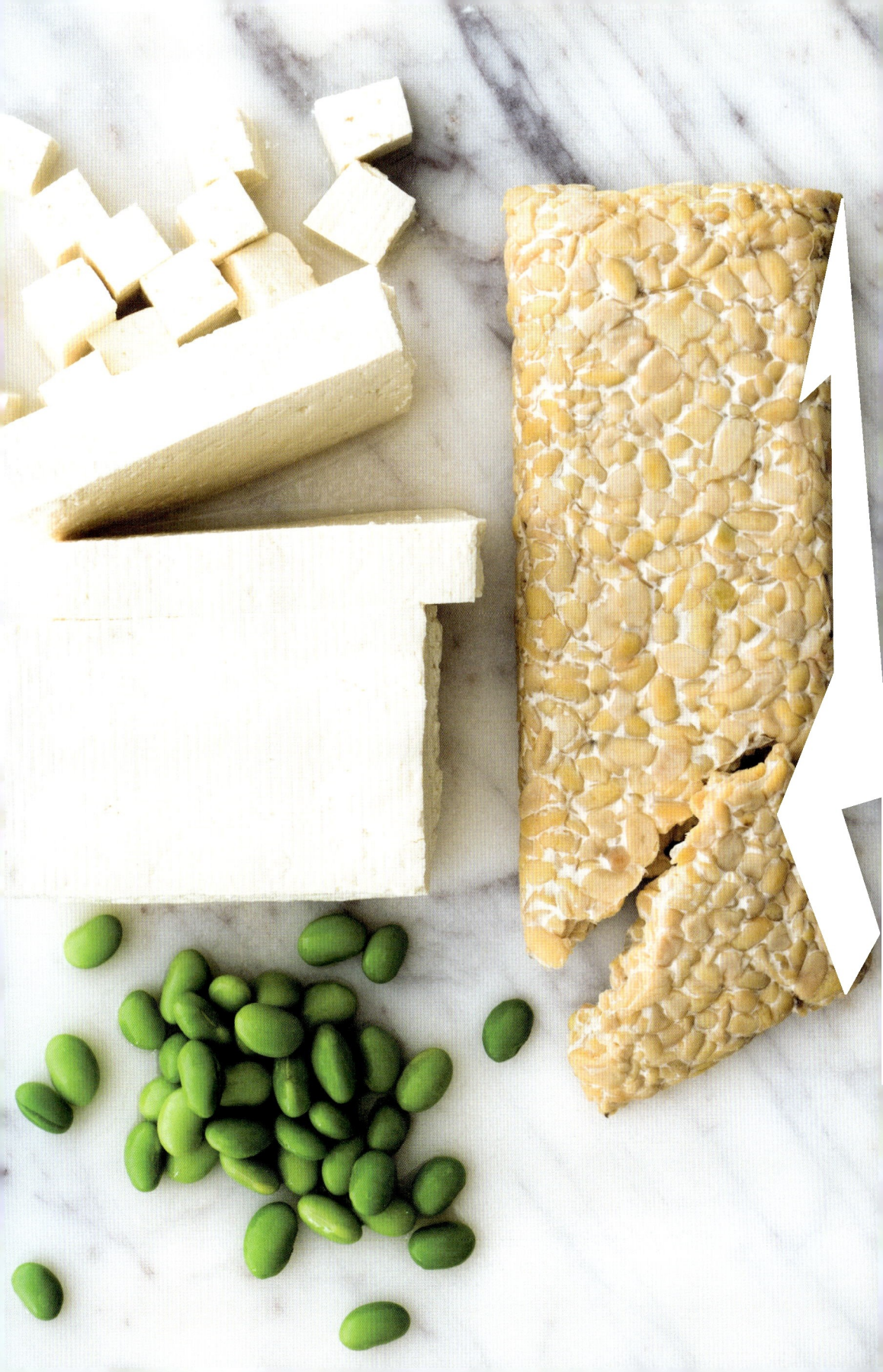

Hier sind noch einmal die Proteine, die Sie beim Entgiften essen werden:

- Andere Nüsse und Samen
- Chia-Samen (optional)
- Eier (optional)
- Kichererbsen
- Leinsamen (optional)
- Linsen
- Schwarze Bohnen
- Tofu, Edamame oder Tempeh

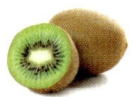

Hinweis von Nikki: Die Wahrheit über Soja

Soja ist vielleicht das perfekte Nahrungsmittel – in Maßen, selbstverständlich. Soja ist reich an Ballaststoffen und wichtigen Nährstoffen wie Protein, B-Vitaminen, Kalzium und Omega-3-Fettsäuren. Diese »Superbohne« kann das Risiko von Krebs, Osteoporose, Diabetes und besonders Herzkrankheiten senken. Nach der Lektüre von 27 klinischen Studien hat die Food and Drug Administration (FDA) den täglichen Konsum von 25 g Soja zum Senken der Cholesterinwerte und des Risikos von Herzerkrankungen empfohlen.

Vielleicht haben Sie gehört, dass Soja das Krebsrisiko erhöht. Einige Studien sagen, dass man mit Soja zu viel Östrogen aufnimmt und andere behaupten das Gegenteil. Was stimmt also? Als die FDA die Empfehlung ausgesprochen hatte, beeilten sich die Lebensmittelhersteller, allen möglichen Lebensmitteln Soja zuzusetzen. Als Ergebnis haben wir nun in vielen Backwaren und verarbeiteten Lebensmitteln Sojaproteinkonzentrate, Isolate und texturierte Sojaproteine, wie zum Beispiel in Cerealien, Getränken, Energieriegeln, Sojaburgern, Smoothiepulvern und Nahrungsergänzungsmitteln. Richtig gelesen: Soja ist zu einem verarbeitetem Lebensmittel geworden.

Diese unnatürlichen Versionen von Soja haben zu einem gefährlich hohen Konsum von Soja geführt, was das Krebsrisiko erhöhen und zu Schilddrüsenproblemen führen kann. Anders ausgedrückt: Es sind die industriell verarbeiteten, extrahierten und konzentrierten Formen von Soja, die die Probleme verursachen, nicht Vollwert-Soja.

Ich denke, Sie sollten sich nicht die nützlichen Eigenschaften von Soja entgehen lassen. Vermeiden Sie Nahrungsergänzungsmittel und verarbeitete Sorten, aber vollwertiges, unverarbeitetes Soja ist in moderaten Portionen gesund. Am besten ist es in fermentierter Form, als Tempeh. Die

Fermentation verbessert die Verdaulichkeit und die Aufnahme von Zink, Kalzium und Magnesium.

Ich empfehle, Sojaprodukte in Naturkostläden zu kaufen. Prüfen Sie das Etikett, um sicherzustellen, dass das Produkt keine unaussprechlichen Zutaten enthält und es sich nicht um genmanipuliertes Soja handelt. Es ist allerdings nicht notwendig, Sojaprodukte zu jeder Mahlzeit zu verzehren. Ein kleiner Spritzer im Kaffee (wenn Nussmilch nicht zur Verfügung steht) oder Tempeh zum Abendessen ist in Ordnung. Täglich ein Soja-Latte, Tofu zum Mittagessen oder Tempeh zum Abendessen ist zu viel für den Körper.

Wer den Geschmack von Soja nicht mag, sollte darauf verzichten! Dies hat keinen Einfluss auf das Ergebnis der Entgiftung. Ich biete Alternativen an, damit sichergestellt ist, dass Sie das erforderliche Protein erhalten.

ENTGIFTENDES GEMÜSE

Gemüse sind die wichtigsten Nahrungsmittel bei meiner Entgiftungskur, weil sie viele natürliche entgiftende Substanzen enthalten. Gemüse der Kreuzblütlerfamilie wie Blumenkohl, Kohl und Brokkoli helfen dem Körper, Chemikalien, Arzneimittelrückstände und Schadstoffe loszuwerden. Dasselbe leistet Spinat – ein potenter Entgifter unter den Blattgemüsearten. Jedes Gemüse auf der Liste ist reich an Antioxidantien, die helfen, den Körper vor Krankheiten zu schützen. Darüber hinaus enthalten sie viele Ballaststoffe, die die Verdauung fördern und beim Abnehmen helfen.

Sie werden eine Vielzahl an bunten und leckeren Gemüsesorten essen, von denen jede ihre eigenen entgiftenden Eigenschaften besitzt. Hier sind sie:

Blumenkohl

- Ist reich an Senfölglycosiden, welche die entgiftenden Enzyme aktivieren.
- Liefert Ballaststoffe für einen gesunden Verdauungstrakt.
- Ist reich an verschiedenen krebshemmenden Phytochemikalien wie Sulforaphan und Pflanzensterolen wie Indol-3-Carbinol.
- Eine hervorragende Quelle von Vitamin C und verschiedener B-Vitamine.

Brokkoli

- Erhöht dank der Phytochemikalie Sulforaphan die Fähigkeit des Körpers, nach dem Kontakt mit Schadstoffen in Nahrungsmitteln und der Umwelt zu entgiften.
- Enthält zweimal so viel Vitamin C wie eine Orange und fast genau so viel Kalzium wie Vollmilch (mit einer besseren Absorptionsrate).
- Ist reich an dem Flavonoid Kampferol, das die Wirkung von Allergenen auf den Körper reduziert.

Gurken

- Sind reich an säurereduzierenden alkalischen Stoffen, die dem Körper helfen zu entgiften.
- Enthalten viele Ballaststoffe (besonders die Schale).
- Sind ein natürliches Diuretikum und bekämpfen dank des enthaltenen Wassers und Kaliums sowie dank des niedrigen Natriumgehalts Blähungen. Diese Eigenschaften helfen auch beim Abnehmen sowie dem Senken von Bluthochdruck. Der hohe Wassergehalt wirkt hydrierend.
- Reduzieren Sodbrennen, spülen Toxine aus dem Körper und unterstützen die Verdauung.

Karotten

- Sind reich an Vitamin A, C und K, Kalium und B-Vitaminen.
- Sind reich an Ballaststoffen.
- Liefern Beta-Carotin, Alpha-Carotin und Antioxidantien, die wichtig beim Entgiften sind.
- Verlangsamen bekannterweise den Alterungsprozess, verbessern die Sehkraft und können aufgrund der Nährstoffdichte vor Herzkrankheiten schützen.

Knoblauch und Zwiebeln

- Sind reich an Selen und Schwefel, die beim Ausscheiden toxischer Substanzen helfen, denen wir täglich ausgesetzt sind.

- Sind reich an Vitamin C.
- Liefern Flavonoide und Phytochemikalien.
- Verleihen vielen Rezepten den besonderen Geschmack.

Paprikaschoten

- Gibt es in Rot, Gelb, Grün und Orange; beim Detox werden Sie alle außer den grünen essen.
- Sie sind reich an Vitamin C, einer Substanz, die freie Radikale und Fett bekämpft, beim Entgiften hilft und vor verschiedenen Krebsarten und Krankheiten schützt.
- Enthalten Beta-Carotin, das dem Körper Antioxidantien liefert und entgiftend wirkt.
- Sind eine gute Quelle von Vitamin E, das Haut und Haaren ein jugendliches Aussehen verleiht.

Pilze

- Es wurde in Studien gezeigt, dass Pilze die Leberfunktion verbessern, das Immunsystem stärken und die natürlichen krebshemmenden Eigenschaften des Körpers stimulieren.
- Sind die einzige pflanzliche Quelle von Vitamin-D, das beim Abnehmen hilft und vor vielen Krankheiten schützt.
- Sind reich an B-Vitaminen, die für den Stoffwechsel unabdingbar sind.
- Besitzen eine Textur wie Fleisch, und ihr Geschmack verbessert viele Gerichte.

Radieschen

- Sind ein natürliches Reinigungsmittel; sie helfen beim Aufspalten und Eliminieren von Toxinen, die sich im Laufe der Zeit angesammelt haben, verbessern die Aktivität verschiedener Leberenzyme, die Teil des natürlichen Entgiftungssystems des Körpers sind.
- Sind reich an Phytochemikalien, die diesem Gemüse die hellrote Außenfarbe geben, und schützen vor Krebs und Herzerkrankungen.

- Haben einen hohen Wassergehalt und können dabei helfen, den Körper hydriert zu halten, sodass die Haut frisch und strahlend aussieht.

Rote Bete

- Sind reich an Ballaststoffen.
- Liefern Betalaine genannte Phytonährstoffe, die unterstützend bei antioxidativen, entzündungshemmenden und entgiftenden Prozessen, besonders denen der Leber, wirken.
- Sind reich an Vitamin C, dem Fett-Killer.
- Enthalten viele rote Pigmente (Betalaine), die möglicherweise vor Krebs schützen.

Rotkohl

- Liefert die Vitamine A, C und K sowie Folat und die Mineralstoffe Kalzium, Magnesium und Kalium, sodass Rotkohl ein gut ausbalanciertes Nahrungsmittel ist.
- Enthält viele Senfölglycoside, die krebserregende Substanzen zerstören und das Wachstum und die Ausbreitung von Krebs verhindern.

Spinat

- Eine pflanzliche Quelle von Eisen, welches der Körper braucht, um effizient Energie zu verwenden.
- Ist eine der besten Quellen von Magnesium, das für den Energiestoffwechsel benötigt wird; unterstützt die normale Muskel- und Nervenfunktion sowie einen normalen Herzrhythmus, ein gesundes Immunsystem und einen normalen Blutdruck.
- Enthält Glycoglycerolipide, die die Auskleidung des Verdauungstrakts vor Schäden schützen.
- Gilt aufgrund der vielen enthaltenen Vitamine und Mineralstoffe als Haut-Entgifter, lindert trockene, juckende Haut und führt zu einem strahlenderen Teint.

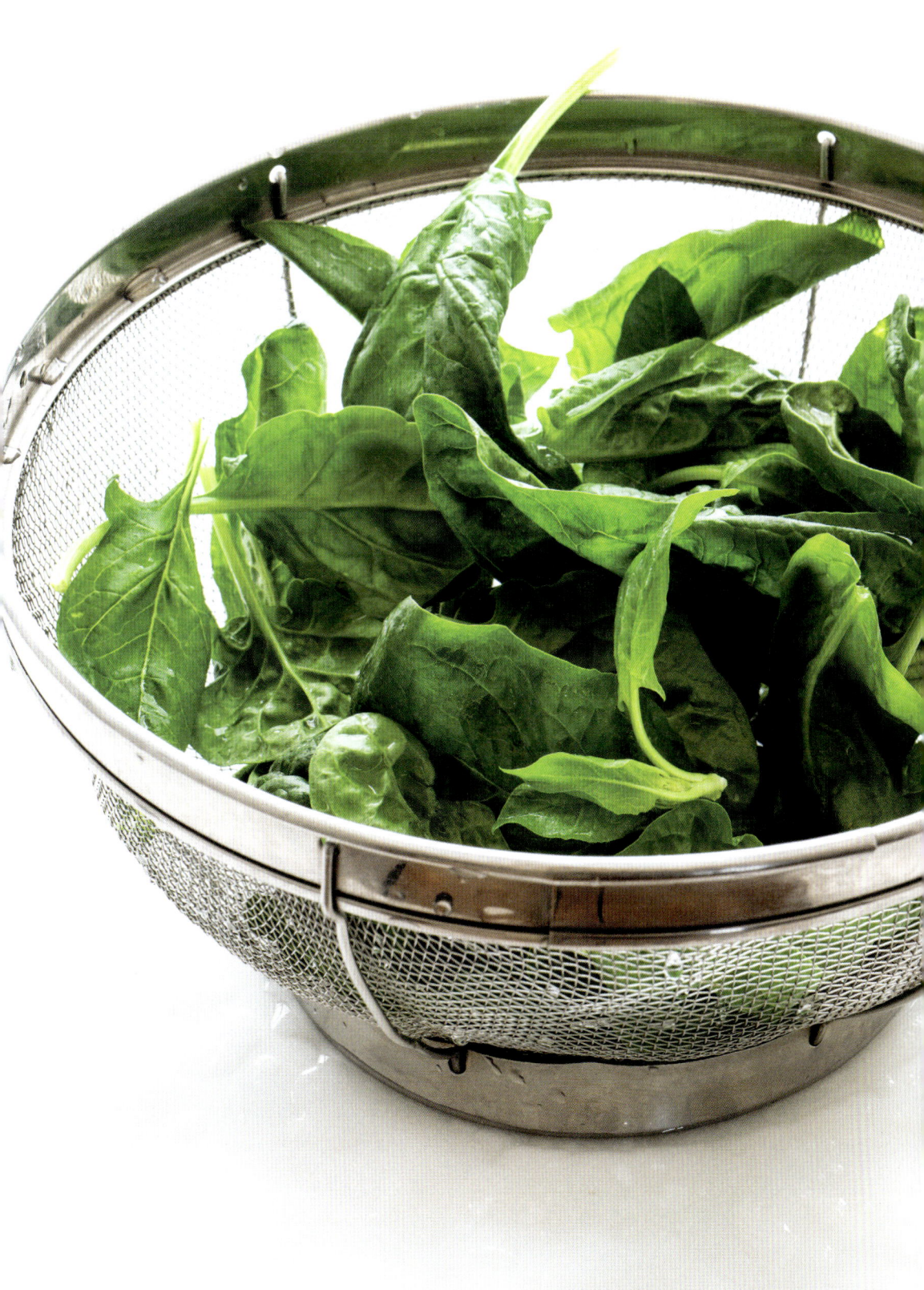

Tomaten

- Enthalten viel Lycopen, das Tomaten die rote Farbe verleiht. Lycopen ist ein Antioxidans, das krebshemmende Eigenschaften besitzt. Es hilft auch den LDL-Cholesterinspiegel, Triglyceride und den Gesamtcholesterinspiegel zu senken, hält das Herz gesund und beugt Herzinfarkt vor.
- Enthalten viele Antioxidantien, die die Haut vor schädigenden UV-Strahlen schützen. Sie schmecken nicht nur lecker, sondern sind auch wichtig für die Haut.
- Liefern die Vitamine A und C, B-Vitamine sowie Kalium, die alle für den Stoffwechsel und eine optimale Gesundheit wichtig sind.

Zucchini

- Enthalten viele Antioxidantien, die bei der Ausscheidung von freien Radikalen aus dem Körper helfen.
- Sind reich an Kalium, schützen vor Blähungen und schützen das Herz.
- Besitzen alkalisierende Eigenschaften.
- Liefern die Vitamine C, K und B_6.
- Sind vielseitig beim Kochen einsetzbar: Man kann sie füllen, grillen, roh essen oder zu »Nudeln« verarbeiten.

Noch einmal, hier sind die Gemüsearten, die Sie beim Detox essen werden:

- Blumenkohl
- Brokkoli
- Gurken
- Karotten
- Knoblauch
- Paprikaschoten
- Pilze
- Radieschen
- Rote Bete
- Rote Zwiebeln
- Rotkohl
- Spinat
- Tomaten
- Zucchini

ENTGIFTENDE FRÜCHTE

Da Früchte Phytochemikalien und Antioxidantien enthalten, ist Obst ideal, um angereicherte Schadstoffe zu eliminieren. Beim Detox werden Sie Brombeeren, Blaubeeren, Erdbeeren, Himbeeren, Äpfel und Avocados (die tatsächlich zum Obst gehören) essen. Diese Früchte enthalten nur wenig Zucker, Kohlenhydrate und Kalorien, aber viele Antioxidantien. Die Ballaststoffe, die sie enthalten, saugen die Toxine aus dem Verdauungstrakt auf und scheiden sie aus dem Körper aus. Hier folgen die besonderen Nutzeffekte, die Sie von den einzelnen Früchten erhalten:

Äpfel

- Enthalten viele Phytonährstoffe und können bei der Regulierung des Blutzuckerspiegels helfen.
- Dämpfen den Hunger und verstärken das Sättigungsgefühl.
- Sind eine hervorragende Quelle löslicher Ballaststoffe, eignen sich hervorragend zum Entgiften, verbessern die Gesundheit des Herzens und der Verdauung und schützen vor Krebs.
- Sind ein wichtiger Lieferant von Bor, das wichtig für gesunde Knochen ist.

Avocados

- Sind eine hervorragende Quelle von Ballaststoffen, Kalium, Vitamin E, K und B-Vitaminen.
- Liefern gesunde Fette, die sättigen und eine gesunde Verdauung unterstützen. Wenn Sie Fett konsumieren, erhält das Gehirn das Signal, das Hungergefühl »abzustellen«.
- Können in einer Vielzahl von Gerichten verwendet werden, von Salatdressings bis hin zu Desserts (nach dem Detox).

Blaubeeren

- Enthalten viele an Antioxidantien.
- Enthalten nur wenig natürlichen Zucker.

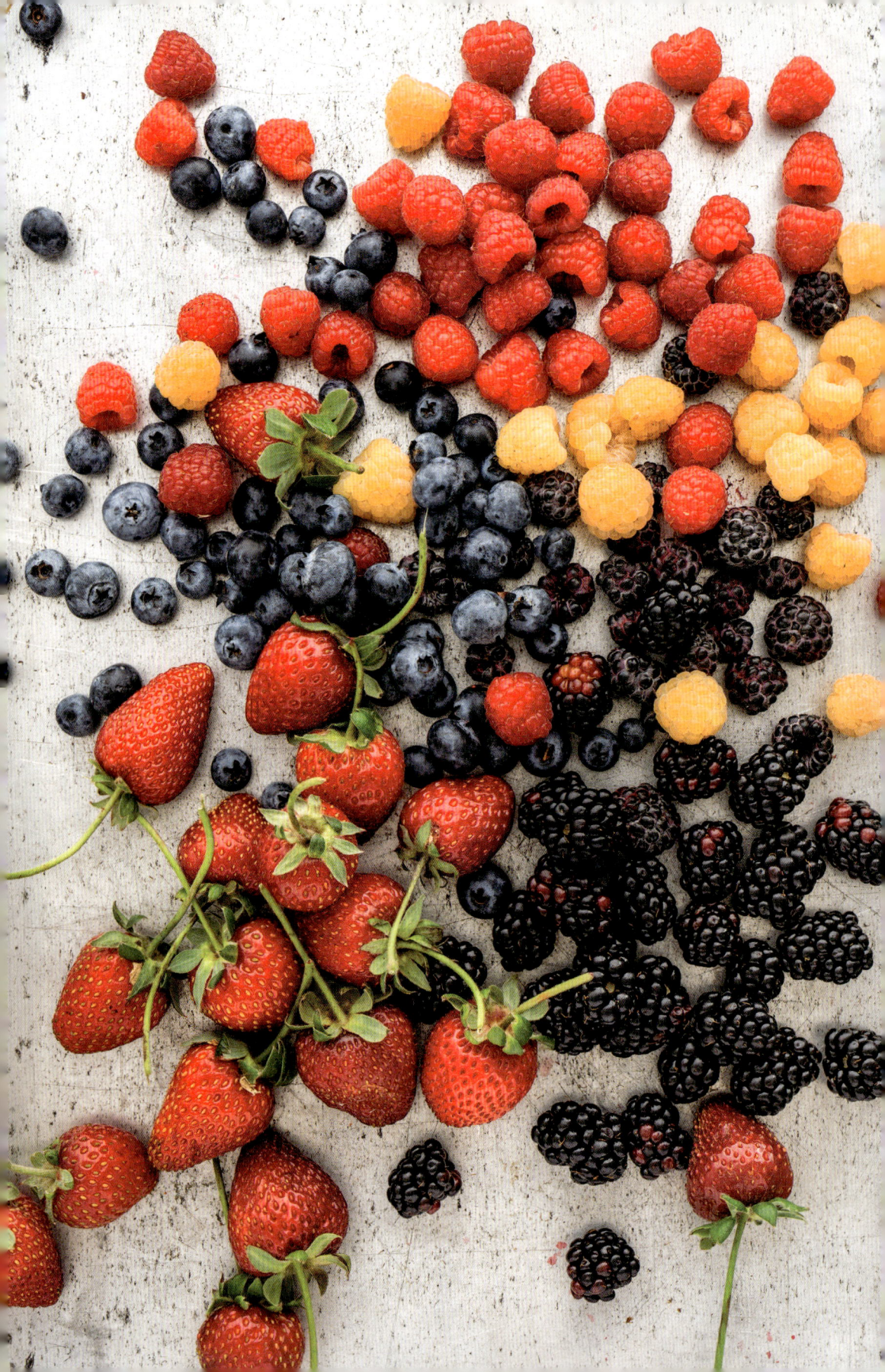

- Senken den hohen Blutdruck, eine der Ursachen von Herzinfarkt.
- Liefern Selen, Kalium, Kupfer, Zink, Mangan, Anthocyane (Phytochemikalien) und die Vitamine A, C, K und B-Vitamine.

Brombeeren

- Enthalten viele Antioxidantien, die erwiesenermaßen Zellen vor der schädigenden Wirkung der freien Radikalen schützen.
- Sind reich an Vitamin C, das die Gesundheit der Haut verbessert und beim Abnehmen hilft.
- Liefern Ballaststoffe, die den Heißhunger auf Süßes dämpfen und beim Entgiften helfen.
- Sind die Quelle von Cyanidin-3-Glucosiden, einer Phytochemikalie, die das Wachstum und die Ausbreitung von Krebszellen verhindert.

Erdbeeren

- Sind äußerst reich an Vitamin C.
- Sind reich an Ballaststoffen.
- Enthalten nur wenig natürlichen Zucker.
- Sind eine hervorragende Quelle des Spurenelements Mangan.
- Liefern die Phytochemikalien Anthocyanin und Ellagsäure, die schützende Eigenschaften gegenüber Krebs, dem Altern, Entzündungen und neurologischen Krankheiten besitzen.

Himbeeren

- Sind eine konzentrierte Quelle an Phytochemikalien, die eine wichtige Rolle beim Kampf gegen Krebs, Altern und Entzündungen spielen.
- Liefern die Vitamine A und E.
- Sind eine hervorragende Quelle von Kalium, das den Wasserhaushalt reguliert, Mangan, das bei der Produktion eines wichtigen Antioxidans hilft, sowie Kupfer, das für die Produktion von roten Blutkörperchen erforderlich ist.
- Sind eine gute Quelle von Vitamin B_6, Niacin, Riboflavin und Folsäure, die dem Körper bei der Verstoffwechslung von Kohlenhydraten, Proteinen und Fetten helfen.

Zitronen und Limetten

- Sind ein natürliches Diuretikum, das sanft Wasser aus dem Körper abführt und Schwellungen lindert.
- Sind reich an Vitamin C und anderen Antioxidantien, die das Immunsystem stärken und viele Krankheiten – von einfachen Erkältungen zu schweren Erkrankungen – bekämpfen.

Hier noch einmal die erlaubten Früchte:

- Äpfel
- Avocados
- Blaubeeren
- Brombeeren
- Erdbeeren
- Himbeeren
- Zitronen und Limetten

ENTGIFTENDES GETREIDE

Angst vor Kohlenhydraten? Keine Sorge! Die beiden Getreidesorten, die Sie während des Detox essen dürfen, sind Hafer und Quinoa, die erstaunliche Dinge für die Taille und die Gesundheit leisten. Beide enthalten Protein, das ideal beim Fettverbrennen und Reparieren von Gewebe ist. Die meisten denken bei Kohlenhydraten nicht, dass sie viel Protein enthalten, aber diese beiden schon, wobei Quinoa mehr enthält. Darüber hinaus hält ihre Wirkung lange vor und verleiht einem den ganzen Tag lang Energie, sodass man ohne Kaffee auskommt.

Haferflocken

- Verstärken das Sättigungsgefühl.
- Enthalten viele Ballaststoffe, die den Verdauungstrakt reinigen.
- Sind reich an Mineralstoffen wie Mangan, Selen, Magnesium, Zink und Kupfer.
- Sind natürlich glutenfrei; allerdings kann Hafer beim Wachsen und/oder der Verarbeitung mit Weizen, Gerste oder Roggen vermischt werden. Es ist wichtig, dass man 100 % glutenfreie Haferflocken kauft (muss auf der Packung angegeben sein), wenn

man Zöliakie hat oder eine Glutenunverträglichkeit, aber wenn Sie keinen Hafer essen mögen oder können, sind sie auch durch Quinoa-Flocken zu ersetzen.

Quinoa

- Enthält neun essenzielle Aminosäuren, sodass es die perfekte Proteinquelle für eine pflanzliche Ernährung ist.
- Eine hervorragende Quelle von Lysin, einer Aminosäure, die bei der Zellreparatur eine wichtige Rolle spielt.
- Ist reich an dem Antioxidans Vitamin E, das die Entgiftung unterstützt und für schöne Haut, Haare und Nägel so wichtig ist.
- Liefert große Mengen an Mangan, Magnesium, Phosphor, Folat, Kupfer, Eisen und Zink. Diese essenziellen Vitamine, Nährstoffe und Mineralstoffe senken den Blutzuckerspiegel, halten den Körper gesund und stark und sorgen für eine problemlose Verdauung.
- Ist glutenfrei.

Hier noch einmal die zwei Getreidesorten, die Sie beim Entgiften essen:

- Hafer
- Quinoa

ENTGIFTENDE KRÄUTER

Als Model hatte ich das Glück, viel reisen zu müssen, und so konnte ich das Essen in vielen Ländern probieren. Ich freute mich an den vielen verschiedenen Geschmäckern und staunte darüber, wie die Köche in allen Ecken der Welt mit Gewürzen und frischen Kräutern fantastische Gerichte zaubern konnten, und das oft ohne Salz und Zucker. Heute koche ich fast jeden Tag mit Kräutern.

Lassen Sie sich einführen in die Welt von Basilikum, Koriander und Minze und genießen Sie den Geschmack und die Wirkung.

Basilikum

- Ist reich an Vitamin A und C, zwei Antioxidantien, die die Geweberegeneration unterstützen und einer vorzeitigen Alterung vorbeugen, das Immunsystem stärken und den Körper vor den Auswirkungen der Umweltverschmutzung schützen.
- Liefert Vitamin K, erforderlich für eine normale Blutgerinnung.
- Besitzt antibakterielle Eigenschaften sowie schützende Flavonoide.

Koriander

- Ist reich an Mineralstoffen wie Eisen, Magnesium und Mangan, die einen guten Schlaf fördern, Stress im Körper reduzieren und Muskeln aufbauen.
- Ist reich an Antioxidantien.
- Kann Blei und andere Schwermetalle im Körper bekämpfen.
- Besitzt Eigenschaften, die Panikattacken lindern.

Minze

- Reich an Antioxidantien.
- Wirkt beruhigend und wird seit Jahrtausenden gegen Magenschmerzen eingesetzt.
- Beschleunigt und reguliert die Verdauung.
- Wirkt Heißhunger auf Süßigkeiten entgegen.
- Natürliches Süßungsmittel.
- Besitzt eine beruhigende und ausgleichende Wirkung auf den Körper.

Zusammenfassend hier noch einmal die beim Detox zu verwendenden Kräuter:

- Basilikum
- Koriander
- Minze

ENTGIFTENDE GEWÜRZE

Ich probiere gern neue Gewürze aus und experimentiere damit herum. Sie verbessern oder verändern nicht nur den Geschmack eines Gerichts, sondern besitzen auch heilende und entgiftende Eigenschaften. Die fünf Gewürze, auf die ich den Schwerpunkt legen möchte, sind Schwarzer Pfeffer, Cayennepfeffer, Zimt, Ingwer und Kurkuma. Wenn man sie großzügig zusammen mit frischen Kräutern verwendet, braucht man weder Salz noch Zucker.

Cayennepfeffer

- Verleiht einem Gericht Wärme und Schärfe.
- Ist ein Fettverbrenner.
- Hilft beim Aufspalten von Schleim im Körper, was Erkältungen und grippalen Infekten vorbeugt.
- Unterstützt das Lymphsystem, was zu einer verbesserten Entgiftung führt.
- Stabilisiert den Blutdruck.

Ingwer (optional)

- Hilft bei Übelkeit, Entzündungen und Durchfall.
- Besitzt antibakterielle Eigenschaften.
- Wirkt beruhigend auf den Verdauungstrakt.
- Wird traditionell zur Linderung von Angstgefühlen eingesetzt.
- Verleiht Gerichten eine milde Schärfe. Ich bevorzuge zwei Anwendungsarten: als Tee und als Zutat in Smoothies.

Kurkuma

- Besitzt starke entzündungshemmende Eigenschaften.
- Enthält den Wirkstoff Kurkumin, der viel in der traditionellen asiatischen Medizin eingesetzt wird.
- Kann laut diversen Studien unterstützend bei der Behandlung von rheumatoider Arthritis, Reizdarm, Demenz (einschl. Alzheimer), Herzerkrankungen, Augenproblemen aufgrund von Diabe-

tes sowie bei Krebs eingesetzt werden. Der gemeinsame Nenner all dieser Krankheiten sind chronische Entzündungen, die Kurkuma lindern kann.

Schwarzer Pfeffer

- Wird in der traditionellen östlichen Medizin bei Verdauungsproblemen, einschließlich Blähungen und Durchfall, angewendet.
- Enthält den Inhaltsstoff Piperin, der den Körper bei der Absorption von Antioxidantien, Vitaminen und Mineralstoffen unterstützt.

Zimt

- Verringert den Hunger auf Süßigkeiten.
- Fördert die Verdauung.
- Hilft dem Körper Gewebe zu reparieren.
- Besitzt entzündungshemmende Eigenschaften.
- Reguliert den Blutzucker.

Noch einmal, hier sind die beim Detox verwendeten Gewürze:

- Cayennepfeffer
- Ingwer (optional)
- Kurkuma
- Schwarzer Pfeffer
- Zimt

ENTGIFTEN MIT FLÜSSIGKEIT

Das Grundprinzip jeder Entgiftungskur ist die Aufnahme von viel Flüssigkeit, hauptsächlich Wasser. Die heilende Wirkung von Wasser darf nicht unterschätzt werden. Wasser spielt bei fast jedem Prozess im Körper eine Rolle, wie dem Stoffwechsel, der Verdauung, Absorption, dem Blutkreislauf und dem Ausscheiden. Wir können ohne Nahrung fünf Wochen überleben, aber wir sterben nach fünf Tagen ohne Wasser. Wasser hydriert unseren Körper und ersetzt die Flüssigkeit, die beim Atmen und Schwitzen verloren geht. Es erleichtert die Darm- und Blasenfunkton und spült übermäßige Hormone, Fette und Schadstoffe aus.

Wasser hilft auch bei der Fettverbrennung. Die Nieren brauchen Wasser, um Ausscheidungsprodukte herauszufiltern. Ohne ausreichendes Wasser beziehen sie Flüssigkeit aus der Leber. Eine der wichtigsten Funktionen der Leber ist es, Fettreserven für die Energiegewinnung zur Verfügung zu stellen. Wenn die Doppelbelastung durch die Nieren auf Dauer hinzukommt, wird die Leberfunktion beeinträchtigt und das Ergebnis (Überraschung!) ist, dass wir nicht so viel Fett verbrennen. Nur wenn wir ausreichend Wasser trinken, laufen die Körperprozesse optimal ab. Wasser kann unseren Heißhunger auf Dinge dämpfen, auf die man besser verzichten sollte. Wenn man Heißhunger auf etwas Ungesundes verspürt, sollte man zuerst ein Glas Wasser trinken. Dehydration kann mit Hunger verwechselt werden, also trinken Sie, was das Zeug hält, solange Sie kostbares H_2O trinken!

Es ist auch wissenschaftlich bewiesen, dass Wasser Falten reduziert, und für das »straffe« Aussehen der Haut verantwortlich ist und ihr ein jugendliches Strahlen verleiht. Wasser macht schön, sowohl innerlich als auch äußerlich.

Während des Detox sollten Sie 2 bis 3 Liter pro Tag trinken, um die Ergebnisse zu optimieren. Welches Wasser ist das beste? Das ist nicht so wichtig, seien Sie einfach nur gut hydriert!

Allerdings gilt: Sie sollten Wasser in Glasflaschen verwenden, da Plastikflaschen Schadstoffe enthalten. Eine Alternative ist es, das Wasser durch einen Kohlenstofffilter zu filtern, wie z. B. einen Brita-Filter. Leitungswasser ist auch in Ordnung. Ich halte es für wichtiger, jeden Tag ausreichend Wasser zu trinken, als viel Geld für Wasser in Flaschen auszugeben, die oft mit unbegründeten Gesundheitsversprechen angepriesen werden.

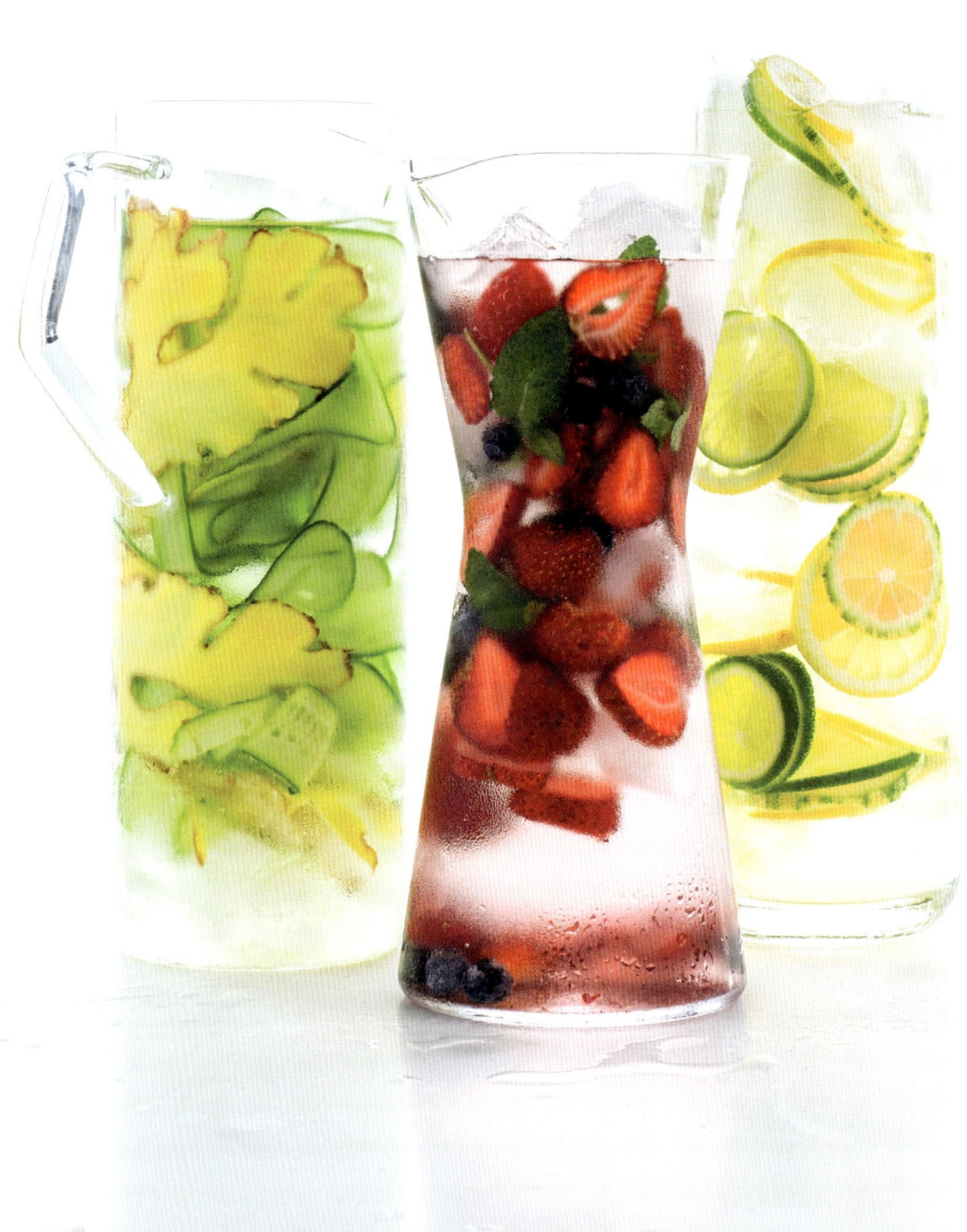

Hinweis von Nikki: Wie man Wasser verbessern kann

- Apfelweinessig (ein Spritzer reicht, um die Verdauung zu unterstützen; 30 Minuten vor der Mahlzeit trinken)
- Beeren: Erdbeeren, Blaubeeren, Brombeeren, Himbeeren
- Gurke
- Ingwer
- Zitronen-, Limetten- und Orangenscheiben
- Minze
- Basilikum
- Rosmarin
- Spirulina (ein natürliches grünes Pulver für einen Energieschub), Baobab (Pulver der afrikanischen Frucht) oder Chlorella

Die Zutaten zerkleinern und in ein Glas oder einen Krug geben und mit Wasser auffüllen. Mindestens 20 Minuten ziehen lassen, am besten im Kühlschrank. Das Wasser nimmt die Nährstoffe und den Geschmack auf und ist erfrischend und lecker. Wenn Sie das Wasser ausgetrunken haben, können die Zutaten für einen zweiten »Aufguss« verwendet werden! Ich verwende Zutaten ein oder zwei Tage lang. Versuchen Sie, saisonale Zutaten zu verwenden. Diese sind oft günstiger und Ihr Fantasiewasser kostet nicht die Welt. Wenn gerade die Zeit für eine bestimmte Zutat ist, kaufen Sie auf Vorrat und frieren Sie sie ein, dann haben Sie das ganze Jahr etwas davon.

Die meisten Entgiftungskuren verzichten auf Koffein, aber ich habe grünen Tee aufgenommen (und Matcha, grünes Teepulver), weil der »cold turkey«, der kalte Entzug, einen Schock für den Körper bedeutet und äußerst unangenehm ist. Und wenn etwas unangenehm ist, dann neigen wir dazu, damit aufzuhören.

Glücklicherweise bietet Grüner Tee das Beste von beiden Seiten. Er enthält viele natürliche Stoffe, genannt Catechine, die die Fettverbrennung unterstützen und die Thermogenese stimulieren, ein kalorienverbrennender Prozess, der nach der Verdauung und Verstoffwechselung von Nahrung auftritt. Gemäß einer Studie, die 2010 im *International Journal of Obesity* veröffentlicht wurde, kann Grüner Tee den Stoffwechsel um 4 bis 5 Prozent erhöhen. Andere Untersuchungen belegen, dass grüner Tee vor Herzerkrankungen, Krebs und Reizdarm schützt.

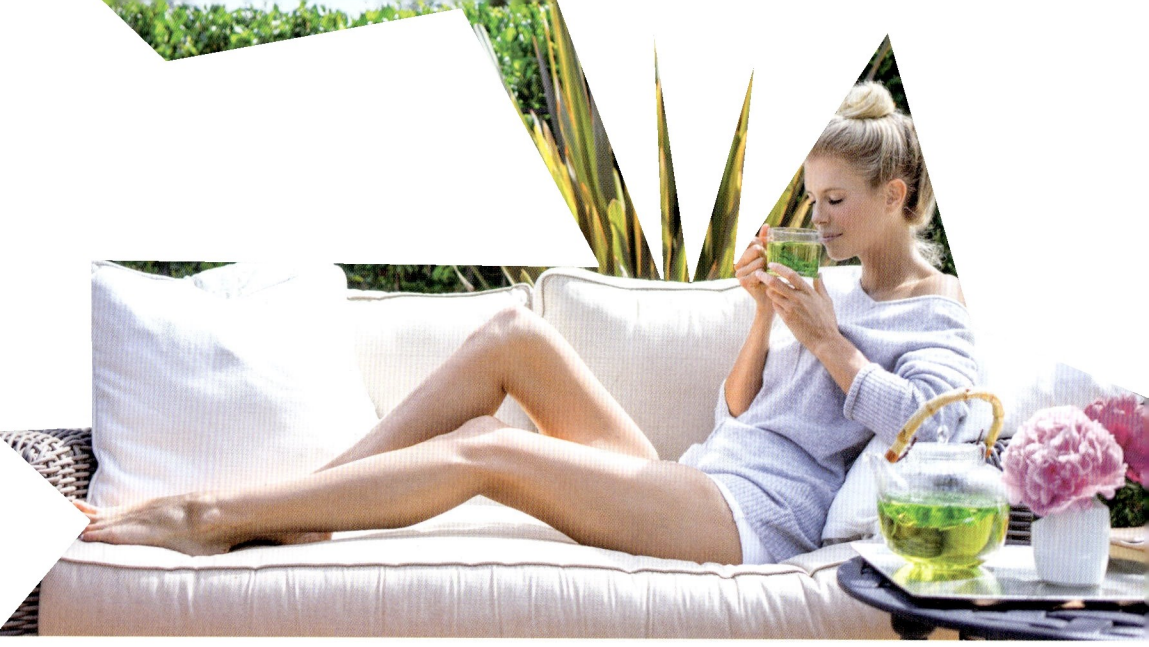

Wenn Sie Grünen Tee nicht mögen, keine Sorge: Auch Kräutertees führen zu einer vermehrten Flüssigkeitsaufnahme und damit zu verbesserten Ergebnissen. Meine Favoriten unter den Kräutertees sind Pfefferminztee, der die Verdauung unterstützt, Fenchel, der Blähungen reduziert und Ingwer, der den Magen beruhigt und das Immunsystem stärkt.

Ich probiere aber auch gerne neue Teesorten aus. Jedes Mal, wenn ich detoxe, probiere ich neue grüne Tees und verschiedene Kräutertees aus und mische sie, um neue Geschmacksrichtungen zu kreieren. Es lohnt sich! So kann man herausfinden, was einem schmeckt und was wirklich funktioniert (besonders um Heißhunger zu lindern). Trinken Sie täglich 2 bis 4 Tassen Kräutertee und 1 Tasse grünen oder Matcha-Tee am Morgen oder dann, wenn Sie normalerweise einen Kaffee trinken würden.

Sie sehen, die nächsten fünf Tage werden Sie wunderbar gesunde und leckere Nahrungsmittel, Kräuter und Gewürze zu sich nehmen. Die Abwechslung hilft beim Durchbrechen der gewohnten Routine. Und die neuen Essgewohnheiten, die Sie entwickeln, bekämpfen Blähungen, und man verliert schnell Gewicht.

Um sicherzustellen, dass mein Detox zu 100 Prozent wirksam ist, sollten Sie während der nächsten fünf Tage auf einige Substanzen verzichten. Auf was genau, steht im nächsten Kapitel.

KAPITEL 4

GÖNNEN SIE IHREM KÖRPER EINE PAUSE
NAHRUNGSMITTEL, DIE NICHT ENTGIFTEN

> Ich kämpfe mit meinem Gewicht und meinen schrecklichen Essgewohnheiten seit der Grundschule. Ich bin jetzt 19 und ich habe mich fast damit abgefunden, dass ich für den Rest meines Lebens Übergewicht haben werde. Dann habe ich Ihre Entgiftungskur gefunden. Ich habe sie ausprobiert und ich bin so froh, dass ich es probiert habe. Meine Blähungen sind weg. Mein Bauch ist fast flach. Es war eins der besten Gefühle überhaupt, als ich neulich bei der Arbeit aus meinem Auto ausstieg und feststellte, dass meine Jeans ein bisschen zu groß sind und ich einen Gürtel brauche. Ich habe viele neue leckere Gerichte entdeckt und wie ich meinen Körper zugleich gesund und glücklich erhalten kann. Ich habe noch einen weiten Weg vor mir, aber der Detox gibt mir die Motivation, weiterzumachen.
>
> —Vanessa

Die Entgiftungskur wirkt am besten, wann man sich genau an den Mahlzeitenplan hält und viel Flüssigkeit zu sich nimmt. Das ist der Grund, warum Sie sich in den nächsten fünf Tagen eine Pause von bestimmten Stoffen gönnen sollten, die die Ergebnisse beeinträchtigen könnten. Der Verzicht auf bestimmte Nahrungsmittel und Getränke, auch nur für kurze Zeit, stoppt ihre schädlichen Auswirkungen, befreit den Körper von Störungen und gibt ihm die volle Leistungsfähigkeit.

Obwohl man sich darauf konzentrieren sollte, was man essen *darf* (so viel Gutes!), muss man auch die Dinge kennen, die eine Entgiftung beeinträchtigen. In den nächsten fünf Tagen, sollten Sie verzichten auf:

Abgepackte Lebensmittel und Fastfood

- Sind in der Regel reich an Chemikalien, die langsam unsere Leber, Nieren und andere lebenswichtige Organe vergiften können. Das Lesen der Inhaltstoffe ist wie eine fremde Sprache lesen – unbekannte und unaussprechliche Zusatzstoffe. Und wenn man es nicht aussprechen kann, ist es definitiv schlecht für einen.
- Besitzen unglaublich hohe Mengen Salz, Zucker, Fett, Kalorien und oft Chemikalien, damit sie länger haltbar sind (besonders Fastfood).
- Manche behaupten »gesund« zu sein. Aber Achtung: Auch »gesundes« Fastfood kann voller Chemikalien sein. Das typische Sandwich-Brot ist ein gutes Beispiel: Es enthält oft mehr als 20 Inhaltstoffe, einschließlich genmanipulierter Zutaten, und genug Zucker und Kalorien, um den Wochenbedarf zu decken.

Alkohol

- Einer der am häufigsten konsumierten Schadstoffe.
- Wird zu Acetaldehyd aufgespalten, einem Toxin, das Leberzellen, das Gehirn und Muskeln beschädigt.
- Alkohol behindert die Verdauung, verursacht Dehydrierung und beeinträchtigt die Funktion des zentralen und peripheren Nervensystems. Kumulativ kann dies zu Verstopfung führen, die das Entgiften behindert.
- Erhöht die Kalorienaufnahme und führt zu Blähungen.
- Verhindert, dass Sie die tiefste, erholsamste und heilendste Schlafphase – den REM-Schlaf (rapid eye movement) erreichen und bewirkt, dass Sie am nächsten Tag müde sind. Wenn der Körper nicht ausreichend Schlaf hatte, will er Energie aus Zucker und Fett ziehen.

Erfrischungsgetränke und »Light«-Getränke

- Erhöhen das Adipositas-Risiko. Forscher an der Harvard Universität haben ausgerechnet, dass der Konsum eines regulären Erfrischungsgetränks das Adipositas-Risiko auf das 1,6-Fache erhöht.
- Enthalten zahlreiche Chemikalien.
- Können große Mengen Koffein enthalten.
- Enthalten das Äquivalent von 10 TL Zucker (eine Dose Limonade).
- Tragen zu schweren Krankheiten bei, da sie hochkonzentrierten Maissirup enthalten, der mit einem erhöhten Risiko der Erkrankung am metabolischen Syndrom assoziiert ist, welches potenziell zu Diabetes und Herzerkrankungen führen kann.
- Enthalten Phosphorsäure, die die Kalziumaufnahme blockieren und zu Osteoporose, Karies und Knochenerweichung führen kann. Phosphorsäure wirkt auch der Magensäurebildung entgegen; diese Reaktion kann die Verdauung behindern, die Nährstoffaufnahme blockieren und die Entgiftung verhindern.
- Können Aspartam enthalten (einschließlich Light-Getränken), das mit Krämpfen, Multipler Sklerose, Gehirntumoren, Diabetes und psychischen Erkrankungen in Verbindung steht. Aspartam verwandelt sich bei warmen Temperaturen in Methanol (einen Alkohol, der im Benzin von Rennwagen verwendet wird) und Methanol verwandelt sich in Formaldehyd und Ameisensäure, beides sind schädliche Chemikalien.
- Schädigen Zähne, indem sie den Zahnschmelz auflösen und die Plaquebildung anregen, was zu Karies und Zahnfleischerkrankungen führt.

Fleisch und anderes tierisches Protein

- Kann zu einer verlangsamten Verdauung führen. Das menschliche Verdauungssystem ist besser für eine pflanzliche Ernährung ausgelegt. Im Vergleich zu Obst, Gemüse und Getreide verbleiben Nahrungsmittel tierischen Ursprungs länger im Körper. Je länger Fleisch in unserem System verbleibt, desto mehr Zeit hat es, tödliche Karzinogene zu bilden.

- Kann Antibiotika, Hormone, Schadstoffe und andere Toxine enthalten.
- Ist oft reich an gesättigten Fetten, was zu Herz- und Arterienproblemen führen kann.
- Ist säurebildend.

Koffein (mit Ausnahme von Grünem Tee) und koffeinhaltige Getränke

- Unterbricht die Verdauung, die ein entscheidener Teil des Entgiftens ist.
- Verhindert, dass der Körper Nährstoffe verdaut und absorbiert, welche daher wieder ausgeschieden werden und damit den Zweck jeder Detox-Mahlzeit vereiteln.
- Können hohe Mengen an Zucker, Süßstoffen, verschiedenen Chemikalien oder Milchprodukten enthalten – alles Dinge, die während des Detox vermieden werden sollen.

Künstliche Süßstoffe

- Sind Chemikalien, und wir versuchen uns von Chemikalien zu befreien.
- Regen den Appetit an und verursachen Heißhunger, da der Körper nicht die notwendigen Nährstoffe erhält. Sie verstärken auch den Appetit auf Kohlenhydrate, stimulieren die Fettspeicherung und verhindern Gewichtsverlust.
- Sorgen dafür, dass wir weniger nährstoffreiche Nahrung und stattdessen welche mit künstlichen Geschmacksstoffen und geringem Nährwert verzehren.

Milchprodukte

- Sind säure- und schleimbildend; beide beeinträchtigen die Immunreaktion des Körpers.
- Zählen zu den am meisten verarbeiteten Lebensmitteln, die es gibt, insbesondere Produkte aus Kuhmilch.

- Sind in der Regel pasteurisiert, was viele Vitamine und Enzyme zerstört, die in Rohmilch enthalten sind.
- Können Hormone, Antibiotika und Substanzen von nicht biodynamischem Getreide enthalten, mit denen Kühe gefüttert werden, um die Milchproduktion anzuregen. Die chemischen Rückstände dieser Prozesse finden sich in der Milch, die wir trinken (es sei denn, man kauft Bio-Milch).
- Können Toxine enthalten. Mehrere Studien und Untersuchungen belegen, dass eine durch das Entfernen des Kalbs gestresste Mutterkuh oder eine Kuh, die Stress-Signale von anderen Kühen hört, Toxine in die Milch absondert, die wir trinken. Vergleichbar mit unserem Fluchtinstinkt, wenn wir uns gefährdet fühlen, bei dem die Körperchemie sich auch ändert und der typischerweise durch Stress ausgelöst wird.
- Kann aufgrund der Lactose (Milchzucker) schwer verdaulich sein. Wer an einer Lactoseintoleranz leidet, ist anfällig für Blähungen. Man muss sehr genau darauf achten, woher die Milchprodukte stammen, die man verzehrt, oder lieber darauf verzichten.

Proteinpulver

- Sind stark verarbeitet – einschließlich veganer Pulver – und sind daher keine natürlichen Nahrungsmittel.
- Können bis zu 30 Inhaltsstoffe enthalten, besonders Molkepulver.
- Lassen einen glauben, dass sie beim Aufbau von Muskeln ohne negative Nebenwirkungen helfen. Der Aufbau von Muskeln steht in direktem Zusammenhang damit, wie effektiv man trainiert und wie gut man seinen Körper mit natürlichen Nahrungsmitteln ernährt, nämlich mit Proteinen – entweder aus mageren tierischen oder pflanzlichen Quellen und hochwertigen Kohlenhydraten. Erinnern Sie sich daran, die Entgiftung basiert auf echten, natürlichen Nahrungsmitteln, die man nicht in einem Behälter oder einer Packung kaufen kann.

Salz

- Verursacht Wassereinlagerungen, was zu Aufgeschwemmtsein führt.
- Ist weniger effektiv beim Würzen von Speisen als frische Kräuter und Gewürze, die die Verdauung anregen und den Speisen einen interessanten Geschmack verleihen.
- Kann aufgrund des Mineralstoffgehalts Arterien verstopfen, vergleichbar mit Rost in einem Rohr. Dies kann neben anderen negativen Nebenwirkungen zu Bluthochdruck, Schlaganfall, koronarer Herzkrankheit, Adipositas und Nierensteinen führen.

Zucker (in jeder Form, einschließlich Honig, Kokoszucker, Dattelzucker, Agavendicksaft und Stevia)

- Besitzt starkes Suchtpotenzial, sogar mehr als Kokain und Heroin.
- Enthält keine essenziellen Nährstoffe.
- Kann die Leber überlasten (besonders zugesetzter Zucker und hochkonzentrierter Maissirup).
- Trägt zu Diabetes, Herzerkrankung und möglicherweise Krebs bei.
- Ist Nahrung für schädliche Bakterien im Darm, was die Wahrscheinlichkeit von Hautproblemen, Müdigkeit, Verdauungsproblemen, Stimmungsschwankungen, Blähungen, Kopfschmerzen und anderen Problemen erhöhen kann.
- Verursacht Karies (reguläre Limonade).

Lesen Sie das Etikett

Die folgenden Lebensmittelzusatzstoffe sind suspekt in Bezug auf eine gute Ernährung und beeinträchtigen auch die Entgiftung. Lesen Sie stets die Inhaltsstoffe auf dem Etikett und vermeiden Sie Lebensmittel, welche die folgenden Inhaltsstoffe enthalten.

ZUSATZSSTOFF	RISIKO
Künstliche Farbstoffe	Blau 1, Blau 2, Citrus Rot 2, Grün 3, Orange B, Rot 3, Rot 40, Gelb 5 und Gelb 6. Kommen in Bonbons, Limonade, Desserts auf Gelatinebasis und vielen anderen verarbeiteten Nahrungsmitteln vor. Künstliche Lebensmittelfarbstoffe können Allergien auslösen.

Lesen Sie das Etikett

Die folgenden Lebensmittelzusatzstoffe sind suspekt in Bezug auf eine gute Ernährung und beeinträchtigen auch die Entgiftung. Lesen Sie stets die Inhaltsstoffe auf dem Etikett und vermeiden Sie Lebensmittel, welche die folgenden Inhaltsstoffe enthalten.

ZUSATZSSTOFF	RISIKO
BHA und BHT	Konservierungsstoffe, die Fette und Öle nicht ranzig werden lassen. Wissenschaftliche Studien belegen, dass sie bei Versuchstieren krebserregend wirken. Beide werden hauptsächlich bei abgepackten Cerealien, Kaugummi, Snacks und einigen pflanzlichen Ölen verwendet.
Kaliumbromat	Hauptsächlich in kommerziell hergestelltem Brot verwendet, macht Teige weich und schwammig. Auch ein Bleichmittel. Verschiedene Studien zeigen, dass es bei Ratten Nierentumore verursacht. Kommt in weißem Mehl, Weißbrot und hellen Brötchen vor.
Propylgallat	Ein Konservierungsmittel zum Schutz vor dem Verderben von Lebensmitteln, die Fette und Öle enthalten. Zahlreiche Studien mit Tieren zeigen, dass es zur Tumorbildung führen kann. Kommt in pflanzlichen Ölen, Fleischprodukten, Kartoffelsticks, Hühnersuppenpulver und Kaugummi vor.
Natriumnitrit und Natriumnitrat	Kommt in Schinken, Frühstücksfleisch, Corned Beef und fast jedem geräucherten, gepökelten und verarbeiteten Fleischprodukt vor, um das Bakterienwachstum zu unterbinden. Nach dem Verzehr können im Körper krebserregende Stoffe, die Nitrosamine genannt werden, gefunden werden.
Sulfite	Verursachen Atembeschwerden, Hautausschlag, Magenschmerzen – und können manchmal zum Tod führen. Hauptsächlich in Trockenfrüchten und abgepackten Kartoffeln.
2-tert-Butylhydrochinon	Ein Konservierungsmittel, das in einigen Pflanzenölen, Snacks, Fastfoods, abgepackten Cerealien und anderen fetthaltigen Lebensmitteln vorkommt. Erhöht die Tumorinzidenz bei Ratten. Ähnlich wie Butan, das als Flüssiggas in Feuerzeugen verwendet wird.

ABER WO SIND DIE BANANEN?

Diese Frage wird mir immer wieder gestellt: Warum bestimmte gesunde Nahrungsmittel wie Bananen, Süßkartoffeln und Kürbis während der fünf Tage nicht gegessen werden dürfen. Einfach ausgedrückt sind sie stärkereich, enthalten wenig Protein und nicht so viele Ballaststoffe wie die anderen Nahrungsmittel, die ich für den Detox ausgesucht habe. Ich empfehle deren Konsum langfristig als Teil einer gesunden Ernährung, und sobald Sie den Detox beendet haben, möchten Sie bestimmt eine leckere Banane essen, oder zwei. Aber fürs Erste empfehle ich darauf zu verzichten.

Ich sage nicht, dass Sie diese Nahrungsmittel nie wieder essen können oder dass Sie sich immer an meinen Empfehlungen halten sollten.

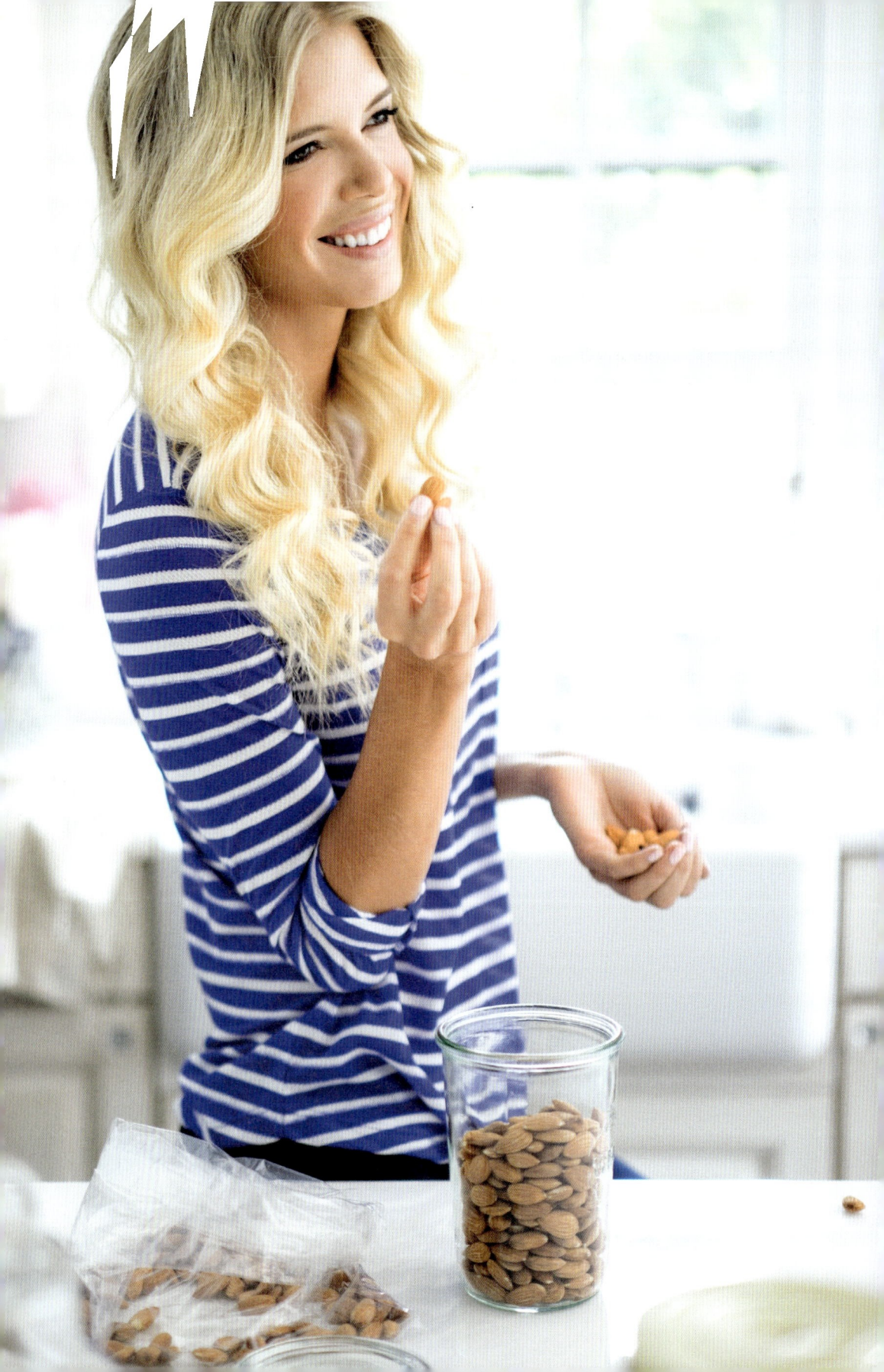

Aber ich sehe es als meine Aufgabe an, Ihnen Empfehlungen zu geben, wie Sie gesund werden und den Körper bekommen, den Sie möchten. Im Leben ist – genau wie bei der Ernährung – das Maßhalten entscheidend, um gute Ergebnisse zu erzielen – und wenn Sie sich einmal zum Mittagessen eine Diät-Limonade bestellen möchten, habe ich nichts einzuwenden. Aber während der fünf Tage der Entgiftung sollten Sie alle diese Dinge nicht anrühren – ich bin mir bewusst, dass es nicht einfach ist (ich bin mit Käsemakkaroni aufgewachsen …). Aber wenn Sie sich an die Empfehlungen halten, dann sehen Sie bald einen leichteren, schlankeren Körper, der Sie davon überzeugen wird, über Ihre normale Ernährung nachzudenken.

Denken Sie daran, all die herrlichen Nahrungsmittel, die Sie essen *dürfen*, wurden speziell zu diesem Zweck ausgesucht und zusammengestellt. Vertrauen Sie mir: Sie werden vom Resultat überrascht sein, wenn Sie den Plan genau befolgen.

KAPITEL 5

DER PRÄ-TOX

Mein Gewicht ist von 129 Pfund auf 122 Pfund gesunken. Ich habe die ganze Zeit Vollwert gegessen. Ich schlafe jetzt gut, obwohl ich mein ganzes Leben an Schlafproblemen gelitten habe. Ich werde mich für den Rest meines Lebens an die grundlegenden Regeln halten.
—Jessica

Okay, jetzt sind Sie mental zum Entgiften bereit ... Und nun?

Jetzt beginnt das, was ich den »Prä-Tox« nenne, die Vorbereitungsphase auf den 5-Tage-Detox. Entgiften bedeutet nicht nur, die Nahrung, die man isst, zu ändern. Es bedeutet, Junkfood aus der Speisekammer und Küche zu verbannen und sich Vorräte der richtigen Nahrungsmittel anzulegen und seinen Geist vorzubereiten. Der Prä-Tox ist wichtig für den gesamten Prozess. Wenn Sie sich die Zeit nehmen, werden Sie Erfolg haben, die Kraft und – vielleicht ist dies am wichtigsten – auch die Überzeugung, dass sich Ihre Anstrengungen bezahlt machen.

DER RICHTIGE ZEITPUNKT

Einige Tage eignen sich besser zum Beginnen. Für mich ist der beste Starttag ein Sonntag oder Montag einer ruhigen Arbeitswoche oder eine Woche ohne viele Termine. So erreichen Sie das nächste Wochenende und fühlen sich bereits schlanker, leichter und energiereicher. Vielleicht passen Sie am folgenden Samstag bereits in eine kleinere Kleidergröße.

Frauen empfehle ich, nicht während der Menstruation zu beginnen. Ihr Appetit und Heißhunger können stark sein, und wenn Sie Stimmungsschwankungen haben, sind Sie mental nicht bereit zum Detox. Warten Sie ein paar Tage und beginnen Sie an dem Tag, an dem Sie sich stark und fit fühlen.

Sie können den Detox auch machen, wenn Sie schwanger sind, aber sprechen Sie vorher mit Ihrem Arzt. Helen Phandis, die Ernährungsspezialistin, mit der ich bei der Zusammenstellung der Entgiftungskur zusammengearbeitet habe, sagt: »Sie und Ihr Baby erhalten die meisten Vitamine und Nährstoffe, die Sie brauchen, sollten aber nicht auf das tägliche Multivitaminpräparat für Schwangere und die Mineralstoffe, die 10 Mikrogramm Vitamin D und 400 Mikrogramm Folsäure verzichten.« Wer sich von einer schweren Krankheit erholt oder aufgrund einer Erkrankung mit Medikamenten behandelt wird, sollte die Entgiftungskur auf einen späteren und vom Arzt empfohlenen Zeitpunkt verschieben.

Aber warten Sie nicht zu lange. Warum? Jeder Tag zählt.
Je eher Sie beginnen, desto schneller führen Sie das Leben, das Sie verdienen.

GLEITENDER ÜBERGANG

Einige möchten bestimmt sofort beginnen, und das ist super! Einfach anfangen und sofort Resultate sehen. Es ist aber auch in Ordnung, es etwas langsamer angehen zu lassen, insbesondere, wenn man sich in den letzten Monaten nicht gesund ernährt hat. Lesen Sie die vier Aussagen und kreuzen Sie alle an, die auf Sie zutreffen.

- Ich trinke mehr als eine Tasse Kaffee pro Tag.
- Ich esse täglich Milch, Käse, Joghurt oder andere Milchprodukte.
- Ich esse mindestens einmal am Tag Fastfood oder abgepackte Mahlzeiten.
- Ich esse mehr als dreimal in der Woche auswärts, einschließlich des Mittagessens.

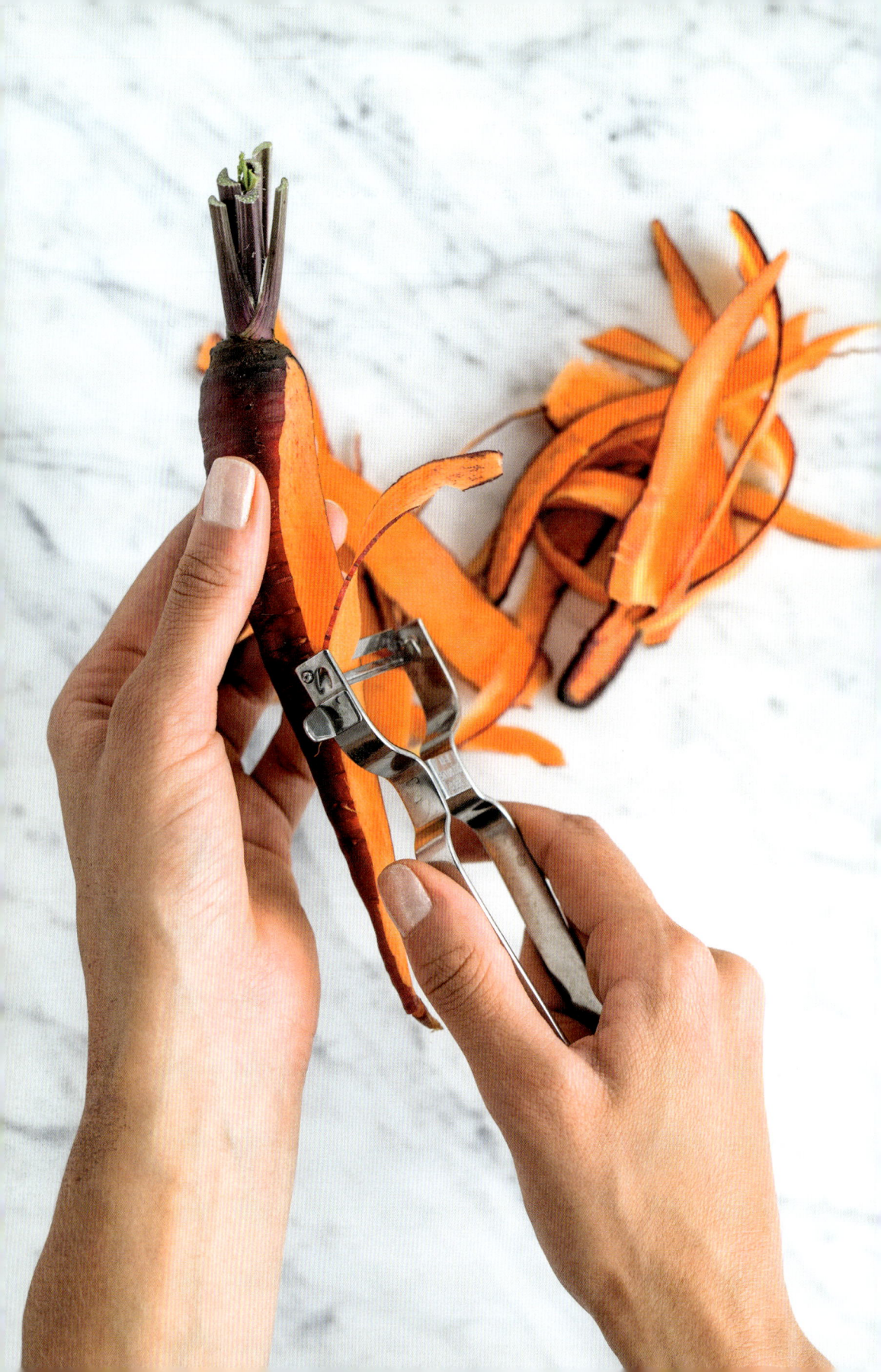

Wenn eine oder mehr dieser Aussagen auf Sie zutreffen, dann sollten Sie langsam beginnen, sodass Sie nicht überwältigt werden und »Entzugserscheinungen« haben. Ich habe Leute erlebt, die mir berichtet haben, dass sie jeden Tag Heißhunger hatten oder solch starke Kopfschmerzen, dass sie sich nicht auf ihre Arbeit konzentrieren konnten. Ein langsames Hineingleiten verhindert diese Probleme.

Verändern Sie einige Tage vor dem Detox in kleinen Schritten Ihre Essgewohnheiten. Kleine Schritte führen zu besseren Ergebnissen, und man hält leichter durch. Hier sind einige Wege, wie man sich allmählich auf den Detox vorbereitet.

Wählen Sie von den oben erwähnten vier Aussagen, die auf Sie zutreffen, eine aus und machen Sie diese zu Ihrem Ausgangspunkt. Wenn Sie zum Beispiel ein Kaffeetrinker sind, trinken Sie eine Tasse weniger am Tag oder wenn Sie nur eine Tasse täglich trinken, ersetzen Sie sie durch grünen Tee.

Als Nächstes verzichten Sie, wenn Sie sich gut fühlen, auf etwas anderes, wie z.B. Milchprodukte, Limonade, Diät-Limonade, Süßes zur Kaffeezeit, verarbeitete Lebensmittel oder Fastfood. Verzichten Sie auf alles, was abgepackt ist, wie Chips, Kekse oder Sandwiches, und essen Sie nichts, das mehr als 5 Zutaten (Etikett lesen!) hat. Essen Sie mindestens einmal am Tag ein Stück Obst oder einen Salat. Eine andere Art der Vorbereitung ist es, täglich zu den regulären Mahlzeiten einen meiner Detox-Smoothies (Seite 126) zu trinken.

Wenn Sie oft auswärts essen, versuchen Sie dies einzuschränken: Machen Sie Freitag- oder Samstagabend zu Ihrem »Restaurant-Tag«, sodass es ein besonderer Tag ist. Dies ist auch eine gute Gelegenheit, sich daran zu gewöhnen, seine eigenen Mahlzeiten vorzubereiten und genau darauf zu achten, was in den Körper gelangt.

Wenn Sie all dies beherzigen, passen sich Ihre Geschmacksnerven langsam an und der Heißhunger auf Salz, Zucker, Kaffee und Alkohol lässt nach. Langsam wird sich das Verlangen nach natürlichen Nahrungsmitteln einstellen, und Sie werden seelisch und körperlich auf fünf Tage mit schönem und gesundem Essen vorbereitet sein.

MISTEN SIE IHRE KÜCHE AUS

Bereiten Sie Ihre Umgebung vor. Das bedeutet, dass Sie alle verführerischen Nahrungsmittel aus dem Kühlschrank und der Speisekammer entfernen sollten. So hat der Körper keine Chance, sich wieder zu vergiften. Am Ende jedes Tages freuen Sie sich, dass Sie stark geblieben sind, was viel einfacher ist, wenn nichts im Haus ist.

Unten finden Sie eine Liste von Nahrungsmitteln, die Sie entsorgen sollten. Dies ist optional; ich möchte nicht, dass Sie sich von allem trennen, das Sie gerne mögen. Ich möchte aber, dass Sie sich über die Nahrungsmittel klar werden, denen Sie nicht widerstehen können, wenn Sie nach einem anstrengenden Tag Heißhunger haben. Für mich ist es am einfachsten, wenn ich diese Nahrungsmittel nicht im Haus habe, aber manchmal ist es nicht realistisch, besonders, wenn man eine Familie hat oder mit anderen zusammen wohnt. Wenn es möglich ist, befreien Sie sich von diesen Lebensmitteln, geben oder werfen Sie sie weg oder verstecken Sie sie. Nach dem Motto: aus den Augen aus dem Sinn. Richtig. So stärken Sie Ihre Willenskraft.

Erwägen Sie (während des Detox), Folgendes wegzuwerfen, zu verstecken oder wegzugeben:

- Alkohol – Bier, Wein, Schnaps und Cocktails
- Backwaren, einschließlich Brot
- Chips
- Cracker
- Eiscreme und andere gefrorene Desserts
- Gebratenes
- Handelsüblichen Saft
- Kaffee
- Käse
- Kekse
- Limonadengetränke, einschl. »Light«-Produkten
- Milch und andere Milchprodukte
- Salat-Dressings, Ketchup und Sojasauce
- Süßigkeiten
- TK-Mahlzeiten
- Zucker

Lesen Sie die Etiketten und entfernen Sie alle Nahrungsmittel, die Folgendes enthalten:

- Aspartam und andere künstliche Süßstoffe
- Braunen Zucker
- Dextrose
- Gehärtete Fette
- Honig
- Maissirup
- Maltodextrin
- MNG
- Rohrzucker
- Weißen Zucker
- Weißmehl
- Zusatzstoffe, die man nicht aussprechen kann

GEHEN SIE EINKAUFEN

Jetzt haben Sie viel Platz für gesunde, entgiftende Nahrungsmittel. Jetzt ist es Zeit, in den Supermarkt oder zum Wochenmarkt zu gehen, um die frischesten Nahrungsmittel zu kaufen, die Sie bekommen können. Als kleine Hilfe habe ich eine Einkaufsliste zusammengestellt (Seite 79).

Wenn Sie in den Laden oder auf den Markt gehen, versuchen Sie nur Lebensmittel in Bio-Qualität zu kaufen, die nicht mit Pestiziden oder Chemikalien behandelt wurden. Man sollte von Erzeugern kaufen, von denen man weiß, dass sie keine Chemikalien verwenden, also Anbauern, die nachhaltig produzieren. Zum Glück bieten heutzutage auch die meisten Supermärkte Produkte in Bio-Qualität an. Erkundigen Sie sich im Supermarkt, an welchem Tag jeweils neue Ware geliefert wird. Je frischer, desto besser.

Die Verwendung von Produkten in Bio-Qualität ist nicht nur wichtig zum Entgiften, sondern auch für eine gesunde Ernährungsweise. Eine Studie aus dem Jahr 2014, die in der britischen Fachzeitschrift *British Journal of Nutrition* veröffentlicht wurde, fand heraus, dass biodynamische Nahrungsmittel im Vergleich zu konventionell angebauten Nahrungsmitteln größere Mengen an Antioxidantien und Phytochemikalien besitzen, die dem Körper beim Entgiften helfen. Die Studie strich auch heraus, dass konventionell angebaute Nahrungsmittel viermal höhere Pestizidrückstände enthalten. Warum mehr Chemikalien aufnehmen als nötig? Nahrungsmittel in Bio-Qualität sind die bessere Wahl.

Sind sie teurer? Ja, aber die meisten Dinge werden günstiger, wenn die Nachfrage steigt. Ich musste beim Einkaufen auch einige Jahre jeden Pfennig umdrehen, da ich eine Zeit lang nur sehr geringe Einkünfte hatte. Als ich herausfand, wie viele unserer Nahrungsmittel mit Pestiziden gespritzt oder genmanipuliert sind bzw. lange Transportwege hinter sich haben und auf diese Weise viele Nährstoffe einbüßen. Mich erschreckte der Gedanke an Äpfel, die mit Chemikalien behandelt wurden, aus Europa eingeflogen wurden und mit dem Lkw einmal quer durch die USA transportiert wurden. Heute versuche ich auf dem Wochenmarkt einzukaufen oder in regionalen Supermärkten Produkte in Bio-Qualität zu finden. Abhängig von der Saison sind diese Produkte oftmals nicht viel teurer, schmecken aber um ein Vielfaches besser. Ich schränke mich lieber in anderen Lebensbereichen ein, um mich gesund und chemikalienfrei zu ernähren.

Besuchen Sie auch Fachgeschäfte mit asiatischen und indischen Lebensmitteln, wo Großpackungen an Mandeln, Algen und Kichererbsen sowie schwarze Bohnen in der Regel günstiger sind. (Stellen Sie sicher, dass die Konserven BPA-frei sind.) Viele große Supermärkte haben auch Abteilungen mit ausländischen Produkten, wo man Nüsse, Samen, Körner und andere Dinge zu günstigeren Preisen bekommt. Man kann Bohnen, Nüsse, Samen und Körner auch lose kaufen, was auch Kosten spart und die Umwelt schont. Wenn man ein bestimmtes Produkt nicht in den Läden findet, kann man auch online danach auf Websites suchen, die sich auf den Versand von Tofu, Nüssen und sogar frischen Produkten spezialisiert haben. Anbieter wie Amazon versenden große Säcke Mandeln und andere Samen zu extrem günstigen Preisen. Viele regionale Erzeuger und Bauern bieten ihre Produkte auch im Internet an. Gesunde Ernährung muss nicht teuer sein.

Wem es trotzdem zu teuer ist, alles gleich in Bio-Qualität zu kaufen, der kann mit ein oder zwei Produkten anfangen und hat dann schon einmal einen guten Start geschafft. Lesen Sie die »Dirty-Dozen-Liste« der Environmental Working Group mit den giftigsten kommerziell angebauten Früchten und Gemüsesorten, die man auf jeden Fall vermeiden bzw. in Bio-Qualität kaufen sollte, ebenso wie deren andere Liste, die »Clean 15« mit Produkten, die wenig bis gar keine Chemikalien enthalten, egal ob in Bio-Qualität oder nicht. Hier ist der Link: www.ewg.org.

Wie viel werden Nahrungsmittel für die Entgiftung kosten? Ich habe ca. 100 Euro für die fünf Tage ausgegeben und ich habe ausschließlich Bio-Qualität gekauft. Ich hatte bereits Dinge wie Olivenöl, Zimt, Cayennepfeffer und Tahin (Sesambutter), die mit weiteren 10–15 Euro zu

Buche schlagen können. Dies mag auf einmal viel Geld erscheinen, aber von den Körnern, dem Olivenöl und den Gewürzen haben Sie länger etwas.

Andererseits: 100 Euro für fünf Mahlzeiten am Tag fünf Tage lang. Das heißt 4 Euro pro Mahlzeit (wenn man alle Zutaten kaufen muss), was weniger ist als eine große Tasse Kaffee. Und, wenn etwas übrig bleibt, zählt das als gespart. Ein letzter Tipp: Kaufen Sie nicht mit leerem Magen ein, sonst kauft man Lebensmittel, die man nicht braucht und wahrscheinlich auch nicht essen sollte. Halten Sie sich an die Liste. Wenn Sie den Detox geschafft haben, haben Sie meine Erlaubnis, wieder loszugehen und zu kaufen, was Sie möchten, aber diese fünf Tage sollten Sie nur nach Hause tragen, was Sie für den Detox brauchen.

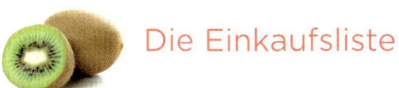

Die Einkaufsliste

Protein

450 g rohe Mandeln

2 der folgenden Produkte: 150 g Paranüsse, rohe Kürbiskerne oder rohe Sonnenblumenkerne

1 420-g-Dose Kichererbsen*

1 420-g-Dose Schwarze Bohnen*

1 450-g-Packung getrocknete grüne Linsen

1 450-g-Packung Quinoa (rot oder weiß)

910 g Haferflocken

1 390-g-Packung fester Tofu

6 Eier**

* Ich persönlich kaufe diese Produkte in Bio-Qualität und in Konserven (BPA-frei); es ist jedoch kostengünstiger, trockene Hülsenfrüchte, Bohnen und Kichererbsen zu kaufen. Man muss nur daran denken, sie gut abzuspülen und über Nacht einweichen zu lassen.

** Optional aber notwendig, wenn Sie die Liebespfannkuchen oder das Eggs-zellente Frühstück zubereiten möchten und nicht Chia-Samen als Ersatz verwenden.

Gemüse

450 g Spinat

3 Avocados

2 Portobello-Champignons

1 Gurke

1 Zucchini

1 Kopf Brokkoli

1 Kopf Blumenkohl

1 Packung Kirschtomaten oder 3 große Tomaten

1 450-g-Beutel Karotten (oder 4 große Karotten)

1 kleiner Kopf Rotkohl

2 rote Paprikaschoten

1 gelbe Paprikaschote

1 große Rote Bete oder 3 kleine

1 kleines Bund Radieschen

1 kleine rote Zwiebel

1 Knolle Knoblauch

Früchte

6 Zitronen

3 Limetten

4 Körbchen oder Beutel (frisch oder tiefgefroren): Blaubeeren, Himbeeren, Brombeeren und Erdbeeren*

3 bis 4 Äpfel

* Ich empfehle frische Saisonfrüchte zu kaufen, um Geld zu sparen; ansonsten wählen Sie zwei oder drei Packungen Blaubeeren und Erdbeeren oder Brombeeren und Himbeeren usw. Gefrorene ungesüßte Beeren sind auch in Ordnung und kosten weniger als frische Beeren.

Frische Kräuter

1 Bund Basilikum

1 Bund Koriander

1 Bund Minze

Gewürze

Schwarzer Pfeffer

Cayennepfeffer

Zimt

Kurkuma

Andere mögliche Gewürze: 5-Gewürze-Pulver, Kreuzkümmel, Paprika und gemahlener Ingwer

Extras

Kleine Flasche extra natives Olivenöl

1 450 g-Glas Tahin

Balsamico-Essig

Apfelweinessig

1 Packung Nori-Algen

Grüner Tee

Pfefferminztee

Fencheltee

Wenn Sie ein Mann sind oder Ihr Partner den Detox mit Ihnen machen möchte, müssen Sie mehr Lebensmittel einkaufen und die Angaben mindestens verdoppeln.

DIE VORBEREITUNG

Ich schlage Ihnen vor, am Tag vor der Entgiftungskur einige Vorbereitungen zu treffen, sodass alles bereit ist. Einige Vorschläge:

- Bereiten Sie den Spinat-und-Kichererbsen-Hummus vor (Seite 137) und bewahren Sie ihn im Kühlschrank auf. Ich teile den Hummus in fünf kleine Portionen auf, die ich mir jeden Tag schnell aus dem Kühlschrank nehmen kann.
- Kochen Sie auch die Quinoa und die Linsen vor, sodass sie fertig sind und einfach zu den Gerichten gegeben werden können. (Siehe meine Anleitung auf den Seite 133 und Seite 141.)
- Teilen Sie die Mahlzeiten in Portionen auf. Wenn Sie wenig Zeit haben und einige Mahlzeiten auf einmal zubereiten, dann füllen Sie sie in fünf Behälter, sodass Sie nicht zu viel essen und beim nächsten Mal weniger haben.
- Es ist am besten, Gemüse direkt vor dem Verzehr zu schneiden, so behält es seine Nährstoffe, aber wenn man wenig Zeit hat, kann man es auch klein schneiden oder raspeln und in einzelnen Behältern im Kühlschrank aufbewahren.
- Auch die Salat-Dressings kann man gut vorher zubereiten und kühl lagern.

- Geben Sie die an jedem Tag notwendigen Zutaten für Ihren Smoothie in einen Gefrierbeutel und bewahren sie ihn im Eisfach auf. Auf diese Weise kann man am Morgen den Inhalt einfach zusammen mit Wasser und Eis in den Mixer geben und muss nicht jedes Mal die Mengen abwiegen.
- Aus Bequemlichkeit kaufe ich Kichererbsen und schwarze Bohnen in Dosen und spüle sie sorgfältig ab. Bohnen lose zu kaufen kann jedoch günstiger sein. Ungekochte Bohnen werden über Nacht eingeweicht. Am folgenden Morgen müssen sie abgespült und abgegossen werden. In köchelndem Wasser weich kochen (kann bis zu 3 Stunden dauern). Siehe meine Anleitung zur Zubereitung ungekochter Bohnen auf Seite 141.

ENTGIFTET!

Ich bin 31 Jahre, verheiratet und habe drei Kinder; mein jüngstes ist vier Monate alt. Gesundheit und Fitness waren mir immer wichtig und ich habe viel dafür getan – der Detox aber hat mein Leben entscheidend verändert! Ich dachte immer, dass ich mich gesund ernähre, aber das stimmt nicht. Es hat mich am Anfang schon gefordert, das Essen für einen ganzen Tag, geschweige denn die ganze Woche vorzubereiten. Das hatte ich noch nie gemacht. Ich hatte auch nie ganz auf Kaffee, Milchprodukte oder Fleisch verzichtet. Aber ich war entschlossen. Ich habe dabei 7 Pfund verloren! Mir hat diese Erfahrung so viel gegeben, von der Essensvorbereitung mit so viel Obst und Gemüse bis zu den gesunden Snacks und Mahlzeiten, die ich statt der sonst üblichen Fertiggerichte für meinen Mann und meine Kinder zubereitet habe. In welcher Weise hat das mein Leben so komplett verändert? Weil sich die Art, wie ich mich körperlich, emotional und mental fühle, verändert hat. Man glaubt ja gar nicht, wie sehr die Nahrung unsere Gemütsverfassung beeinflusst, wie rein man sich fühlt und wie gut, wenn man es nicht ausprobiert hat. Ich habe es getan, und nun weiß ich es.

—Michelle S.

MACHEN SIE »VORHER«- UND »NACHHER«-FOTOS

Ich weiß, es kann unangenehm sein, solche »Vorher«-Fotos zu machen. Aber wenn Sie den Detox beendet haben und sehen, wie flach der Bauch ist, dann werden Sie sich freuen! Die »Vorher«- und »Nachher«-Fotos, die Sie an Tag 1 und 6 machen sollten, sind ideal, um die Veränderung zu sehen, die sich einstellen kann, weil man gar nicht glaubt, wie viel Gewicht man verlieren kann oder wie gut sich der Körper anfühlen kann.

Hier finden Sie einige Tipps, wie Sie diese Fotos am besten aufnehmen. Wie wertvoll die Tipps sind, werden Sie am Tag 6 erkennen. Sie profitieren von meiner Erfahrung als Model.

1. **Seien Sie konsistent.** Nehmen Sie die Fotos immer zur selben Tageszeit auf, tragen Sie dieselbe Kleidung und verwenden Sie denselben Spiegel. Morgenaufnahmen sind am besten, weil das natürliche Licht besser ist, wodurch die Fotos besser ausgeleuchtet sind.
2. **Räumen Sie auf.** Man muss nicht so aufräumen, als hätten sich die Schwiegereltern angekündigt, aber ein Foto sieht immer gut mit einem aufgeräumten Hintergrund aus. Wenn Sie Ihr Spiegelbild fotografieren, muss der Spiegel ganz sauber sein.
3. **Der Winkel ist entscheidend.** Stellen Sie sich vor den Spiegel (Handy in der Hand) und finden Sie heraus, ob Sie frontal oder im 45-Grad-Winkel am besten aussehen. Sieht Ihr Gesicht besser aus, wenn es ein wenig zur Seite gedreht ist oder mit der Schulter zum Gesicht hochgezogen und die andere nach unten gedrückt?
4. **Verwenden Sie eine Selbstauslöser-App oder nehmen Sie ein Video auf.** Dies ist einer meiner Lieblingstricks. Wenn ich mich nicht selbst vor dem Spiegel fotografiere, benutze ich die Selbstauslöser-App auf meinem iPhone oder mache ein Video. Bei einem Video extrahiere ich dann die besten Posen als Standbild.

Vielleicht empfinden Sie die Tipps als etwas zu viel des Guten, aber glauben Sie mir, wenn Sie erst gesehen haben, wie groß der Unterschied zwischen vor und nach dem Detox ist, werden Sie Ihre Verwandlung der ganzen Welt zeigen wollen. Aber noch wichtiger ist, dass diese Aufnahmen der Beweis für Ihren Erfolg sind, und dies

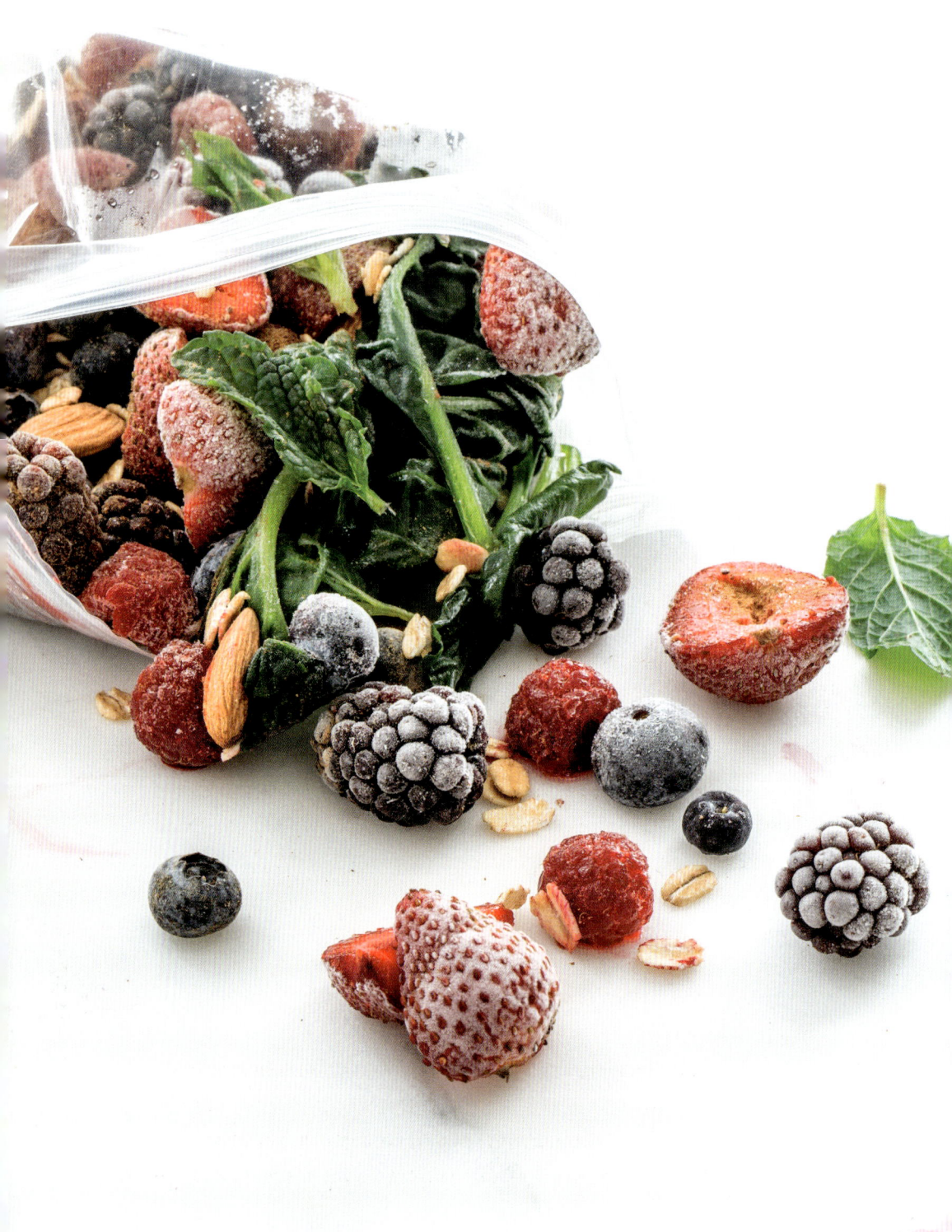

kann sehr motivierend sein. Auch wenn Sie mit Facebook nichts im Sinn haben, diese Fotos können Ihnen eine kleine Ermutigung sein, wenn Sie mal wieder eine brauchen.

Die Ergebnisse des Detox können sich von Mal zu Mal unterscheiden. Wenn es also nicht so aussieht wie beim ersten Mal, dann machen Sie sich keine Sorgen! Ich habe ihn so viele Male gemacht, und jedes Mal passiert etwas Neues: Manchmal verliere ich mehr Wasser, manchmal habe ich mehr Energie und manchmal ist es schwieriger. Aber immer wieder habe ich festgestellt, dass sich das Aufnehmen der »Vorher«- und »Nachher«-Fotos lohnt.

VERGESSEN SIE DIE ANZEIGE AUF DER WAAGE

Ich weiß, dass einige von Ihnen harte Fakten lieben, aber wenn Sie sich einen Gefallen tun möchten, dann wiegen Sie sich bitte nur am Tag vor und nach dem Detox, wenn Sie die Fotos machen. Konzentrieren Sie sich nicht auf das tägliche Gewicht, da dieses schwanken kann, was möglicherweise entmutigend ist und so den Erfolg verhindert. Glauben Sie einfach an den Erfolg, auch wenn Sie sich gelegentlich während der fünf Tage aufgebläht oder verstopft fühlen sollten. Das Ziel ist, Ihnen einen anderen Blick auf Ihre Nahrung und auf Ihr Körpergefühl zu geben, damit sich Ihre Gewohnheiten auf Dauer ändern.

Außer den geliebten Selfies gibt es noch andere Zeichen des Erfolges, zum Beispiel ein flacherer Bauch oder dass die Kleidung nicht mehr kneift. Das wird Sie zum Weitermachen ermuntern.

ENTGIFTEN SIE IHR SOZIALLEBEN

Bleiben Sie am Ball und gehen Sie nirgendwo hin, wo es etwas zu essen oder Alkohol gibt. Partys, Bars und Restaurants sind gestrichen. Manche Dinge sind einfach zu verführerisch, wenn man versucht zu entgiften, und gesellschaftliche Ereignisse gehören dazu. In Kapitel 11 folgen einige Regeln für den Besuch von Restaurants und für gesellige Veranstaltungen, aber erst, wenn Sie den Detox hinter sich haben. Es dauert nur fünf Tage. Das schaffen Sie.

DIE RICHTIGE EINSTELLUNG

Der Schlüssel zum Erfolg ist die richtige Einstellung. Ihr Erfolg beginnt im Kopf. Wenn Sie nicht voll dabei sind, kann kein Detox helfen. Sie müssen sich darauf einlassen und während dieser fünf Tage nur auf den Detox konzentriert sein. Es geht nicht nur darum, die Ernährung zu verändern; es geht darum, die Art und Weise zu verändern, wie Sie über Ernährung und Ihren Körper denken. Dies ist einfacher, als Sie vielleicht denken. Es gibt einige wenige Dinge, die ich vor dem Beginn empfehle und für den Fall, dass Sie auf Hindernisse stoßen:

- **Führen Sie sich vor Augen, was wichtig ist.** Eine kleinere Kleidergröße? Sich leichter und voller Energie zu fühlen? Endlich dauerhaft abzunehmen? Sie wollen endlich Ihre Akne loswerden? Oder mit 45 fitter aussehen als mit 25? Was auch immer Ihr Ziel ist, behalten Sie im Kopf, warum Sie sich dieser Herausforderung gestellt haben, dann bleiben Sie dabei.
- **Negative Gedanken loslassen.** Wenn Sie denken, dass Sie nicht durchhalten und es nicht schaffen werden, dann verringern sich Ihre Erfolgschancen. Jedes Mal, wenn Sie einen negativen Gedanken haben (wie z. B. »Ich schaffe das nicht«), stellen Sie sich diesen Gedanken an einen Ballon geknotet vor, den Sie in der Hand halten. Dann stellen Sie sich vor, wie Sie diesen Ballon loslassen und er langsam in den Himmel schwebt, bis er nicht mehr zu sehen ist. Diese Visualisierung hilft beim Loslassen negativer Gedanken.
- **Lieben Sie sich und Ihren Körper.** Schreiben Sie zehn Ihrer größten Vorzüge auf. Sind Sie ein guter Freund, eine gute Freundin? Ein guter Koch, eine gute Köchin? Eine fürsorgliche Mutter? Können Sie gut mit Geld umgehen? Haben Sie tolles Haar? Schöne Augen? Einen starken Bizeps? Was mögen Sie an Ihrem Körper besonders? Diese Liste sollte Sie beflügeln. Wann immer Sie am liebsten die

Flinte ins Korn werfen würden, holen Sie sie hervor und erinnern Sie sich daran, warum Sie es verdient haben, dass es Ihnen gelingt. Konzentrieren Sie sich auf das Gute! Jedes Mal, wenn Sie sich bei einem negativen Gedanken erwischen, schreiben Sie etwas Positives auf. Dies scheint lächerlich einfach zu sein, aber es funktioniert.

- **Verwenden Sie Affirmationen.** Sagen Sie die Affirmationen immer wieder leise zu sich selbst oder schreiben Sie sie auf Karten und kleben Sie sie an einen Platz, wo Sie sie gut sehen können – betrachten Sie dies als einen Detox für Ihre Gedanken. Einige Beispiele:
  - *Der Detox ist ein Akt der Liebe zu meinem Körper.*
  - *Ich kann diesen Detox schaffen und ich freue mich auf den Erfolg.*
  - *Jeden Tag, den ich entgifte, tue ich Gutes für meinen Körper, für meine Gesundheit und für mein Leben.*
  - *Heute werde ich schlanker und fitter.*
  - *Ich genieße es, mich mit frischen und gesunden Mahlzeiten zu ernähren statt mit verarbeiteten Lebensmitteln.*
  - *Wenn ich gesund esse, fühle ich mich gut und mein Leben ist positiv und voller Freude.*
  - *Ich mache mir Gedanken darüber, wo mein Essen herkommt und was drin ist.*
  - *Dieser Detox bedeutet, dass ich gut auf mich aufpasse.*
  - *Meine Gesundheit ist ein kostbares Geschenk. Jeden Tag respektiere ich sie und halte sie in Ehren.*
  - *Ich nehme mir die Zeit, die Nahrung zu genießen, die meinen Körper und mein Leben nährt.*
  - *Genauso wie ich meinen Körper von Schadstoffen befreie, reinige ich mich auch von negativen Gedanken und Gefühlen.*
- **Gönnen Sie sich eine Belohnung, wenn Sie den Detox beendet haben.** Dies könnten eine neue Jeans oder ein sexy Badeanzug sein, Sportschuhe, eine Massage, ein Kurzurlaub – egal was, Hauptsache, es motiviert Sie und Sie freuen sich darauf. Aber es darf kein Essen sein. Anders gesagt: Kein Festmahl am Ende der Entgiftung! Sie sind dabei, Ihre Ernährungsgewohnheiten für immer zu verändern, und dies wäre ein Rückschritt auf dem Weg, den Sie schon zurückgelegt haben.

Was auch immer Sie sich von diesem Detox versprechen, stellen Sie sich vor, dass Sie es haben, es schaffen, es leben und es genießen. Erlauben Sie sich die mit dem Erfolg verbundenen positiven Gefühle – die Freude, das Glücklichsein, den Stolz und die strahlende Lebenskraft eines gesunden Körpers.

Sind Sie bereit? Los geht's!

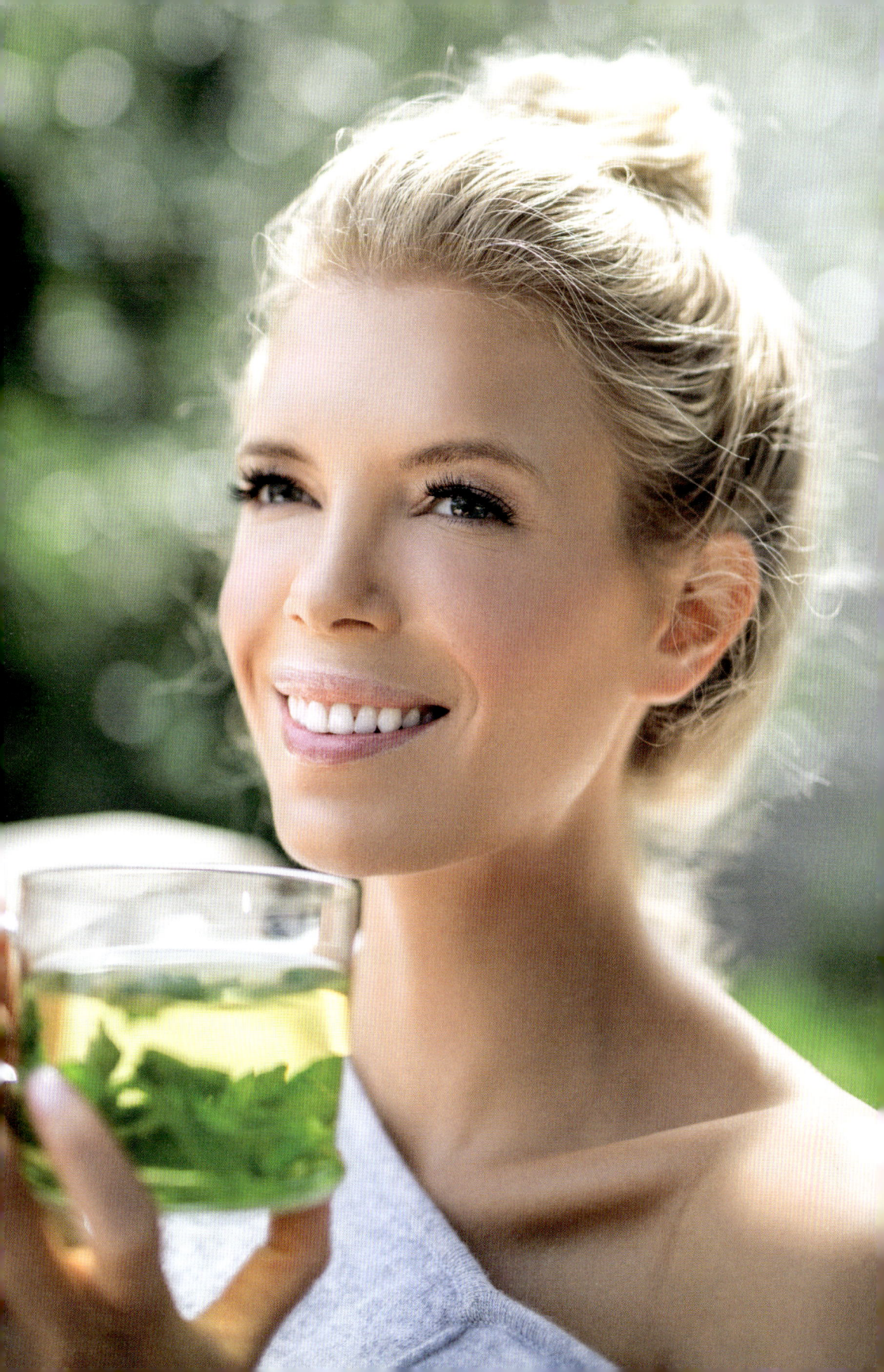

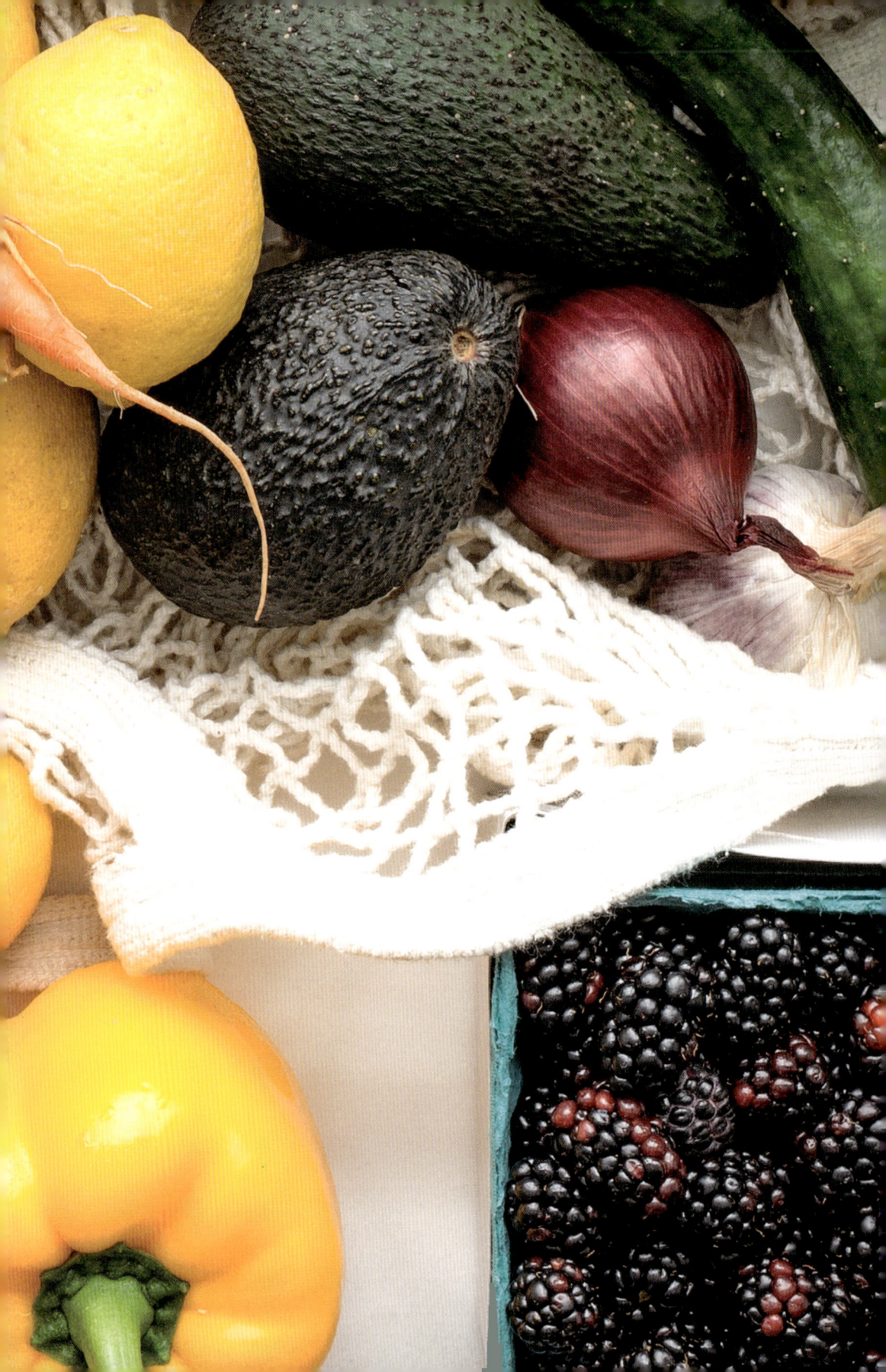

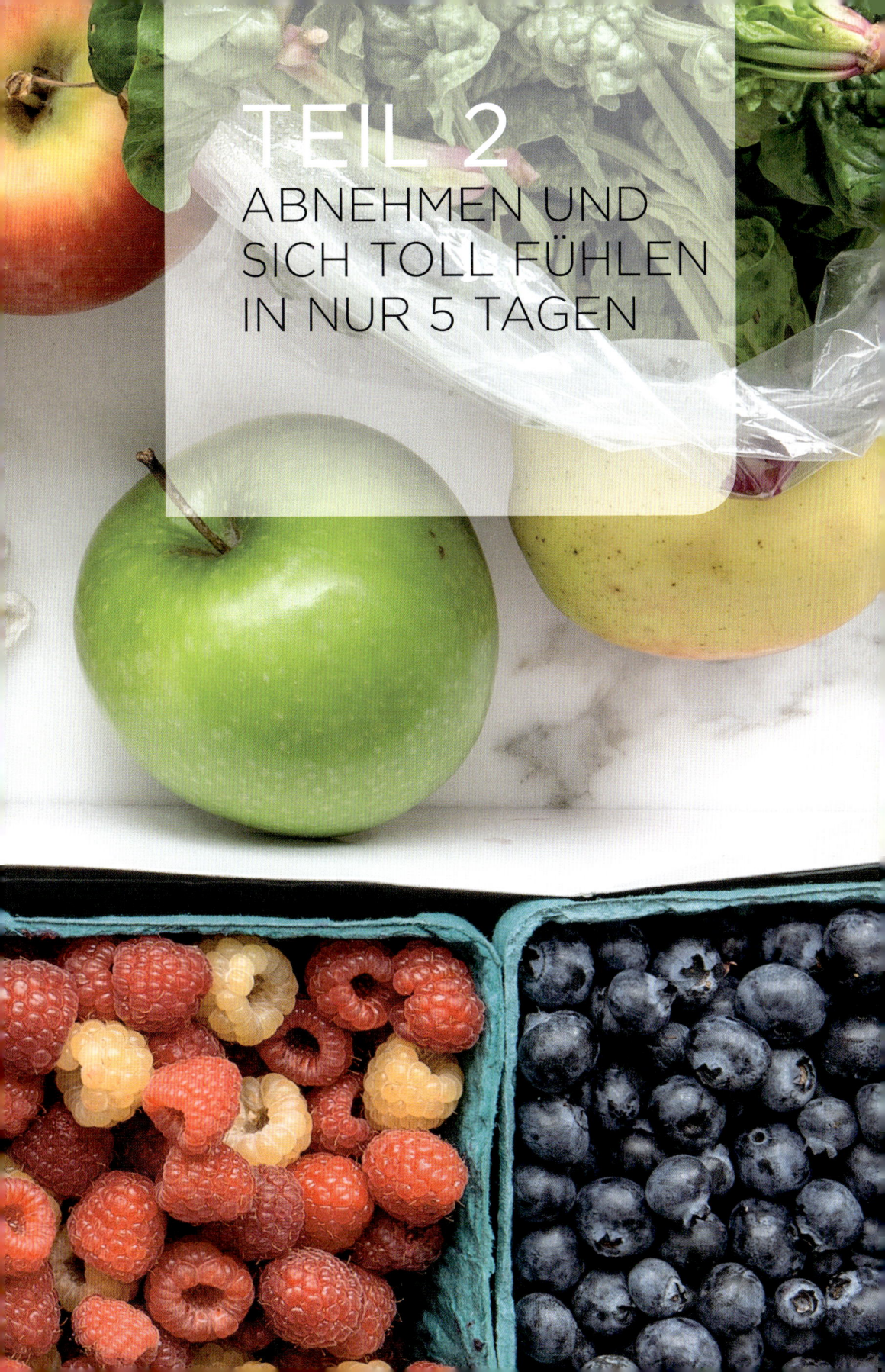

TEIL 2
ABNEHMEN UND SICH TOLL FÜHLEN IN NUR 5 TAGEN

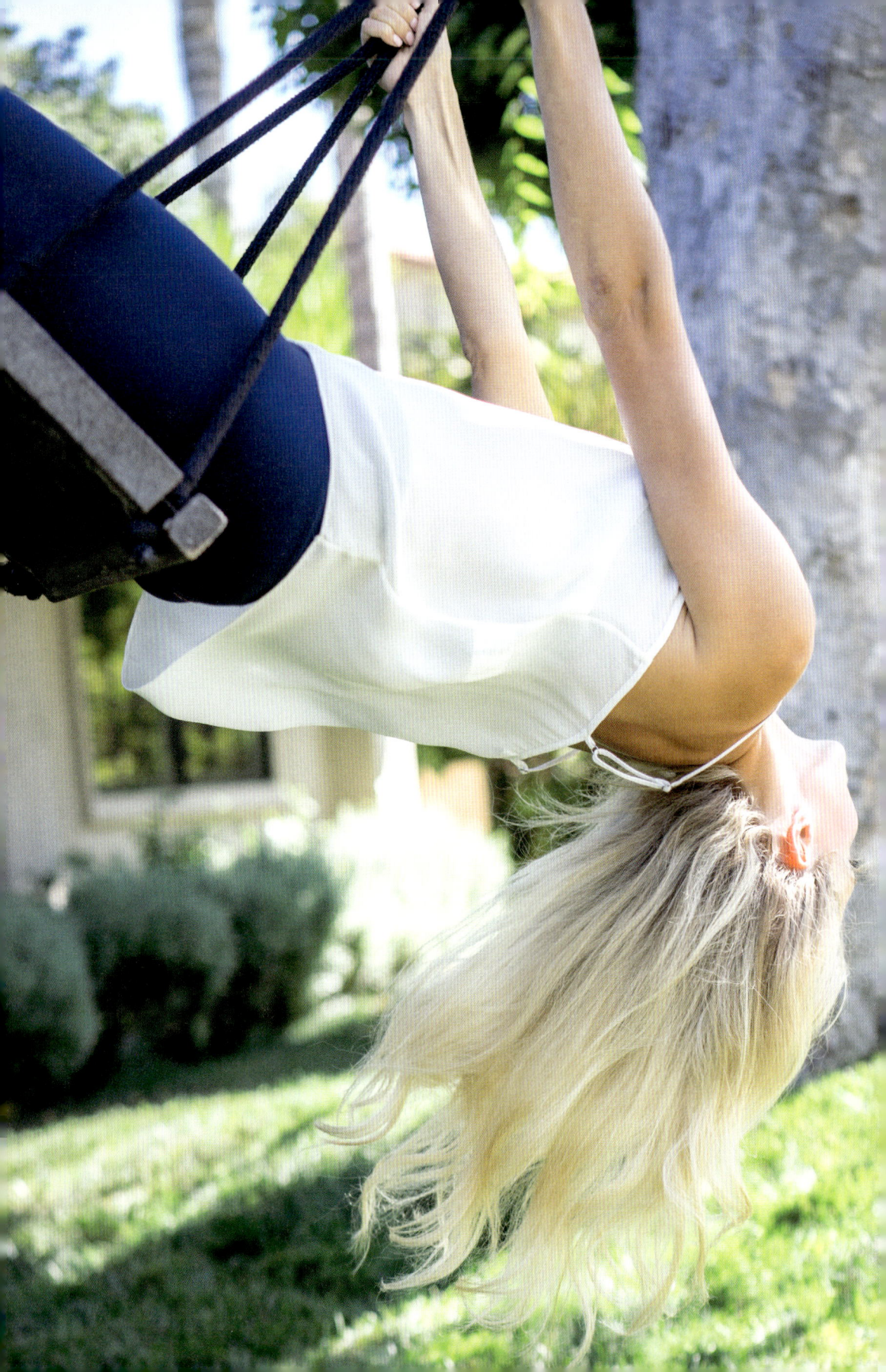

KAPITEL 6

DER 5-TAGE-PLAN

Ich litt an schrecklicher Morgenübelkeit während meiner gesamten Schwangerschaft. Ich konnte nichts bei mir behalten außer Crackern und Ginger Ale. Es war so frustrierend! Ich bin so ausgehungert und dachte, ich sollte einen Detox machen, weil ich an die Kraft von Obst und Gemüse glaube. Und siehe da – ich bin am zweiten Tag und mir ist überhaupt nicht übel. Ich bin so dankbar und werde mich für den Rest meiner Schwangerschaft so ernähren.

—Jordan

Es ist Zeit anzufangen! Tag für Tag werden Sie eine überraschende Veränderung an Ihrem Körper wahrnehmen. Der ausschließliche Verzehr von gesunder Nahrung gibt dem Körper eine wohlverdiente Pause von all dem Salz, Zucker, den Chemikalien und anderen ungesunden Dingen, die wir sonst so essen. Sie werden überflüssiges Gewicht verlieren und Blähungen reduzieren. Sie werden mehr Energie haben. Ich erinnere Sie gern daran, dass Sie nach dem Detox eine strahlende Haut und hoffentlich etwas weniger Cellulite haben.

All das in nur fünf Tagen!

WENN SIE AUFWACHEN

Trinken Sie am Morgen gleich nach dem Aufwachen eine Tasse warmes Zitronenwasser. Geben Sie den Saft einer halben großen oder einer ganzen kleinen Zitrone in einen Becher mit warmem oder heißem Wasser, umrühren. Warme Limonade:

- Stimuliert das Verdauungssystem und die Leber – Organe, die morgens am aktivsten sind. Wenn Sie nicht täglich auf die Toilette können, ist es schwierig abzunehmen. Darüber hinaus kann eine schlechte Verdauung verhindern, dass der Körper die Ernährung bekommt, die er braucht, um abzunehmen.
- Erhöht die Azidität des Verdauungssystems, des Teils des Körpers, der sauer sein muss. Ein saures Verdauungssystem unterstützt die Kalziumaufnahme und -lagerung in Fettzellen. Je mehr Kalzium in einer Zelle, desto schneller verbrennt die Zelle Fett, wie ein Artikel aus dem Jahr 2003, der im *Journal of Nutrition* veröffentlicht wurde, berichtet. Auch haben einige Studien gezeigt, dass Kalzium das Hormon Calcitriol beeinflusst, das den Körper veranlasst, Fett zu produzieren, und die Fettverbrennung verhindert.
- Reinigt den Darm und beschleunigt die Ausscheidung von Toxinen.
- Verpasst Ihrem Stoffwechsel einen Kickstart.
- Liefert mehr Vitamin C als eine Orange. Vitamin C hilft bei der Fettverbrennung, besonders wenn man einen flacheren Bauch möchte. Forscher der University of Cambridge in Großbritannien analysierten den Vitamin-C-Spiegel und die Körperfettverteilung bei 19.000 Männern und Frauen. Sie haben herausgefunden, dass Menschen mit einem höheren Vitamin-C-Spiegel weniger Fett im Bauchbereich hatten. Diese Studie wurde im Jahr 2005 im *American Journal of Clinical Nutrition* veröffentlicht.

Sie können Ihrem Zitronen-Wasser auch einen Extra-Kick geben. Fügen Sie ⅛ TL Kurkuma und ⅛ TL Cayennepfeffer sowie einen Spritzer Apfelweinessig hinzu. Diese Version reduziert nicht nur Gelüste, sondern bringt den Stoffwechsel in Schwung und fördert den Entgiftungsprozess. Ich liebe Kurkuma und ich verwende ihn großzügig in meinen Rezepten; Kurkuma ist eine der besten Zutaten für eine schnelle Entschlackung.

Frühstücken Sie 20 Minuten nach der warmen Limonade.

FRÜHSTÜCK

Die Morgenmahlzeit besteht aus einer Mischung von Nahrungsmitteln, die Energie verleihen und sättigen, ohne dass man sich voll fühlt. Das Frühstück regt den Stoffwechsel an, sodass später aufgenommene Nahrung und Fett effektiv verbrannt werden. Das Frühstück bewahrt auch vor einem Hungerloch später am Tag. Kurz gesagt: Der Verzicht auf das Frühstück kann zu einer Gewichtszunahme führen. Wenn Sie normalerweise das Frühstück ausfallen lassen, seien Sie unbesorgt; mein Frühstück ist leicht und dazu geeignet, sich das Frühstücken wieder anzugewöhnen. Wenn Sie zu viel auf einmal essen, kann dies zu einer Blockade im Verdauungssystem führen und Ihren Körper kraftlos machen.

Während der nächsten fünf Tage haben Sie vier Frühstücks-Optionen zur Auswahl:

- Detox-Smoothie (Seite 126)
- Dynamisierende Haferflocken (Seite 129)
- Liebespfannkuchen (Seite 130)
- Eggs-zellentes Frühstück (Seite 133)

SNACKS

Etwas zwischendurch ist für ein erfolgreiches Entgiften entscheidend. Dadurch werden Blutzuckerspitzen vermieden und man erhält Energie zwischen den Mahlzeiten. Alle meine Snacks sind einfach zuzubereiten und zum Mitnehmen geeignet.

Jeden Tag gibt es zwei Snacks. Einer davon ist der selbst gemachte Spinat-Hummus mit einer Kombination aus Karotten, Gurken- oder Tomatenscheiben, was Kohlenhydrate, Fette, Proteine und Gemüse zum Sattwerden liefert. Er ist total lecker, und wenn es Ihnen wie mir geht, ist es schwierig, sich auf eine Portion pro Tag zu beschränken! Und er kann vorher zubereitet und im Kühlschrank aufbewahrt werden. Teilen Sie die zubereitete Menge zur besseren Kontrolle in fünf kleinere Portionen, die einfach mitzunehmen sind.

Andere Optionen sind ein Apfel mit Sonnenblumen- oder Kürbiskernen oder Beeren mit Paranüssen. Ich empfehle, den Fruchtsnack später am Tag zu essen, um das typische Nachmittagstief zu meistern, wo man dazu neigt, etwas Zuckerhaltiges zu essen, um mehr Energie zu bekommen. Obst ist das Bonbon der Natur – und ideal später am Tag.

Aber Achtung: Den zweiten Snack sollte man nicht spätabends essen. Wenn Sie keine Zeit für beide Snacks hatten oder nicht beide brauchten, beenden Sie Ihren Tag mit dem Abendessen. Nächtliches Essen kann dazu führen, dass man keinen Appetit auf das Frühstück am nächsten Morgen hat und den Schlaf und die regenerativen Prozesse des Körpers stört. Spät essen kann auch den Körper und Geist beschweren. Und noch ein Hinweis zu den Snacks: Wenn Sie wirklich nicht hungrig sind, zwingen Sie sich nicht zum Essen. Stellen Sie sicher, dass Sie keine Snacks auslassen, nur um Kalorien zu sparen, da dies das Entgiften behindert. Beginnen Sie auf Ihren Körper zu hören und auf seine Hunger-Signale.

MITTAGESSEN

Sie können zwischen fünf Optionen auswählen. Ja, richtig gelesen! Fünf leckere Mittagessen, jeden Tag ein anderes Gericht, wenn Sie dies möchten. Das Mittagessen besteht hauptsächlich aus Rohkost, um die besten Ergebnisse zu erzielen. Warum?

1. Rohkost wird langsamer verdaut; der Verzehr von Rohkost am Mittag gibt dem Körper ausreichend Zeit zum Aufspalten und Aufnehmen der Nährstoffe.

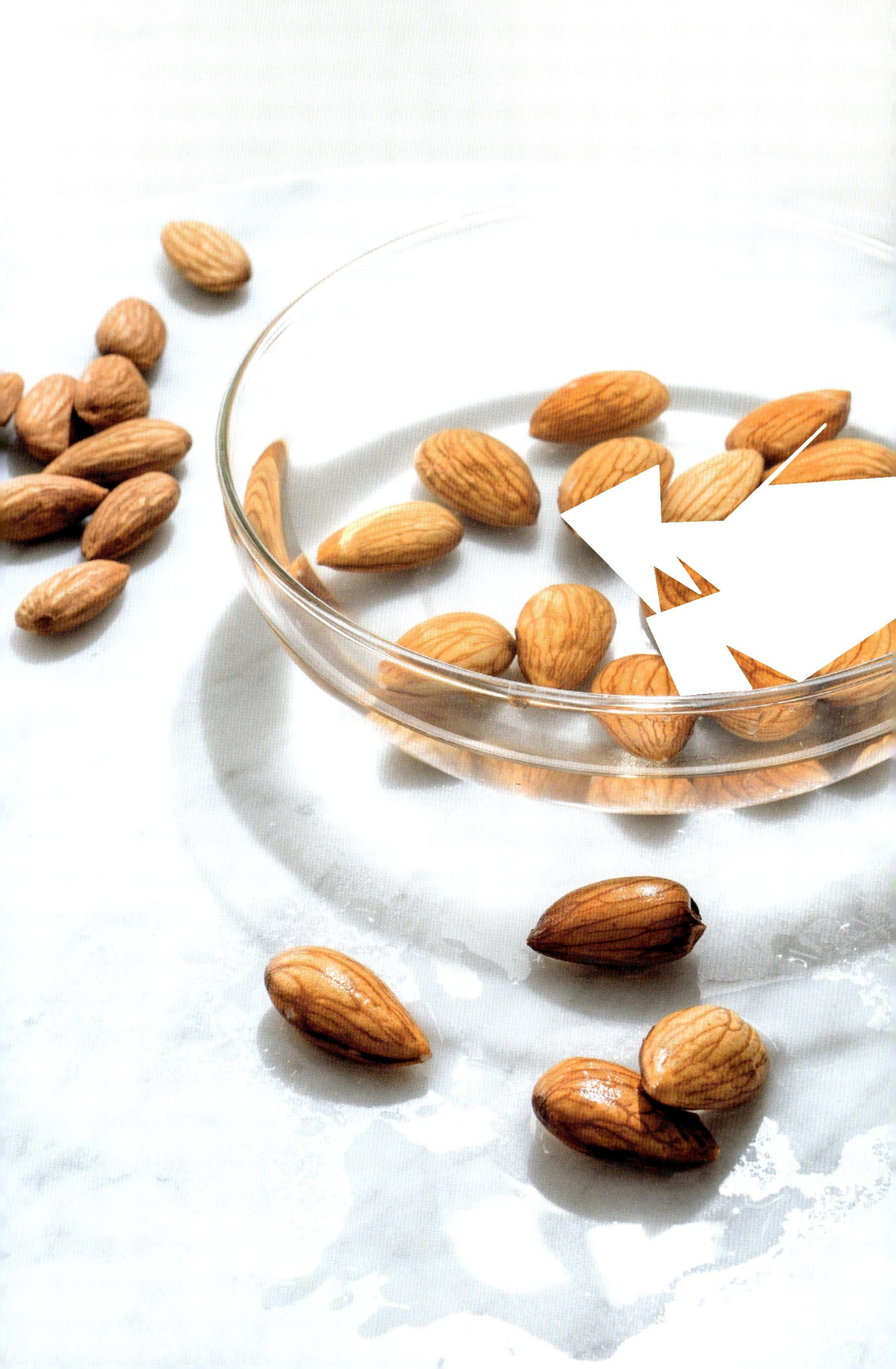

2. Frische, rohe Nahrungsmittel geben Ihnen die für die Ausscheidung notwendigen Enzyme, sodass der Körper entgiften, heilen und Krankheiten oder Entzündungen effektiver bekämpfen kann.
3. Natürliche, ungekochte Nahrungsmittel sind frei von Trans-Fetten, künstlichen Zusatzstoffen und zugesetztem Zucker. Sie sind reich an entgiftenden Stoffen wie Phytochemikalien und Antioxidantien, Vitaminen wie Folat und Vitamin A sowie Mineralstoffen wie Kalium und Magnesium. Eine im *Journal of Nutrition* veröffentlichte Studie hat gezeigt, dass der Verzehr von Rohkost das Gesamtcholesterin und Triglyceride sowie das Risiko von Herzkrankheiten, die hauptsächliche Todesursache von Erwachsenen in den USA, senken kann.
4. Meine Motivation, von Zeit zu Zeit Rohkost zu essen: Sie ist bunt und angenehm knackig.

Die Mittagsmahlzeiten sind alle verschieden, aber einfach zuzubereiten und sehr sättigend.

Es sind:

- Superfood-Salat (Seite 138)
- Spiralnudeln (Seite 143)
- Bunter Knack-Salat (Seite 144)
- Sushi (Seite 147)
- Regenbogensalat (Seite 151)

ABENDESSEN

Mein Plan ist darauf ausgelegt, die Verdauung zu intensivieren, um eine wirksame Entgiftung zu erreichen. Daher gibt es zum Abendessen Gegartes. Denn gegarte Nahrung wird abends besser verdaut, ist dadurch weniger belastend für das Verdauungssystem und führt nicht so leicht zu Blähungen. Und nebenbei, ich selbst liebe es, abends warm zu essen. Gegarte Nahrung hat aber auch die folgenden Vorteile:

1. Einige Phytochemikalien wie die Carotinoide in Tomaten und Karotten werden nur schwer von Rohkost aufgenommen. Beim Kochen werden Zellwände zerstört, sodass die Nährstoffe freigesetzt werden. Man nimmt zum Beispiel mehr Lycopen von gekochten Tomaten auf als von rohen Tomaten und gekochte Karotten liefern mehr Beta-Carotin als rohe.
2. Die Mineralstoffe Magnesium, Kalzium, Eisen und Zink, die natürlich in vielen Nahrungsmitteln vorkommen, werden vom Körper besser aufgenommen, wenn sie gekocht sind.
3. Das Erwärmen der Nahrung macht diese leichter verdaulich, sodass die Nährstoffe besser aufgenommen werden können.
4. Die Ballaststoffe in gekochtem Gemüse sind besser löslich, sodass der Blutzucker und die Verdauung effektiver reguliert werden.
5. Das Kochen zerstört viele schädliche Bakterien.

Mit jedem Abendessen nehmen Sie den Tagesbedarf an Protein, Kohlenhydraten, Fetten, Vitaminen und Mineralstoffen auf.

Zur Auswahl stehen:

- Sensationelles Stirfry mit Blumenkohlmus (Seite 152)
- Gefüllte Paprika (Seite 157)
- Tacoschale (Seite 158)
- Schwarzer Bohnenburger (Seite 161)
- Entgiftende Kohlschale (Seite 162)

DER 5-TAGE DETOX

Nachfolgend finden Sie Ihren Ernährungs- und Zeitplan für die nächsten fünf Tage. Bewusstes Essen ist wichtig, daher sollte man seine Mahlzeiten in einer ruhigen Umgebung einnehmen. Setzen Sie sich hin beim Essen und lassen Sie sich Zeit, kauen Sie jeden Bissen vor dem Herunterschlucken gründlich. Trinken sie den Detox-Smoothie in kleinen Schlucken über einen Zeitraum von 20 Minuten, damit Sie satt werden und Blutzuckerspitzen vermeiden (die einem die Energie rauben können und einen blitzschnell hungrig werden lassen).

Mein 5-Tage-Plan

	TAG 1	TAG 2	TAG 3	TAG 4	TAG 5
NACH DEM AUFSTEHEN	Zitronen-Wasser	Zitronen-Wasser	Zitronen-Wasser	Zitronen-Wasser	Zitronen-Wasser
FRÜHSTÜCK	Haferflocken oder Smoothie	Liebespfannkuchen oder Smoothie	Eggs-zellentes Frühstück oder Haferflocken	Haferflocken oder Smoothie	Smoothie oder Eggs-zellentes Frühstück
SNACK 1	Hummus mit Karotten	Hummus mit Gurke	Hummus mit Tomaten	Hummus mit Gurke	Hummus mit Karotten
MITTAGESSEN	Superfood-Salat	Spiralnudeln	Bunter Knack-Salat	Sushi	Regenbogensalat
SNACK 2	Apfel mit Sonnenblumen- oder Kürbiskernen	Beeren mit Paranüssen	Apfel mit Sonnenblumen- oder Kürbiskernen	Beeren mit Paranüssen	Apfel mit Sonnenblumen- oder Kürbiskernen
ABENDESSEN	Sensationelles Stirfry mit Blumenkohlmus	Gefüllte Paprika	Tacoschale	Bohnenburger mit Krautsalat	Entgiftende Kohlschale

EXTRA-UNTERSTÜTZUNG FÜR DEN DETOX: SUPERFOOD-PULVER

Als ich vor einigen Jahren anfing, mich gesund zu ernähren, hatte ich keine Ahnung, was Superfood-Pulver war. Ich hielt es für einen Werbetrick, damit ich teure Dinge kaufe, die ich gar nicht brauchte. Aber ich dachte, warum sollte ich es nicht ausprobieren (ich hatte immerhin schon viele andere Diäten ausprobiert).

Als ich meine erste Packung Spirulina aufmachte (eine grüne Alge), warf mich der grasartige Geruch fast um. Erst als ich es mit Zitronen-Wasser und Smoothies mischte, begann ich mich an den Geschmack zu gewöhnen. Aber ich bemerkte Folgendes: Ich fühlte mich noch besser, als ich mich durch die veränderte Ernährung allein fühlte. Diese Superfood-Pulver – mit so komischen Namen wie Maca, Baobab und Chlorella – machten etwas mit meinem Körper, das ich nicht richtig verstand, und ich wollte mehr darüber wissen und die Hintergründe verstehen.

Hier das Ergebnis meiner Nachforschungen: Superfood-Pulver – konzentrierte pulverisierte Versionen nährstoffreicher Nahrungsmittel wie exotische Wurzeln und Beeren oder Grünalgen – gibt es seit Urzeiten. Die Ägypter, Inkas und Azteken verwendeten sie, um ihren Körper zu stärken, wenn sie zu langen Reisen aufbrachen, auf die Jagd gingen oder zum Sammeln. Der Körper verdaut und absorbiert sie viel schneller als Multivitamintabletten, sodass die Wirkung sofort eintritt. Wenn Superfood-Pulver zusammen mit gesunder Nahrung eingenommen werden, hat man mehr Energie, eine strahlendere Haut und eine bessere Verdauung.

Hier sind meine Empfehlungen, wann und wie diese Superfood-Pulver eingesetzt werden, egal ob man entgiftet oder nicht.

Für mehr Energie: 1 TL Maca in die Haferflocken oder den Smoothie geben. Maca ist ein Mitglied der Radieschenfamilie und wird seit mehr als 3.000 Jahren in Südamerika angebaut; es hilft dem Körper mit Veränderungen und Stress umzugehen, weshalb es auch als »Adaptogen« bezeichnet wird. Es ist auch eine ausgezeichnete vegane Quelle von Vitamin B_1 sowie Mineralstoffen wie Jod, Eisen, Mangan, Zink und Protein. Studien haben gezeigt, dass Maca die Energie, Kondition und das Durchhaltevermögen (und angeblich auch die Libido) steigert.

Für eine bessere Hydration: 1 TL Baobab in Wasser geben und über den Tag verteilt trinken. Baobab ist das Pulver aus der afrikanischen Superfrucht desselben Namens. Sein Mineralstoff-Elektrolyt-Profil unterstützt das Wassergleichgewicht in den Zellen; es besitzt fünfmal mehr Kalium (Elektrolyt) als Bananen. Es enthält auch sechsmal mehr Vitamin C als Orangen, das die Kollagen- und Hyaluronsäureproduktion in der Haut ankurbelt, sodass sie strahlender wird.

Für verstärktes Entgiften: Täglich 1 TL Chlorella. Chlorella ist eine einzellige grüne Süßwasseralge. Sie stärkt die Immunabwehr, heilt und regeneriert Gewebe (einschließlich der Haut) und hilft beim Ausscheiden von Schwermetallen und Pestiziden. Eine Studie aus dem Jahr 2008, die in der Zeitschrift *Journal of Medicinal Food* veröffentlicht wurde, hat gezeigt, dass die tägliche Einnahme das Körperfett, das Gesamtcholesterin und die Blutglucosewerte reduziert. Vielleicht ist Chlorella das perfekte Nahrungsmittel gegen Schadstoffe.

Nach dem Workout: 1 TL Spirulina in einen Smoothie geben. Spirulina besteht zu 60–70 Prozent aus Protein. Dieses Protein ist viermal besser absorbierbar als das Protein in Rindfleisch. Nach dem Workout eingenommen unterstützt Spirulina die schnelle Erholung des Körpers und vermindert Muskelschmerzen. Spirulina ist eins der nahrhaftesten Superfoods und kann täglich genommen werden. Es ist reich an Omega-3-Fettsäuren, B-Vitaminen, dem Antioxidans Vitamin C, den fettlöslichen Vitaminen D und E sowie Kalium, Eisen, Kalzium und Zink.

Obwohl Superfoodpulver sich wie eine »Wunderpille« anhören, auf die wir gewartet haben, die beim Entgiften, Entschlacken und Abnehmen hilft, sollten sie nur ergänzend zu einer gesunden Ernährung eingenommen werden. Wenn man die Wahl hat, Geld für Obst und Gemüse in Bio-Qualität (oder auch konventionell angebaute, aber gesunde Nahrungsmittel) oder Superfoodpulver auszugeben, sollte man immer die Nahrungsmittel kaufen. Genau wie Multivitamintabletten machen Superfoodpulver nicht sofort zu einem gesunden Menschen, aber sie versorgen intensiv mit Nährstoffen.

DER UMGANG MIT EVENTUELL AUFTRETENDEN SYMPTOMEN

Bei manchen Menschen treten während des gesamten Detoxes keine negativen Symptome auf. Bei anderen schon, besonders während der ersten Tage. Denken Sie daran, dass das Auftreten von Müdigkeit, Kopfschmerzen, Hunger, Gereiztheit, Blähungen oder Übelkeit vollkommen normal ist und lediglich bedeutet, dass der Körper Abfallprodukte und Schadstoffe ausscheidet. Lassen Sie sich nicht entmutigen! Sehen Sie diese Symptome als positives Zeichen, dass Ihr Körper sich von innen heraus verändert. Alle Nebenwirkungen sollten nach 2–3 Tagen verschwunden sein. Hier einige Tipps, wie Sie damit umgehen können.

Müdigkeit

Der Detox bedeutet wahrscheinlich eine entscheidende Veränderung Ihrer normalen Ernährung. Daher kann man sich am Anfang etwas schwach und müde fühlen. Auf der anderen Seite fühlen Sie sich wahrscheinlich voll neuer Energie aufgrund der erhöhten Zufuhr von Vitaminen und Mineralstoffen.

Wenn Sie sich müde fühlen, stellen Sie sicher, dass Sie die Portionen vollständig aufessen. Stellen Sie auch sicher, dass Sie genug Wasser trinken, da Dehydrierung lethargisch machen kann. Eventuell benötigen Sie mehr Schlaf als gewöhnlich. Wenn Sie sich abgeschlagen fühlen, gehen Sie mindestens eine halbe Stunde früher zu Bett oder schlafen Sie morgens etwas länger. Gönnen Sie sich Ruhe, sodass Ihr Körper heilen und sich regenerieren kann. Wenn ich während des Detoxes Appetit auf Kaffee habe, liegt dies daran, dass ich nicht genug Wasser getrunken oder zu wenig gegessen habe. Ein Stück Obst oder etwas Salat ist der beste Weg, seine Energie zu steigern, ohne dass man einen Koffeinschub braucht.

Kopfschmerzen

Kopfschmerzen treten in den ersten 24 Stunden häufig auf. In der Regel ist der Grund der Verzicht auf Koffein, die am weitesten verbreitete Droge der Welt und die einzige Droge, die anderen Nahrungsmitteln zugesetzt wird. Wenn man seine tägliche Dosis nicht bekommt, rebelliert der Körper, und dies äußert sich in Kopfschmerzen.

Auch der Verzicht auf Zucker kann Kopfschmerzen auslösen, bei manchen Menschen sogar grippeähnliche Symptome. Zucker kann wie eine zerstörerische Droge wirken. Wenn Sie detoxen, eliminieren Sie drogenähnliche Substanzen aus dem Körper und Entzugserscheinungen sind normal.

Das Trinken von viel Wasser und regelmäßiger Stuhlgang können diese Kopfschmerzen lindern. Wenn sie während des Detoxes trotzdem auftreten, trinken Sie etwas grünen Tee, der eine sanftere Form des Koffeins enthält.

Immer noch Kopfschmerzen? Eventuell müssen Sie eine Kopfschmerztablette nehmen, aber dies sollte nur der letzte Ausweg sein. Denken Sie daran, detoxen kann schwierig sein, aber auch durch das Aushalten negativer Nebenwirkungen kann man sich besser fühlen. Kopfschmerzen sind unangenehm, aber woher kommen sie? Wenn es der Koffeinentzug ist, wird der temporäre Verzicht auf Kaffee und Ibuprofen Ihnen dabei helfen, in Zukunft ganz davon loszukommen.

Durchfall und Verstopfung

Tatsächlich ist es für viele Menschen vollkommen normal, während der ersten zwei Tage meines Detoxes an Verstopfung zu leiden, weil der Detox plötzlich zu einer vermehrten Aufnahme an Ballaststoffen führt, woran der Körper nicht gewöhnt ist. Dies ist ein weiterer Grund, warum es so entscheidend ist, dass man 2–3 Liter Wasser pro Tag trinkt. Wenn Sie während der ersten zwei Tage keinen Stuhlgang haben, empfehle ich rezeptfreies Magnesiumpulver, das unterstützend wirken kann. Wenn dies auch nicht hilft, ist Senna-Tee die natürliche Alternative zu aggressiven Abführmitteln. Eventuell kommt es auch zu Durchfall, wenn man seine Ernährung umstellt. Wenn der Durchfall stark und lang anhaltend ist (mehrere Tage), kontaktieren Sie Ihren Arzt, um ein behandlungsbedürftiges Problem auszuschließen. Aber machen Sie sich nicht zu große Sorgen. Die Nebenwirkungen sind vorübergehend und nur ein Zeichen dafür, dass sich Ihr Darm anpasst. Und noch einmal: Stellen Sie sicher, dass Sie die empfohlene Wassermenge trinken, um einen Flüssigkeitsverlust auszugleichen.

Blähungen

Weil die Zufuhr von Ballaststoffen erhöht wird – was vermehrt Wasser im Darm ansammelt – fühlen Sie sich eventuell aufgebläht. Paradoxerweise muss man sicherstellen, dass man viel Wasser trinkt – 8–10 Gläser oder 2–3 Liter pro Tag – damit die Nahrung durch den Darm bewegt wird, und um Blähungen zu vermeiden. Unser Darm kann sich gut anpassen und in einigen Tagen werden Sie feststellen, dass das Aufgeblähtsein und die Blähungen zurückgehen. Am Tag 4 werden Sie mit mehr Energie aufwachen und einem flachen Bikini-Bauch.

Hunger

Sie sollten keinen übermäßigen Hunger oder Heißhunger verspüren, weil Sie so viel sättigende Nahrung aufnehmen (im Gegensatz zu Entgiftungskuren, bei denen nur Flüssigkeiten erlaubt sind). Aber wenn Sie einmal hungrig sind, essen Sie einfach mehr gekochtes oder rohes

Gemüse. Stellen Sie auch sicher, dass Sie ausreichend Wasser zu sich nehmen, da Hunger oft ein Zeichen für Dehydrierung ist.

Ich habe festgestellt, dass immer, wenn ich während des Detoxes Heißhunger hatte, die Mahlzeiten zu weit auseinander lagen. Anders ausgedrückt: Wenn man versucht eine Mahlzeit auszulassen, sie zu verändern (wie z. B. Obst oder Bohnen weglassen, weil sie Kohlenhydrate enthalten) oder die Portion zu verkleinern, geht der Schuss oft nach hinten los und kann zu unkontrolliertem Essen führen.

Gereiztheit

Der Verzicht auf Koffein oder Zucker kann unruhig, gereizt oder übellaunig machen. Zur Entspannung empfehle ich die folgende Atem-Meditation, weil sie beim Beruhigen hilft und ungesunde Emotionen lindert: Alles, was Sie machen müssen, ist die Augen zu schließen (sobald Sie sich an den Text erinnern können – dies kann allerdings etwas Übung erfordern) und bei jedem Ein- und Ausatmen leise die folgenden Worte sagen. Beim Einatmen atmen Sie tief in den Körper hinein, dann loslassen und tief ausatmen.

> Einatmen: Denken oder sagen Sie »Liebe«.
> Ausatmen: Denken oder sagen Sie »Hass«.
> Einatmen: Denken oder sagen Sie »Stärke«.
> Ausatmen: Denken oder sagen Sie »Schwäche«.
> Einatmen: Denken oder sagen Sie »glücklich«.
> Ausatmen: Denken oder sagen Sie »Kummer«.
> Einatmen: Denken oder sagen Sie »Glück«.
> Ausatmen: Denken oder sagen Sie »Sorgen«.
> Einatmen: Denken oder sagen Sie: »Zufriedenheit«.
> Ausatmen Denken oder sagen Sie »Enttäuschung«.

Ich schlage vor, dass Sie den Detox einmal pro Monat machen. Auf diese Weise befreien Sie Ihren Körper von Toxinen, die eventuell wieder über die Nahrung, die Umwelt oder durch den Lifestyle aufgenommen wurden und sich im Körper angereichert haben. Leider sind wir immer noch Umweltgiften ausgesetzt, und das monatliche Entgiften kann schützen und beim Abnehmen helfen.

KAPITEL 7

DETOX FÜR MÄNNER

Ich wollte mich noch mal melden und sagen, dass ich seit deinem Detox auf dem Pfad der Tugend geblieben bin und mich gesund ernährt und dreimal pro Woche Sport gemacht habe. Ich habe mich sogar zum Marathon angemeldet! Es war genau der positive Kick-Start, den ich brauchte. Vielen Dank für die Ratschläge und die Ermutigung.

—James

Dieses Kapitel richtet sich an Männer, aber nicht nur an sie. Ehefrauen, Schwestern, Mütter und Freundinnen – Sie sind alle auch herzlich eingeladen dieses Kapitel zu lesen, besonders wenn Sie den Mann in Ihrem Leben beim Entgiften unterstützen oder den Detox mit ihm zusammen machen möchten.

Also: Wahrscheinlich haltet ihr nicht viel vom Entgiften. Das hört sich zu anstrengend an, und ihr macht euch Sorgen, dass ihr am Ende der 5 Tage verhungert seid. Oder vielleicht seid ihr auch ein bisschen neugierig, worum es eigentlich geht. Sieht man das Ergebnis? Kann man immer noch Muskeln aufbauen? Ist der Mann immer noch ein Mann? Die Antwort ist kurz: Ja, ja und ja. Und besonders Männer profitieren vom Entgiften. Ich werde einige harte wissenschaftliche Beweise anführen, um zu zeigen, dass Entgiften nicht nur sicher, sondern auch *gesund* ist.

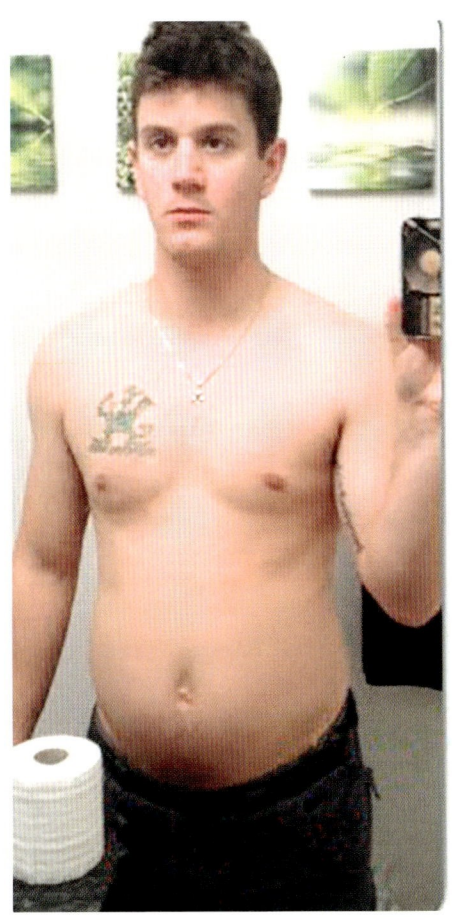 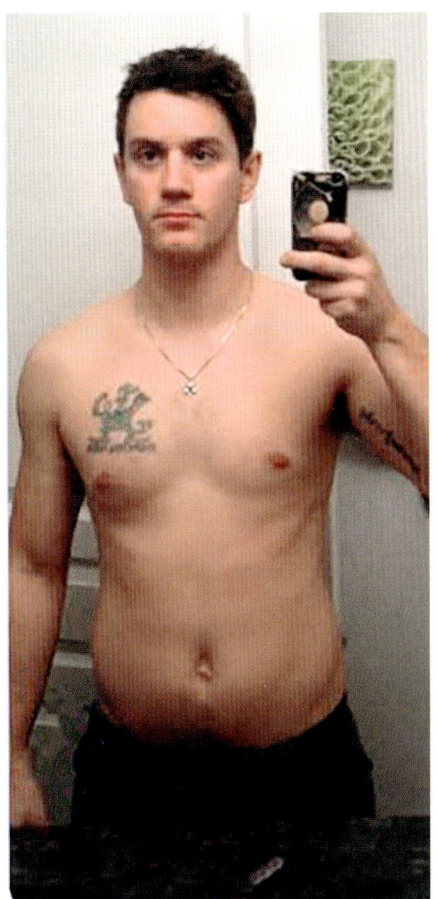

EVENTUELL VERLIEREN SIE MEHR ALS DIE TYPISCHEN 5 PFUND IN 5 TAGEN

Die Körper von Mann und Frau unterscheiden sich (tatsächlich?), und Männer nehmen schneller ab als Frauen. Ich habe schon gesehen, dass Männer in 5 Tagen 13 Pfund abnehmen (und manchmal sogar mehr). Männer nehmen nicht nur schneller ab als Frauen, sondern halten ihr Gewicht auch länger, so eine Studie, die im American Journal of Men's Health im Jahr 2015 veröffentlicht wurde, bei der die untersuchten Männer einen Gewichtsverlust von 10 Pfund über einen Zeitraum von einem Jahr gehalten haben, die Frauen aber wieder zunahmen. Die Männer waren so erfolgreich, weil sie mehr Sport trieben und weniger schlechte Fette aßen, wohingegen sich die Frauen professionellen Abnehmgruppen angeschlossen hatten, verschreibungspflichtige Diätpillen einnahmen und irgendwelche Modediäten probierten (offensichtlich hat nichts davon richtig funktioniert, besonders nicht, um das Gewicht zu halten.) Warum ein solch großer Unterschied?

Männer haben generell mehr Muskeln als Frauen, und diese Muskeln verbrennen mehr Kalorien, weil sie metabolisch aktiv sind. Mehr Muskeln haben heißt mehr Fett wird verbrannt. Jedes Pfund Muskeln kann ca. 50 Kalorien pro Tag verbrennen. Das bedeutet, dass bei fünf Pfund mehr Muskelmasse 250 Kalorien extra verbrannt werden. Und das, ohne Sport zu machen oder aufzupassen, was man isst.

Eine Randbemerkung für Frauen: Beachten Sie, was ich gerade gesagt habe. Muskeln sind dichter als Fett, was zu dem spannkräftigen-straffen Aussehen führt, das wir alle wollen. Die richtige Ernährung in Kombination mit Gewichtheben oder Krafttraining ohne Gewichte, statt nur Kardio-Workout, intensiviert den Stoffwechsel, verbrennt mehr Fett und hilft dabei, den Körper zu bekommen, den man sich wünscht! Zweitens, Männer haben in der Regel weniger Körperfett als Frauen und verlieren es schneller, aber das Fett, das Männer ansetzen, wollen wir etwas näher betrachten.

Es gibt zwei verschiedene Arten von Körperfett: Subkutanes Fett und viszerales Bauchfett. Beide haben eine unterschiedliche Wirkung auf den Körper. Subkutanes Fett ist über den gesamten Körper verteilt, aber das meiste sitzt auf den Hüften, Oberschenkeln und Pobacken. Wie der Name schon andeutet, befindet es sich direkt unter der Haut. Es ist genau das Fett, das »schwabbelt«, wenn wir gehen, oder aus der Hose quillt, wenn wir eine enge Jeans tragen. Es ist äußerst schwierig loszuwerden. Aber keine Sorge. Man kann es mit ballaststoffreichen Nahrungsmitteln wie Obst und Gemüse bekämpfen. Dadurch, dass diese Nahrungsmittel Abfallprodukte aus dem Körper entfernen, befreien sie den Körper auch von Obesogenen, die einen dick bleiben lassen.

Viszerales Bauchfett ist einfach ein komplizierter Name für einen dicken Bauch. Subkutanes Fett ist eher ein kosmetisches Problem, aber viszerales Fett kann gefährlich sein. Es ist verantwortlich für kardiovaskuläre Krankheiten, Diabetes vom Typ 2, Alzheimer und andere schwere Krankheiten. Eine im *Journal of the American College of Cardiology* veröffentlichte Analyse untersuchte Daten von mehr als 15.900 Personen mit Herzerkrankung und fand heraus, dass diejenigen mit zu viel viszeralem Fett – aber ansonsten normalem Körpergewicht – das doppelte Risiko hatten, vorzeitig zu sterben. Schlechte Nachrichten über das viszerale Fett:

Ihr Männer, leider habt ihr mehr davon als wir Frauen. Die gute Nachricht: Man verliert es schneller, besonders mit einer gesunden Ernährung und Sport. Wenn Sie sich viel bewegen, das Junkfood weglassen und sich gut ernähren, können Sie es schnell loswerden und gleichzeitig etwas für Ihre Gesundheit tun.

Je mehr lösliche Ballaststoffe, desto besser wird das viszerale Fett abgebaut. Lösliche Ballaststoffe binden Wasser und bilden ein Gel im Magen, sodass man sich satt fühlt. Eine Studie über 5 Jahre, bei 1114 Personen, die im Jahr 2011 in der Online-Zeitschrift *Obesity* veröffentlicht wurde, ergab, dass eine erhöhte Aufnahme löslicher Ballaststoffe durch den täglichen Verzehr von Nüssen, Obst und Hülsenfrüchten die Ansammlung von viszeralem Fett bei den Studienteilnehmern um 37 % senkte. Meine Entgiftungskur ist genau, was Sie brauchen: Äpfel, Bohnen und andere Hülsenfrüchte, Brokkoli, Kohl, Karotten, Nüsse und grünes Blattgemüse.

ENTGIFTET!

Ich habe letzte Woche den Detox mit meinem Vater zusammen gemacht (der ziemlich übergewichtig ist) und wir waren begeistert von dem Ergebnis. Papa hat fast 16 Pfund in ca. 9 Tagen verloren (er hat den Detox weitergemacht, weil ihm das Essen so gut geschmeckt hat). Und ich habe 4,5 Pfund verloren. Der Detox war so viel einfacher, als ich dachte, und ich schlafe viel besser!

—Ruby M.

MAN KANN SCHNELLER MUSKELN AUFBAUEN

Ich weiß, was Sie jetzt denken und mich fragen wollen: Verliere ich beim Detox Muskeln? Nein, ganz im Gegenteil. Wenn Sie Ihren Stoffwechsel optimieren möchten und das Muskelwachstum unterstützen wollen, und ich weiß, dass Sie genau das möchten, muss Ihr Körperinneres sauber sein. Ich kann es nicht oft genug sagen.

Stellen Sie sich mal vor, Sie haben sich endlich den Sportwagen kaufen können, von dem Sie schon als Kind geträumt haben. Dies ist Ihr *Baby*. Würden Sie Normalbenzin tanken, wenn der Wagen doch – mindestens – Super Plus braucht? Nein, das würden Sie nicht, denn damit würden Sie die Leistung vermindern, von der Lebensdauer ganz zu schweigen. Ihr Körper funktioniert ähnlich.

Wie bereits erwähnt, ist die Leber das Hauptorgan beim Entgiften, aber sie spielt auch eine Rolle bei den Reaktionen, die direkten Einfluss auf das Wachstum des Muskelgewebes haben. Ihr Immunsystem spielt hier auch eine wichtige Rolle; ein gesundes Immunsystem unterstützt die Regeneration und das Muskelwachstum nach dem Training. Wenn Sie entgiften, reduzieren Sie die Schadstoffbelastung der Leber und des Immunsystems. Daher können beide Systeme mehr Energie und Ressourcen zur Reparatur der sportbedingten Muskelschäden (Muskelkater) umleiten und das Gewebe effektiver mit Nährstoffen versorgen, sodass die Muskeln besser wachsen.

Sie werden sehr viele ballaststoffreiche pflanzliche Nahrungsmittel verzehren. Die Ballaststoffe sorgen dafür, dass Nahrung und Abfall schnell durch den Gastrointestinaltrakt bewegt werden und Toxine aus dem System ausgeschieden werden, sodass Sie sich schneller vom Workout erholen können. Eine bessere Erholung führt zu verbessertem Muskelwachstum.

Sobald Sie mehr Gemüse essen, arbeitet Ihr Verdauungssystem besser, und Sie verlieren Ihr Übergewicht schneller. Eine Verstopfung wäre natürlich kontraproduktiv. Mit dem Gemüse kommt auch weniger aufschwemmendes Natrium in den Körper, ein weiterer Vorteil. *Mehr Ballaststoffe plus weniger Natrium bedeutet sichtbar definierte Muskeln in nur fünf Tagen.*

Es ist wichtig, 3 Liter Wasser am Tag zu trinken, damit das Fett abgebaut wird und nicht die fettfreie Körpermasse. Wasser ist eins der Nahrungsmittel, die beim Muskelaufbau eine entscheidende Rolle spielen. Ich kann es nicht oft genug betonen: Wasser verdünnt Toxine, löst sie auf und hilft beim Ausscheiden der Schadstoffe, die sonst die Immunfunktion, die Erholung und den Muskelaufbau behindern würden.

Kurz gesagt: Werden Sie die Schadstoffe los und Ihr Körper kann besser Muskeln aufbauen und Fett abbauen. Die Entgiftung, dazu mit richtiger und unverfälschter Nahrung, ist ideal für Männer, die sich mehr Muskeln wünschen.

BESSERER SEX

Ich habe mir schon gedacht, dass Sie dies interessiert.

Die Ernährung spielt bei der Virilität eine entscheidende Rolle. Sie verbessert die Durchblutung, sodass jedes Organ, auch das eine, besser mit Blut versorgt wird. Darüber hinaus erhöhen sich Energie und Durchhaltevermögen. Besonders Erektile Dysfunktion (ED) ist mit Durchblutungsproblemen assoziiert; daher ist eine Ernährung, von der insbesondere das Herz und die Blutgefäße profitieren, besonders wichtig. Pflanzliche Lebensmittel liefern Antioxidantien, die die Oxidation von Fetten und das Verstopfen der Blutgefäße verhindern, einschließlich derjenigen, die den Penis mit Blut versorgen.

Ich will nicht neugierig erscheinen, aber hat Ihre Libido gerade einen Tiefpunkt oder nachgelassen? Dafür kann es mehrere Gründe geben. Einmal kann ein Absinken männlicher Hormone im Alter eine Rolle spielen – dies sollte mit einem Arzt abgeklärt werden. Aber eine verringerte Libido ist nicht immer auf die Hormone zurückzuführen. Vielleicht haben auch die paar Pfunde zu viel Schuld – und ich spreche nicht über starkes Übergewicht. Schon eine geringe Gewichtszunahme kann zu neurologischen und psychischen Problemen führen, zu Kreislaufproblemen, Durchblutungsstörungen, und letztlich die Fortpflanzungsfähigkeit beeinträchtigen. Depressionen, Reflux, Schlafapnoe, Kopfschmerzen, verminderte Libido und Asthma sind mögliche Folgen. Wenn das Übergewicht erst krankhaft ist, steigt das Risiko auf Unfruchtbarkeit, erektile Dysfunktion, Schlaganfall, Herzinfarkt, Nierenkrebs und Gallensteine dramatisch an.

Auch psychische Probleme können eine Rolle spielen. Vielleicht sind Sie es auch nur leid, übergewichtig zu sein, und das geht Ihnen nun auch wieder auf die Nerven. Aber warum sollte man Viagra nehmen, wenn man auch Gemüse, Obst, Kräuter und Gewürze essen kann? Pflanzliche Nahrungsmittel sind lecker und stecken voller Vitalstoffe, die das Sexleben erheblich beleben können.

> Solange es in Ihrem Leben noch Leidenschaft und Lust gibt, kann die richtige Ernährung dabei helfen, die Libido zu steigern. Hier folgen einige Dinge, von denen man mehr essen sollte:

- Eier, ein Symbol der Fruchtbarkeit seit Urzeiten; sie sind reich an Protein und Vitamin A, die der Körper für die Produktion der Sexualhormone benötigt.
- Himbeeren enthalten Zink, das die Voraussetzung für die Spermienproduktion ist und Vitamin C, welches das Immunsystem ankurbelt (keiner will krank sein, wenn es zur Sache geht). Himbeeren sind nicht nur unglaublich saftig, lecker und süß, sie helfen auch bei der Behandlung von erektiler Dysfunktion durch die Verbesserung des Blutflusses.
- Rote Bete sorgt für Stickstoffmonoxid im Blut, erweitert die Blutgefäße, verstärkt die Durchblutung und setzt die Erektion in Gang.
- Mandeln enthalten Selen, das die Fruchtbarkeit unterstützt; der Mineralstoff Zink ist notwendig für die Produktion von Sexualhormonen bei Männern und steigert die Libido; und von Vitamin E profitiert die Herzgesundheit. Omega-3-Fettsäuren helfen den Blutfluss zu steigern.
- Zimt unterstützt nicht nur den Blutkreislauf, sondern ist auch eine gute Alternative zu Zucker – dem größten Libido-Killer aller Zeiten.
- Basilikum ist als Liebeskraut bekannt, es hat den Ruf, das sexuelle Verlangen von Männern allein durch seinen Duft zu steigern. Basilikum besitzt entzündungshemmende Eigenschaften, die abschwellend an Körperstellen wirken, die kleiner werden sollen, und somit den Blutfluss zu den Teilen steigern, die größer werden sollen.
- Man könnte Knoblauch durchaus als sexfeindlich betrachten, aber das Gegenteil ist der Fall. Knoblauch enthält die Phytochemikalie Allicin, die auch den Blutfluss zu den Organen steigert. Ein gesteigerter Blutfluss bedeutet mehr Gefühlsintensität. Zwei Fliegen mit einer Klappe: gut für die Gesundheit und das Sexualleben.
- Versuchen Sie auch das Superfoodpulver Maca – es wirkt libidosteigernd. Einfach etwas Maca in den Smoothie und ab geht die Post!

ANDERE POSITIVE WIRKUNGEN AUF DIE GESUNDHEIT

Viele von euch Männern essen wahrscheinlich Fleisch und trinken Bier und Protein-Shakes, die alle drei sehr sauer sind. Eine saure Ernährung fördert Entzündungen, und auf lange Sicht kann dies zu Herzkrankheiten, verschiedenen Krebsarten, schlechter Haut, Verdauungsproblemen, Blähungen und vermindertem Haarwachstum führen. An der Spitze stehen die Herzerkrankungen.

Herzerkrankungen sind immer noch die Haupttodesursache in den USA. Daran ist hauptsächlich die westliche Ernährung schuld, die reich an Schadstoffen, gesättigten Fetten und Cholesterin aus Fleisch, Milchprodukten und Fastfood ist. Fleisch ist eins der sauersten Nahrungsmittel, und Männer essen viel davon. Je nachdem, wie es zubereitet oder auf den Tisch gebracht wird, kann Fleisch mit Salz, Zucker, Soße und noch mehr überladen sein. Wenn es kein Fleisch in Bio-Qualität ist, kann es auch noch Hormone enthalten, die die Fähigkeit des Körpers, Fett zu verbrennen, beeinträchtigen. Ersetzen Sie fleisch- und fetthaltige Lebensmittel durch Obst und Gemüse. Sie besitzen entgiftende Antioxidantien und Phytochemikalien, die das Herz und die Arterien schützen. Darüber hinaus schaffen sie eine alkalische Umgebung im Körper, was die Reparatur, das Wachstum und die Erholung von Muskeln fördert. Und pflanzliche Nahrungsmittel enthalten weder gesättigte Fette noch Cholesterin.

Machen Sie sich keine Sorgen über das Protein, bei meinem Detox erhalten Sie ausreichende Mengen in Form von Bohnen, Hülsenfrüchten, Quinoa und Eiern. Ich weiß, dass es sich nicht ideal anhört, aber vertrauen Sie mir – Sie werden vielleicht am Ende der Woche Ihr Fleisch vermissen, aber sich besser fühlen, als Sie sich vielleicht jemals gefühlt haben. Ich versuche nicht, aus Ihnen einen Vegetarier oder Veganer zu machen – das ist ganz allein Ihre persönliche Entscheidung. Beim Detox essen Sie kein Fleisch, aber danach dürfen Sie es – in Maßen. Ich zeige Ihnen, wie Sie hochwertiges Fleisch in Bio-Qualität wieder in Ihre Mahlzeiten aufnehmen können.

Nun zum Bier. Bier ist sehr zuckerhaltig (wie viele alkoholische Getränke) und kann daher einen Hunger auf Süßes auslösen. Wer dem nachgibt, nimmt zu viele leere Kalorien auf. Und gemäß einem 2004 in Drug Metabolism and Disposition erschienenen Bericht ist Hopfen reich an Phytoöstrogenen.

Phytoöstrogene sind natürliche Stoffe, die im Körper die weiblichen Hormone nachahmen. Ich sage dies nur, weil Männer, die Östrogene einnehmen, potenziell einer Feminisierung ausgesetzt sind und z. B. Brüste entwickeln. Und ich bin mir sicher, dass Sie das nicht wollen! Bier kann Ihrem Körper auch Mineralstoffe wie Kalzium, Magnesium, Kalium und Phosphor rauben, die in jeder Weise wichtig für die Muskeln sind.

Trinken Sie viele Protein-Shakes, um Muskeln aufzubauen? Eine schlechte Strategie! Wie bereits erwähnt, sind viele dieser Nahrungsergänzungsmittel stark verarbeitet und enthalten Milchprodukte, Zucker oder künstlichen Zucker. Eine hohe Schadstoffkonzentration kann der Grund für Gewichtszunahme, Erkältungen, Allergien, Hautveränderungen, Kopfschmerzen und eine eingeschränkte Immunabwehr sein. Milchprodukte wirken auch schleimbildend. Sie verlangsamen die Leberfunktion, verursachen Blähungen und verursachen Schnarchen.

Immer noch nicht überzeugt? Wie sieht Ihr Tagesablauf aus? Trinken Sie Kaffee? Wenn Sie morgens aufwachen, brauchen Sie dann als Erstes einen Kaffee und trinken Sie auch über den Tag verteilt mehrere Tassen? Nehmen Sie an vielen Geschäftsessen teil, bei denen Alkohol getrunken wird? Arbeiten Sie zu viel? Dann *brauchen* Sie diesen Detox. Ihre Lebensweise ruiniert Ihren Körper. Sie leiden an einer schweren Form der Nebennierenschwäche (adrenal fatigue). Sie wollen Beweise? Machen Sie den Test – was trifft auf Sie zu?

ICH ...

- ... bin oft grundlos müde;
- ... schlafe nicht gut;
- ... werde morgens nicht richtig wach;
- ... bin ab 18:00 Uhr zu nichts mehr zu gebrauchen;
- ... werde oft krank;
- ... bin deprimiert;
- ... habe Heißhunger auf Kaffee, Alkohol, Salz, Zucker oder Drogen.

Wenn eine oder mehr Aussagen auf Sie zutreffen, dann ist es Zeit für eine Veränderung. Vertrauen Sie mir, dieser Detox kann Ihre Gesundheit und Ihren Körper retten.

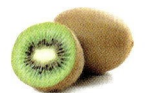

Hinweis von Nikki: Tipp für Männer

Wenn Sie diese einfachen Tipps befolgen, erhalten Sie Ihre Muskelmasse, verlieren Körperfett und entgiften Ihren Körper:

- Ernähren Sie sich gesund und pflanzlich. So verlieren Sie Gewicht, stärken Ihre Gesundheit, verbessern Ihre Durchblutung und steigern Ihre Libido.
- Trinken Sie ausreichend Wasser (3 Liter täglich).
- Wenn Sie den Detox machen, denken Sie daran: keinen Zucker, kein Koffein und keinen Alkohol. Vermeiden Sie wenn möglich gesellschaftliche Verpflichtungen in den nächsten fünf Tagen.
- Reduzieren Sie Ihren Salzkonsum, sodass Ihr Körper Flüssigkeit ausscheiden kann.

SIE WERDEN SATT SEIN

Ich glaube, wovor viele Männer sich beim Entgiften fürchten, ist, dass sie den ganzen Tag Hunger haben – besonders, da sie Frauen kennen, die schlechte Laune haben, weil sie ständig auf Diät sind. Denken Sie genau das?

Keine Sorge. Sie werden keinen Hunger verspüren. Dies ist keine Fastenkur oder Flüssigdiät – beide können wie eine Schockbehandlung wirken, und man fühlt sich schlapp und kraftlos. Sie werden fünfmal am Tag essen. Die pflanzlichen Proteine machen so satt, dass Sie nicht einmal alles werden essen können, das aufgelistet ist. Und Sie wählen Nahrungsmittel aus, die die natürliche Entgiftung Ihres Körpers unterstützen, und Sie vermeiden solche, die schädliche Stoffe enthalten.

Es wird nicht unangenehm werden, das verspreche ich – ganz im Gegenteil.

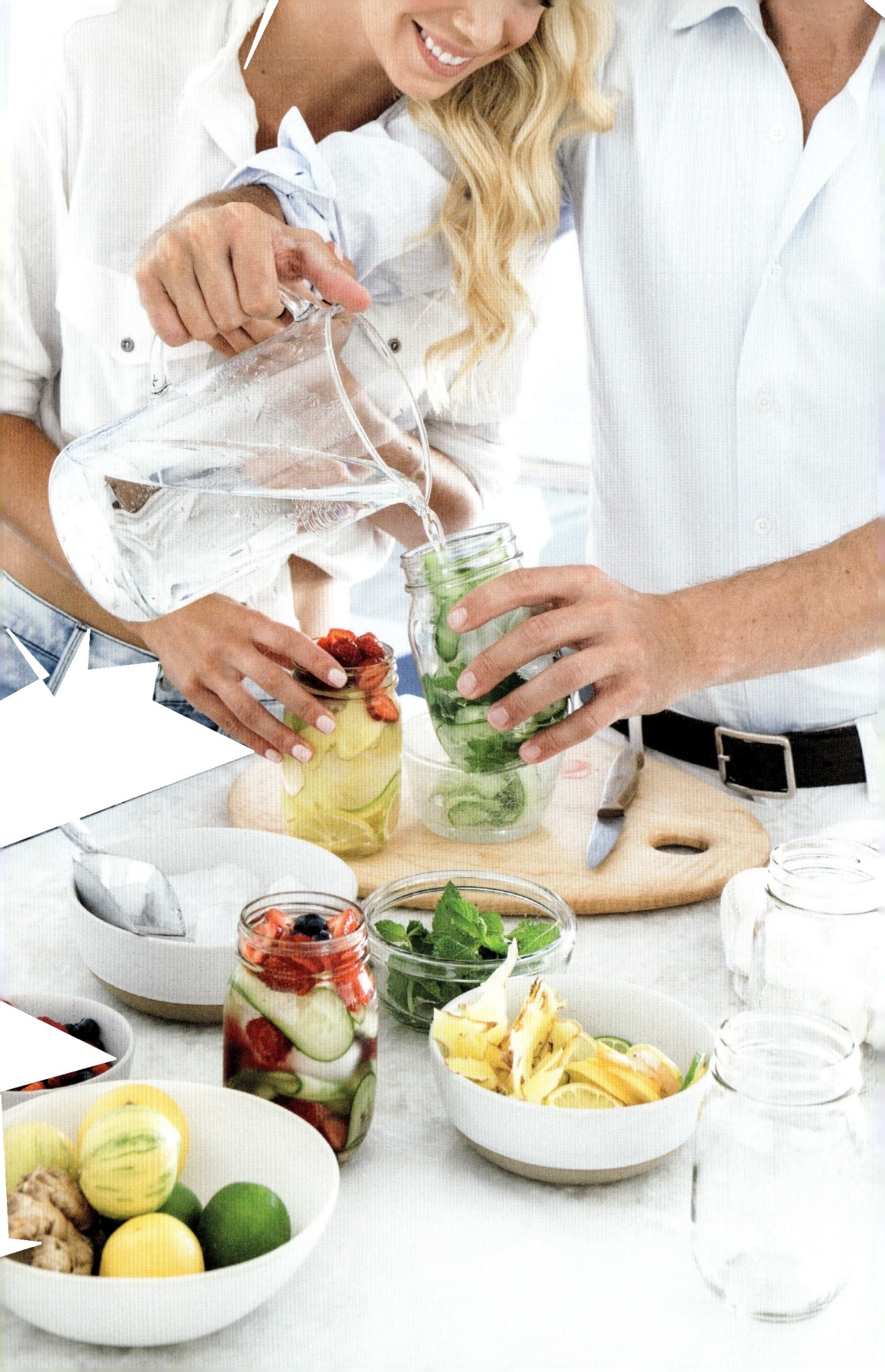

SIE DÜRFEN MEHR ESSEN

Sie müssen sich auch nicht mit Frauen-Portionen begnügen; Sie brauchen größere. Sie erhalten doppelt so viel an Linsen, Quinoa und schwarzen Bohnen, mehr Gemüse, und zum Frühstück oder zum Snack eine zusätzliche Handvoll Mandeln. Wichtig (ich weiß, ich wiederhole mich): Stellen Sie sicher, dass Sie täglich ausreichende Mengen Wasser zu sich nehmen.

Wenn Ihnen der gleichzeitige Verzicht auf zu viele Dinge schwerfällt, dann essen Sie ein paar Tage lang nur das Detox-Frühstück, und reduzieren Sie langsam Ihren Kaffee- und Alkoholkonsum und verzichten Sie auf Fertiggerichte, dann nehmen Sie das Mittagessen hinzu und irgendwann das Abendessen. Nachdem Sie sich auf diese Art langsam an den Detox gewöhnt haben, sind Sie bereit für den kompletten Detox. Das Ziel ist, sich langsam von bestimmten Dingen zu entwöhnen und

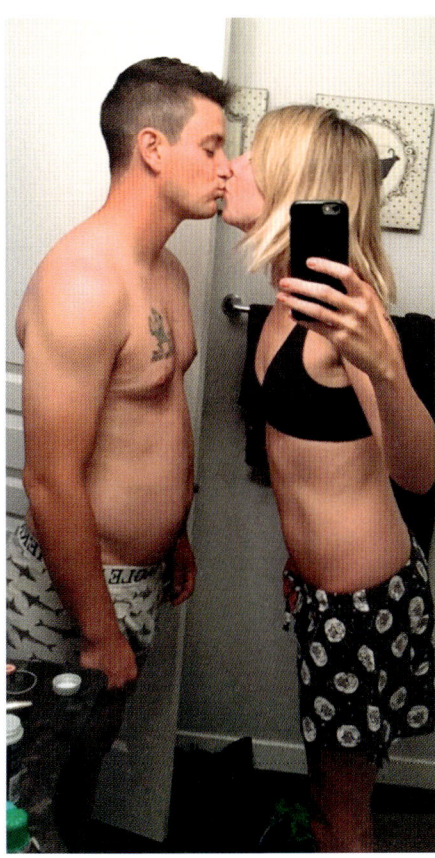
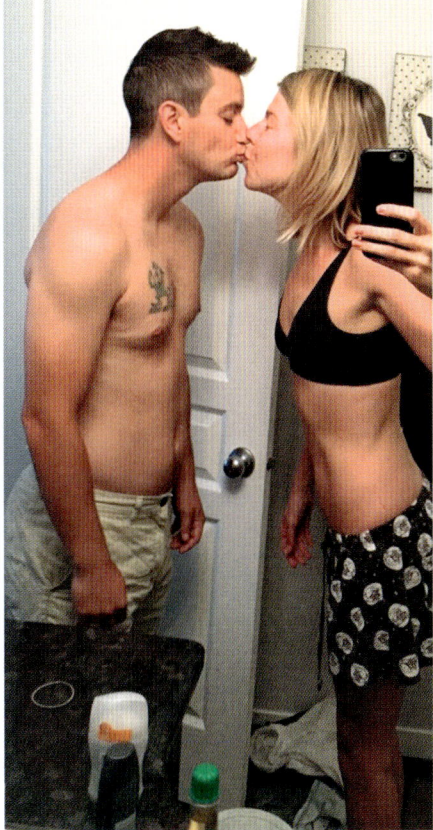

den Wunsch nach gesünderen Alternativen zu wecken. Wenn Sie sich absolut sicher sind, dass Sie nicht sofort auf Kaffee verzichten können, aber mit allem anderen gut klarkommen, dann versuchen Sie es! Ich möchte nicht, dass Sie aufhören, weil es zu schwirig ist und es dann nie wieder probieren, weil Sie sich schlecht oder als Versager fühlen – es geht nicht darum, sich besser zu fühlen und nicht darum, perfekt zu sein. Ich möchte einfach, dass Sie dem Detox eine Chance geben, auch wenn dies bedeutet, dass Sie einige der Regeln vorerst an Ihren Lebensstil anpassen müssen.

Jedes Rezept in Kapitel 8 gibt auch die größeren Portionen an, sodass Sie genau wissen, wie viel Sie während der fünf Tage des Entgiftens essen werden. Ich weiß, dass Sie zufrieden damit sein werden, wie Sie sich in weniger als einer Woche fühlen und wie Sie aussehen werden.

SCHLUSSWORT AN DIE MÄNNER

Befolgen Sie meinen Detox und Sie werden es besser zu würdigen wissen, was die Frau in ihrem Leben auf sich nimmt, um gesund und attraktiv zu bleiben. Sie lernen viele Tricks, die wirklich funktionieren – auch bei Ihnen.

Ziehen Sie in Erwägung, zusammen mit Ihrer Partnerin zu entgiften; dieses gemeinsame Erlebnis kann verbinden, wenn man Erkenntnisse und Ergebnisse vergleichen. Ihre Beziehung wird durch die gegenseitige Unterstützung gestärkt, und man kann sich gegenseitig ermutigen. Entgiften kann zu überraschenden Ergebnisse führen und gesund für den Körper und die Beziehung sein.

Ihr Körper – und die Frau Ihres Lebens – wird es Ihnen danken.

KAPITEL 8

KOCHEN UND ENTGIFTEN
DIE DETOX-REZEPTE

Mein Mann und ich haben Ihren Detox gemacht, und die Ergebnisse sind fantastisch. Wir beide haben so viel mehr Energie und fühlen uns leichter! Ich habe 5 Pfund und mein Mann hat 10 Pfund verloren.

—Kirsten

Wenden wir uns nun dem Instrumentarium zu, das wir für unsere Entgiftung verwenden – ein kräftiges Frühstück, leckere Snacks, vollwertige Gaumenschmeichler mittags und abends. Die Rezepte sind dazu angetan, dass Ihnen Ihre neue Ernährungsweise gefallen könnte. Es werden keine verarbeiteten Nahrungsmittel verwendet, kein Zucker, kein Salz und keine Geschmacksverstärker, sondern nur gesunde Nahrungsmittel voller Vitamine, Mineralstoffe, Antioxidantien und Ballaststoffe, die Ihrem Körper seine Gesundheit zurückgeben, der Verdauung helfen und das Immunsystem stärken. Da ich Kräuter und Gewürze in einzigartiger Kombination verwende, werden Sie Salz oder Zucker überhaupt nicht vermissen. Diese Rezepte sind so nahrhaft und ausgewogen, dass Sie keinen Hunger oder Heißhunger irgendeiner Art verspüren werden.

Jedes einzelne Rezept ist einfach und schnell, nicht nur für Meisterköche geeignet. Mit den richtigen Instrumenten geht es noch schneller. Wenn Sie mich vor ein paar Jahren gefragt hätten, wofür ich mein Geld ausgebe, hätte ich geantwortet: *Kleidung und Make-up*. Wenn Sie mich jetzt fragen, werden Sie ein leidenschaftliches »*Küchengeräte*« hören!

Süchtig danach bin ich nun auch wieder nicht; meine beiden Hände sind immer noch das wichtigste Instrument. Aber ich habe Spaß an Geräten und mag gern damit umgehen. Das sollte man auch tun, wenn man sich ein neues Gerät kauft. Ungenutzte oder kaum genutzte Utensilien gibt es in vielen Küchen und sie nehmen da nur Platz weg.

Für Smoothies, Säfte und pflanzenbasierte Mahlzeiten sind nun allerdings einige Geräte unerlässlich, die es wiederum in großer Vielfalt gibt. Die richtige Wahl zu treffen, nichts Unnötiges zu kaufen und nicht zu viel auszugeben, das ist da nicht einfach. Ich selbst habe fast alle Geräte ausprobiert und einige kann ich empfehlen. Besuchen Sie meine Website, dort weise ich auf Weiterentwicklungen und Neuentwicklungen der von mir bevorzugten Hersteller hin.

HOCHLEISTUNGSMIXER

Sie brauchen auf jeden Fall einen, um den Frühstück-Smoothie und Hummus zuzubereiten, aber ich verwende meinen auch für viele andere Dinge. Hochleistungsmixer sind unglaublich vielseitig einsetzbar und sie sind ideal für kleine Küchen. Man kann sie auch zur Herstellung von grünen oder Frucht-Smoothies, Suppen, Saucen und anderen Leckereien verwenden. Beim Mixen werden die Ballaststoffe in Obst und Gemüse nicht zerstört, die Voraussetzung für eine gesunde Darmflora. Günstige, gut funktionierende Mixer gibt es bereits für ca. 20 Euro; nehmen Sie ein Basismodell, um Ihren Körper mit Obst und Gemüse zu versorgen. Andererseits liebe ich meinen Vitamix, bin mir aber bewusst, dass dieses Gerät sehr teuer ist. Mir ist er jeden Cent wert, und wenn Sie den Schritt wagen wollen, man kann ihn auch auf Raten kaufen. Denken Sie daran, dass ein Mixer andere Ergebnisse liefert als eine Küchenmaschine. Die Hauptaufgabe eines Mixers ist es, weiche Nahrungsmittel oder Flüssigkeiten zu mixen; eine Küchenmaschine hingegen kann weiche und harte Nahrungsmittel schneiden, reiben, raspeln und mixen. Daher empfehle ich beide oder ein Kombi-Modell.

KÜCHENMASCHINE

Eine Küchenmaschine erledigt alle Routinearbeiten in der Küche – Nüsse hacken, Karotten raspeln, Gemüse pürieren usw. Wenn Sie erst sehen, wie vielseitig Ihre Küchenmaschine ist und wie leicht alles geht, wird sie Ihnen rasch ans Herz wachsen.

Ich habe verschiedene Marken ausprobiert – günstige und Profi-Modelle, und jedes hat seine Vorteile. Einige Funktionen sind nicht unbedingt notwendig, andere erleichtern das Leben, je nachdem, was man zubereitet oder in welchen Mengen. Es gibt Mini-Modelle, die Saucen rühren und kleine Mengen Nüsse hacken oder größere Modelle, die Gemüse schneiden, Teig kneten und Sahne schlagen. Mit den größeren ist es möglich, fast alles selbst herzustellen.

Die Preise liegen zwischen 100 Euro und mehr als 1.000 Euro. Qualität hat ihren Preis. In der Regel bezahlt man auch für einen stärkeren Motor. Die günstigeren Modelle haben nicht so viele Funktionen, aber wer sparen möchte, muss nicht viel Geld ausgeben. Wenn dies Ihre erste Küchenmaschine ist, wählen Sie ein günstigeres Modell, sodass man die Verwendung erlernen und herausfinden kann, wie oft man es eigentlich benutzt. Man kann nicht viel falsch machen. Meine Lieblingsmarke ist Cuisinart. KitchenAid und Kenwood sind auch gute Alternativen mit vielen Funktionen in unterschiedlichen Preissegmenten. Ein renommierter europäischer Hersteller ist Magimix, mit Geräten, die zwar eine Investition darstellen, aber eine, die sich lohnt.

Finden Sie heraus, welche Größe Sie brauchen. Wenn Sie nur Essen für eine oder zwei Personen zubereiten, ist eine 1,5-l-Küchenmaschine ideal. Für eine ganze Familie brauchen Sie ein größeres Gerät.

KOMBI-MODELL KÜCHENMASCHINE UND MIXER

Viele Küchenmaschinen sind neben den regulären Funktionen heutzutage stark genug, um Nahrungsmittel zu Smoothies und Suppen zu verarbeiten. Einige besitzen eine eingebaute Mixer-Funktion, andere werden mit einem Mixer-Aufsatz verkauft. Ein Kombi-Gerät ist eine gute

Anschaffung, da es zwei Geräte ersetzt. Der einzige Nachteil ist, dass der Blender nicht ganz so stark ist wie ein einfacher Blender.

Multifunktionsgeräte sind ideal, wenn man noch nicht viel Erfahrung mit Küchengeräten hat. Damit kann man in Sekundenschnelle Salsa oder grüne Smoothies herstellen und gefrorene Bananen zerkleinern. Mit einem Kombi-Gerät sind Sie schon ziemlich komplett ausgestattet, und Sie sparen Geld gegenüber zwei einzelnen Geräten.

Die Geräte von Vitamix und Thermomix sind die Crème de la Crème, aber wie gesagt teuer. Ich besitze einen Vitamix und eine Cuisinart Elite Collection 3,5-l-Küchenmaschine. Der Foodmatic Personal Mixer ist ideal zum Herstellen von Mehl und Smoothies und zum Zerkleinern von Nüssen; ich hatte nicht so viel Glück beim Zubereiten von Bliss Balls, Bananen-Eis und Blumenkohlreis, aber es ist eine empfehlenswerte und günstige Maschine, die die meisten Nahrungsmittel verarbeiten und mixen kann.

ENTSAFTER

Wenn Sie vom 5-Tage-Real-Food-Detox zur Sharp Lifetime Diet übergehen, sollten Sie den Kauf eines Entsafters in Erwägung ziehen. Entsafter müssen nicht teuer sein, aber die etwas teureren Marken entziehen den Früchten und dem Gemüse mehr Saft, sodass der Nährwert Ihres Safts sich erhöht. Bevorzugen Sie grüne Säfte, also Gemüsesäfte. Reine Obstsäfte erhöhen den Blutzuckerspiegel, was zu einer erneuten Gewichtszunahme führen kann. Denken Sie auch daran, dass Saft als Ergänzungsmittel betrachtet werden sollte und nicht als Ersatz für eine Mahlzeit.

Es gibt zwei Arten von Entsaftern: Zentrifugenentsafter und Saftpressen. Zentrifugen zerkleinern Obst und Gemüse mit einer Klinge. Der Brei wird dann mit hoher Geschwindigkeit geschleudert, um den Saft von den Feststoffen zu trennen. Saftpressen zerdrücken das Obst oder Gemüse mit einem Aufsatz, sodass der Saft durch ein Sieb herausgedrückt wird, während das Fruchtfleisch über eine separate Öffnung abgeführt wird. Saftpressen erhalten wichtige pflanzliche Enzyme, die bei den hohen Geschwindigkeiten der Zentrifugalentsafter zerstört werden können. Saftpressen sind für die Verarbeitung von grünem Blattgemüse, Weizengras und lebenden Sprossen sehr gut geeignet, deren Fasern die Zentrifugen nicht so gut verarbeiten können. Dafür sind Zentrifugenentsafter ideal für Gurken, Sellerie, Obst und alles, was viel Wasser enthält.

Die manuelle Z-Star Hand-Saftpresse ist eine empfehlenswerte Saftpresse, und der Versapers Titanium 3G ist ein sehr guter elektrischer Entsafter. Je öfter Sie Ihre Küchengeräte verwenden, desto mehr lohnt sich eine größere Investition.

Entsafter nehmen viel Raum in der Küche ein und sind oft nur schwierig zu reinigen, aber wie will man sonst an frischen Saft kommen?

BESTECK UND GESCHIRR

Gute Messer gehören zur Grundausstattung. Gute Messer müssen nicht teuer sein, aber man braucht ein exzellentes Gemüsemesser, ein Kochmesser und ein Tranchiermesser, damit Kochen Spaß macht. Man muss nicht das teuerste kaufen (die für 20 Euro sind auch gut), aber die allerbilligsten sollte man vermeiden. Meine Favoriten sind Maxwell & Williams und KitchenAid.

Und noch etwas: Auch das Geschirr ist entscheidend. Geschirr kann die Mahlzeiten verschönern und das Gericht attraktiver erscheinen lassen. Ich empfehle, das Essen auf weißen Tellern anzurichten, damit die Farben besser zur Geltung kommen. Verwenden Sie kleinere Teller, um die Portionen größer erscheinen zu lassen.

SPIRALSCHNEIDER

Der Spiralschneider ist der wahr gewordene Traum jedes Gemüseliebhabers, der rohe Früchte und Gemüse wie Zucchini, Karotten und Gurken in spaghettiartige Bänder oder Nudeln verwandelt. Einen guten Spiralschneider bekommt man z. B. von Lurch für ca. 30 Euro. Wenn Sie

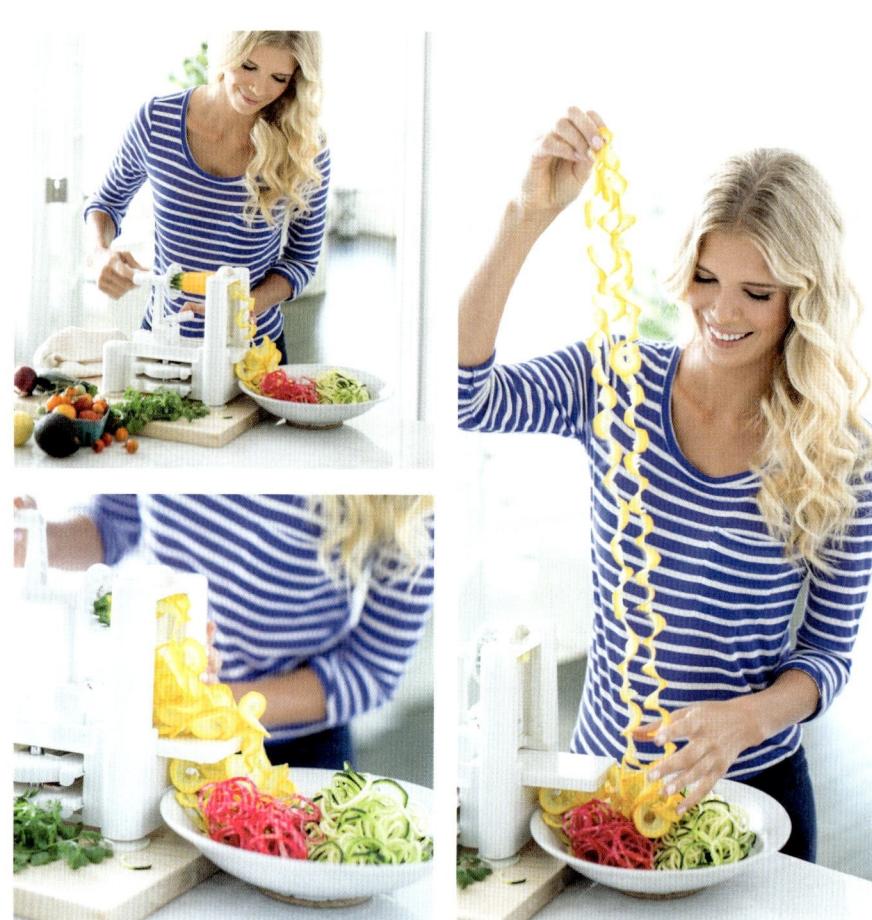

Kinder (oder einen Ehemann) haben, die nicht so gern Gemüse essen, dann kann dieses Gerät Abhilfe schaffen, und die Kinder helfen sogar bei der Zubereitung.

TÖPFE UND PFANNEN

Man kann darüber streiten, aber antihaftversiegeltes (=antihaftbeschichtetes) Kochgeschirr hat etwas für sich. Es gibt kaum etwas Schlimmeres als festgeklebtes Ei oder Stirfry aus der Pfanne zu kratzen. Die meisten antihaftversiegelten Kochgeschirre besitzen eine Teflon-Beschichtung, und die Hersteller haben die Verbindung zwischen Pfanne und Beschichtung verbessert, sodass die Beschichtung sich nicht mehr abpellt. Eine nicht haftende Beschichtung kann das Leben sehr erleichtern, und man verwendet weniger Fett beim Kochen. Wenn Sie diese Kochgeschirre gut pflegen, bleibt die Oberfläche oft über Jahre hinweg intakt. Verwenden Sie Utensilien, die speziell für antihaftversiegelte Kochgeschirre gedacht sind – und niemals welche aus Metall – um die Beschichtung zu schonen.

Ich nehme am liebsten Kupfer. In der Regel ist es mit Edelstahl ausgekleidet und hat hervorragende wärmeleitende Eigenschaften, was bedeutet, dass es sich schnell und gleichmäßig aufwärmt, ideal zum Zubereiten von empfindlichen Nahrungsmitteln und Saucen. Kupfertöpfe sind allerdings die teuersten. Für den Anfang sind antihaftbeschichtete Töpfe oder welche aus Edelstahl eine gute Wahl. Letztlich kann man sich nur nach Gefühl entscheiden, es gibt kein Richtig oder Falsch. Ich nenne nur einige Fakten, damit gerade zu Anfang alles gut geht. Wenn Sie sich erst einmal mit Ihrer Küchenausstattung vertraut gemacht haben, wird es Ihnen immer leichter von der Hand gehen.

Ein abschließender Hinweis: Wenn Sie die Liste ansehen, was Sie zum Zubereiten der Rezepte brauchen, oder sich etwas Neues kaufen wollen, dann überlegen Sie, wie oft sie dieses Gerät oder diesen Topf benutzen werden. Wenn Ihre Antwort »andauernd« ist, dann kaufen Sie das beste Produkt, was Sie sich leisten können, eins, das langlebig ist und Ihr lebenslanger Küchenhelfer wird.

OK ... Jetzt geht's ans Kochen – und Entgiften.

FRÜSTÜCKSREZEPTE

DETOX-SMOOTHIE

(1 PORTION)

Zutaten:

1 große Handvoll frischer Spinat
150 g Beeren Ihrer Wahl
20 g Haferflocken
12 Mandeln

½ TL Zimt
¼ TL Kurkuma
Einige Blätter frische Minze

Anleitung:

1. Alle Zutaten in einen Mixer geben.
2. 250 ml Wasser mit Eisstückchen zugeben und gut durchmixen.

Tipp: Wenn Sie morgens nicht viel Zeit haben, geben Sie die Smoothie-Zutaten am Abend vorher – bis auf das Wasser und Eis – in einen Gefrierbeutel und bewahren Sie diesen bis zum nächsten Morgen im Gefrierschrank auf. Geben Sie am nächsten Morgen den Inhalt des Beutels zusammen mit dem Wasser und dem Eis in Ihren Mixer.

Bereiten Sie den Smoothie jeden Tag mit anderen Beeren zu – dies verändert den Geschmack und das Aussehen des Smoothies.

Portion für Männer: 1 ½ Handvoll frischer Spinat, 220 g Beeren und 45 g Haferflocken.

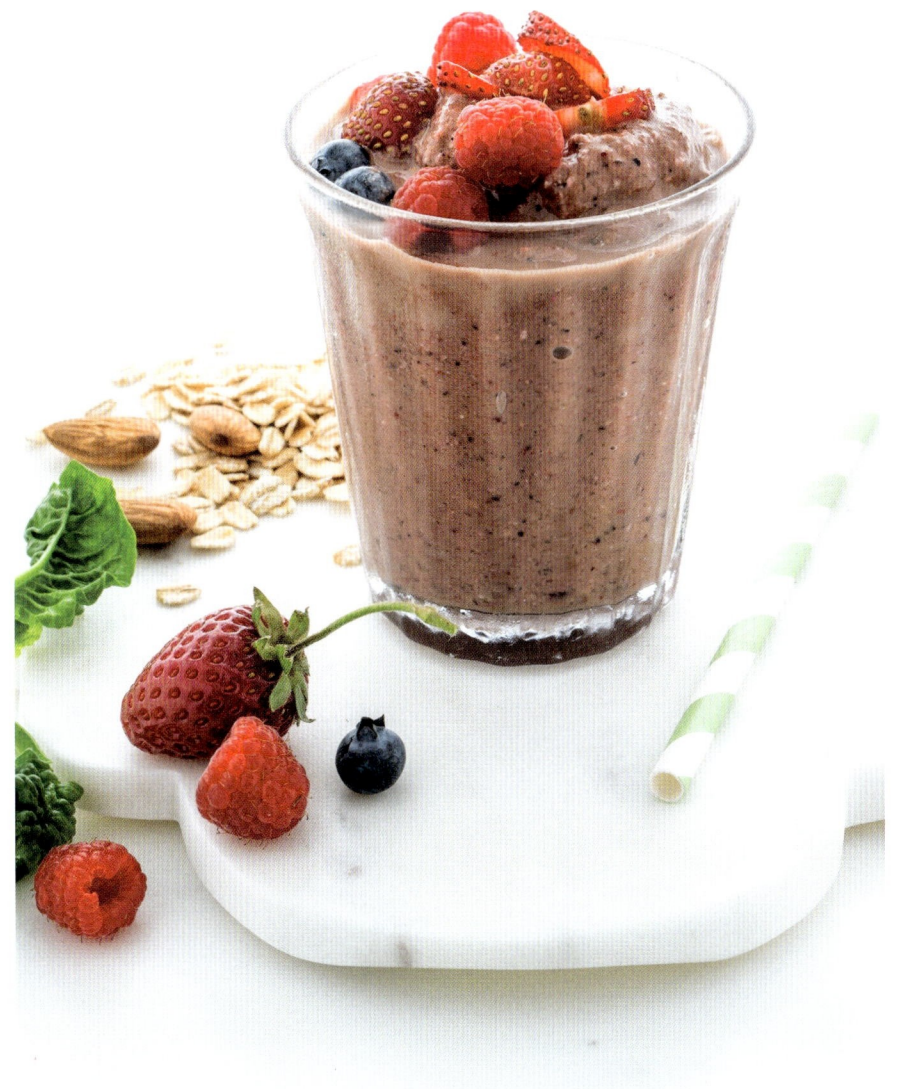

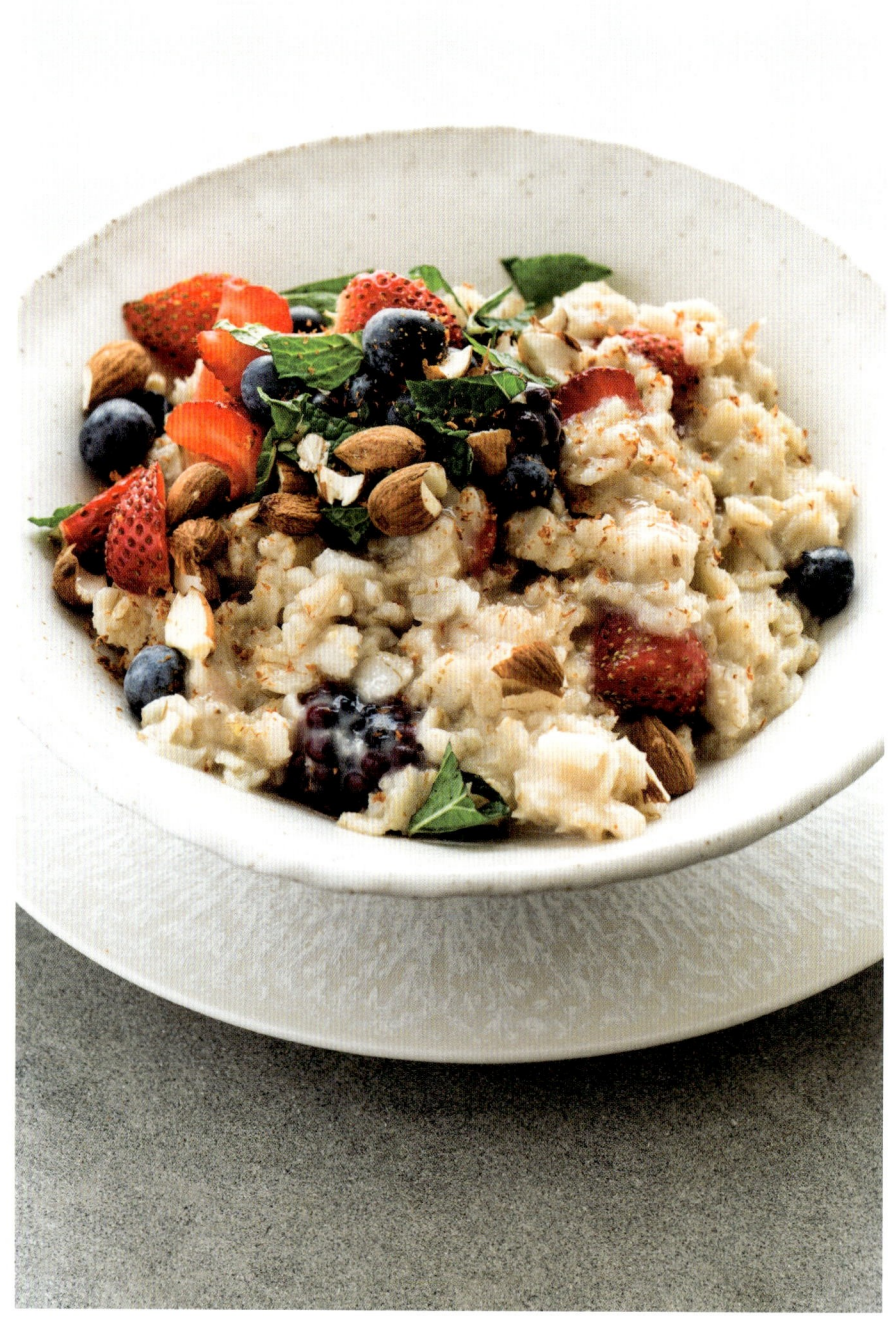

DYNAMISIERENDE HAFERFLOCKEN

(1 PORTION)

Zutaten:

20 g Haferflocken
150 g Beeren Ihrer Wahl
12 ganze Mandeln
½ TL Zimt
Minzeblätter (zum Garnieren)

Anleitung:

1. Haferflocken, Beeren und 125 ml Wasser in eine Schüssel geben. 2 Minuten auf höchster Stufe in die Mikrowelle geben. Herausnehmen und umrühren.
2. Mandeln, Zimt und gehackte Minze darüberstreuen.

Tipp: Man kann die Haferflocken mit den Beeren auch auf dem Herd bei mittlerer Hitze kochen. Dies dauert zwar etwas länger, ist aber gesünder. Sie können auch die Haferflocken erst kochen und dann die Beeren darüber geben.

Portion für Männer: 45 g Haferflocken und 220 g Beeren. Eventuell mehr Wasser dazugeben.

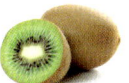

Hinweis von Nikki: Cha-Cha-Cha Chia!

Ich liebe Chia-Samen in meinen Smoothies, Haferflocken und anderen Frühstücksrezepten. Sie sind reich an Ballaststoffen, sättigend und liefern eine Extra-Portion Nährstoffe. Die Verwendung ist optional, aber wenn Sie sie verwenden, ist ein EL pro Tag ausreichend.

LIEBESPFANNKUCHEN

(1 PORTION)

Zutaten:

20 g Haferflocken
1 Ei
1 TL Zimt
¼ TL Kurkuma

150 g Beeren
12 Mandeln
Einige Minzeblätter

Anleitung:

1. Für den Teig Haferflocken, Ei, Zimt, Kurkuma und 2 EL Wasser (evtl. mehr zugeben) in einem Mixer zu einer glatten Masse verarbeiten. Die Konsistenz sollte dickflüssig sein.
2. Den Teig löffelweise in eine antihaftbeschichtete oder in eine normale mit 1 EL Kokos- oder Olivenöl ausgestrichene Pfanne geben.
3. Die Pfannkuchen bei mittlerer Hitze 3 Minuten von jeder Seite backen.
4. Die Beeren in einer Schüssel 1 Minute in der Mikrowelle erhitzen, sodass sie ihren Saft abgeben oder bei mittlerer Hitze in einer kleinen Pfanne andünsten.
5. Die Beeren mit dem Saft über die Pfannkuchen geben, evtl. noch etwas mehr Zimt darüberstreuen und mit gehackter Minze garnieren.

Tipp: Wenn Sie vegane Pfannkuchen zubereiten möchten: 1 EL Chia-Samen 10 Minuten in 3 EL Wasser einweichen lassen und statt des Eis verwenden. Die restlichen Zutaten wie oben beschrieben verarbeiten.

Portion für Männer: 40 g Haferflocken und 220 g Beeren

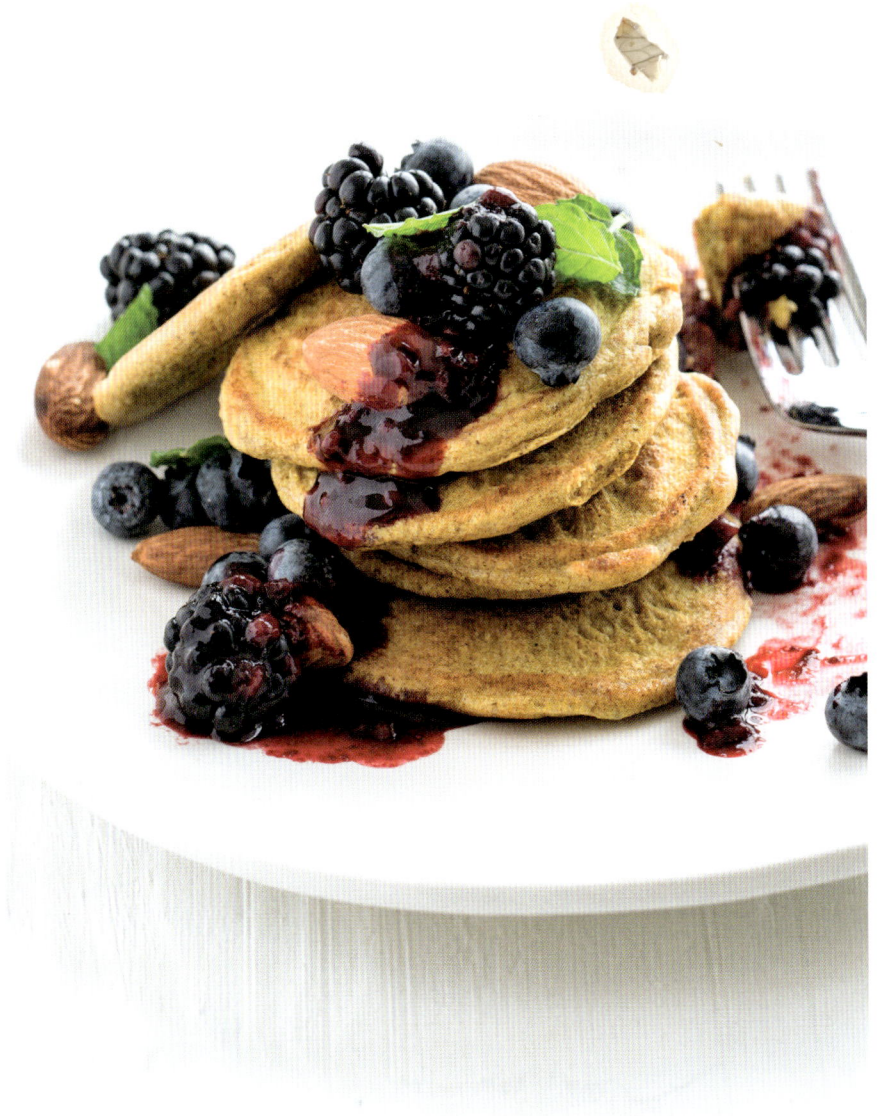

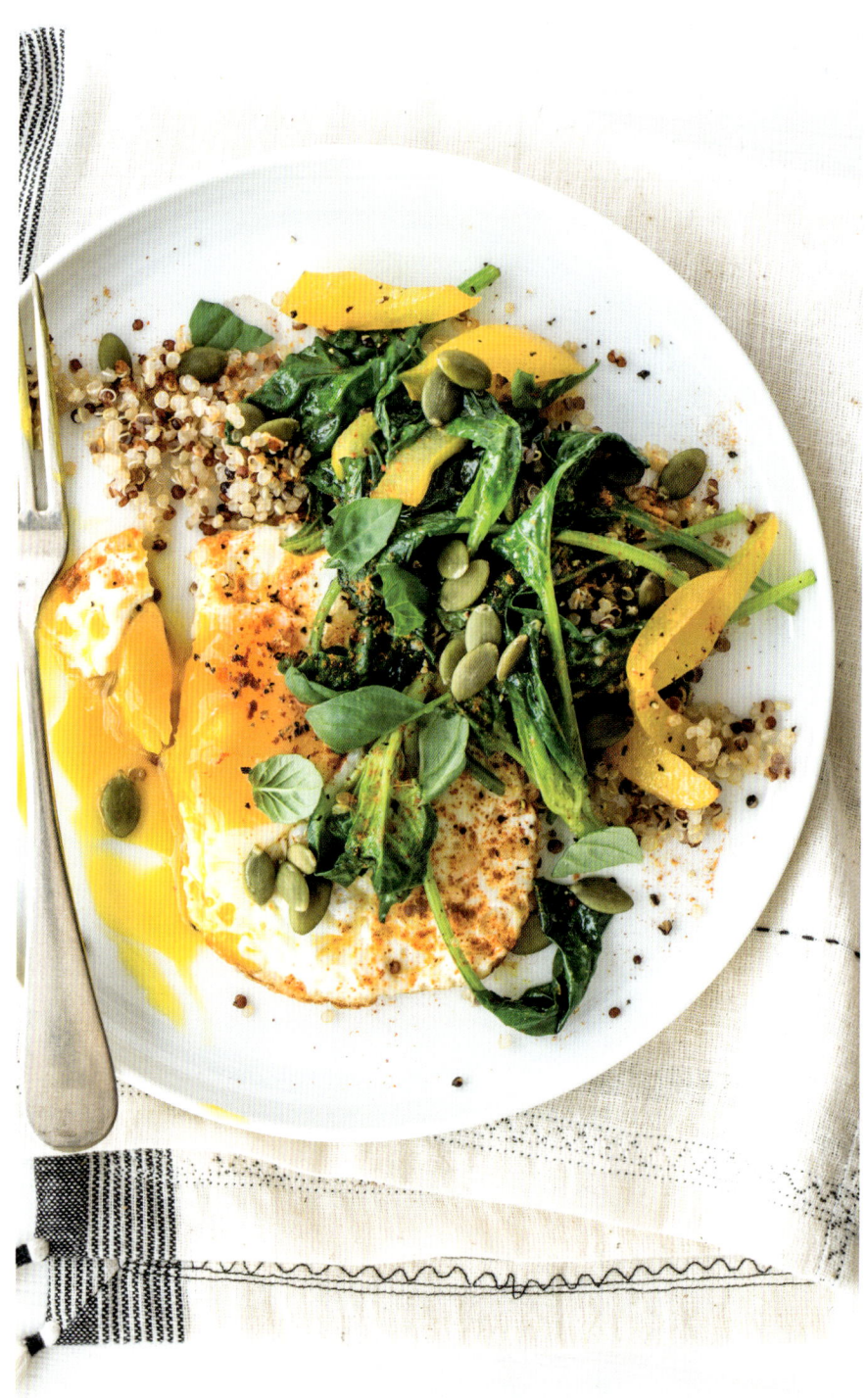

EGGS-ZELLENTES FRÜHSTÜCK

(1 PORTION)

Zutaten:

- 1 EL Kokosöl (bevorzugt) oder Olivenöl
- 1 Ei
- ¼ TL Kurkuma
- ¼ TL schwarzer Pfeffer
- ¼ TL Cayennepfeffer
- 1 große Handvoll frischer Spinat
- 50 g gekochte Quinoa
- Einige frische Basilikumblätter
- 1 EL Kürbiskerne

Anleitung:

1. Öl in einer Pfanne erhitzen. Das Ei entweder mit Kurkuma, schwarzem Pfeffer und Cayennepfeffer als Rührei zubereiten, pochieren oder bei geringer Hitze braten. Wenn Sie das Ei pochieren oder braten, würzen Sie es erst, wenn es auf dem Teller liegt.
2. Kurz bevor das Ei durchgebraten ist, den Spinat zugeben. Er braucht nur eine Minute, um zusammenzufallen und gar zu sein.
3. Die gekochte Quinoa (entweder kalt oder kurz in der Pfanne aufgewärmt), gehackten Basilikum und die Kürbiskerne darüber geben.

Tipp: Einige gelbe Paprikastreifen für das Auge und den Nährwert darüber geben.

Portion für Männer: 100 g Quinoa und 1 ½ Handvoll Spinat verwenden.

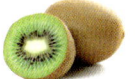

Hinweis von Nikki: Wie ich meine Quinoa koche

Die Quinoa in ein feines Sieb geben und gründlich unter kaltem Wasser abspülen. Beim Abspülen die Quinoa mit der Hand umrühren. Mindestens 2 Minuten abspülen, danach gut abtropfen lassen.

200 g Quinoa in 500 ml Wasser kochen (ergibt 600 g gekochte Quinoa). Ohne Deckel zum Kochen bringen, Hitze reduzieren und mit geschlossenem Deckel köcheln lassen. 15 Minuten kochen lassen oder bis das Wasser absorbiert wurde bzw. die Quinoa weich ist. Vom Herd nehmen und mindestens 5 Minuten ruhen lassen.

Um der Quinoa einen etwas anderen Geschmack zu geben: 1 TL Apfelweinessig, 1 TL Balsamessig, 1 Prise Cayennepfeffer (wenn Sie es scharf mögen) oder etwas frisch gemahlenen Pfeffer unterheben. Weitere 2 Minuten neben der Herdplatte ruhen lassen, damit die Flüssigkeit absorbiert wird.

SNACKS

APFEL MIT SONNENBLUMENKERNEN ODER KÜRBISKERNEN

(1 PORTION)

Zutaten:

1 kleine Handvoll Sonnenblumen- oder Kürbiskerne	1 Apfel ½ TL Zimt

BEEREN MIT PARANÜSSEN

(1 PORTION)

Zutaten:

8 Paranüsse	1 TL Zimt
150 g Beeren Ihrer Wahl	

Anleitung:

Nüsse oder Samen, Beeren und Zimt in einen Behälter geben.

Tipp: Wenn der Snack nicht ausreichend sättigt und Sie sich übermäßig hungrig fühlen, dann nehmen Sie mehr Beeren oder Paranüsse. Oder Sie erhöhen die Gemüsemenge bei den anderen Mahlzeiten.

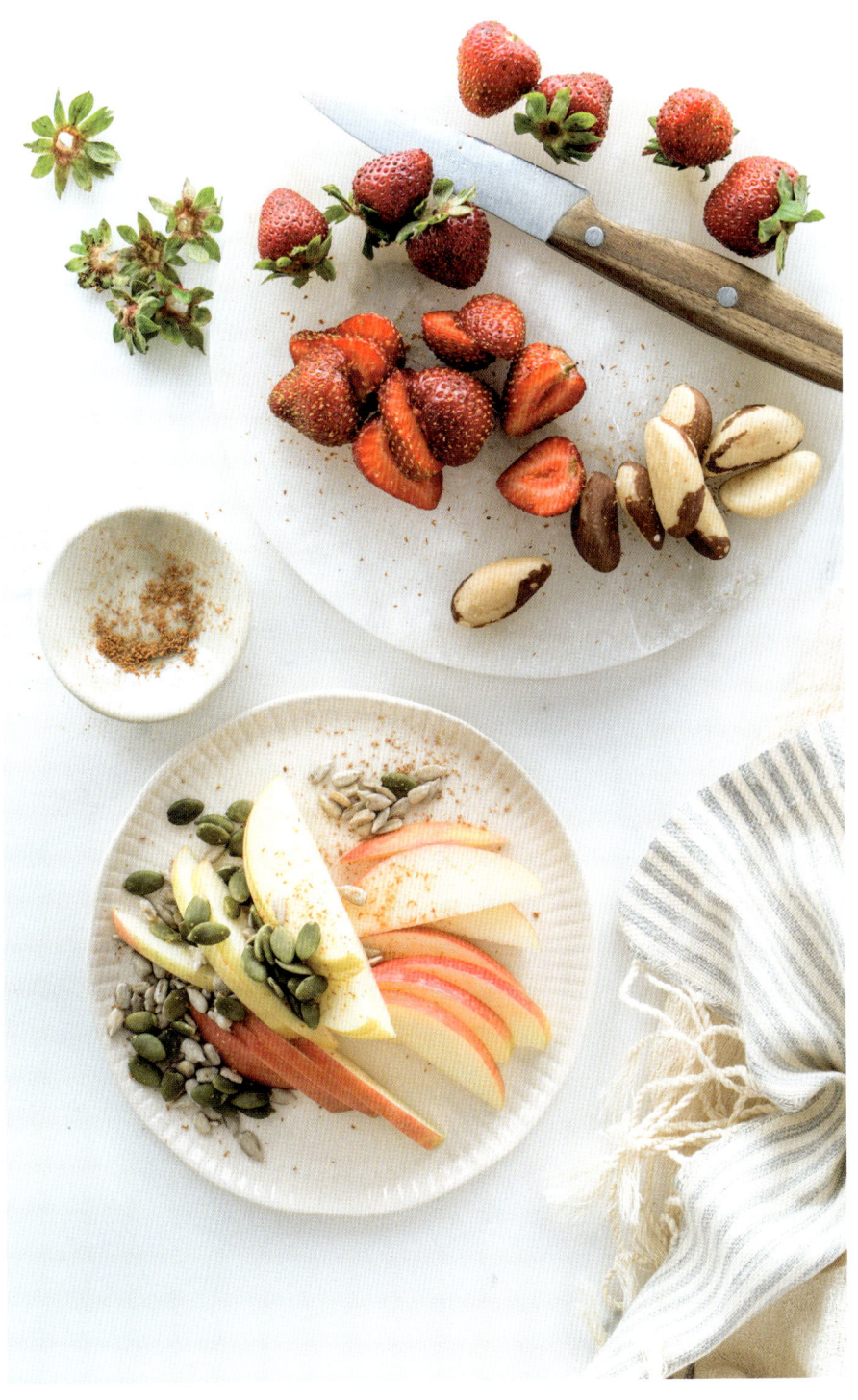

KOCHEN UND ENTGIFTEN

135

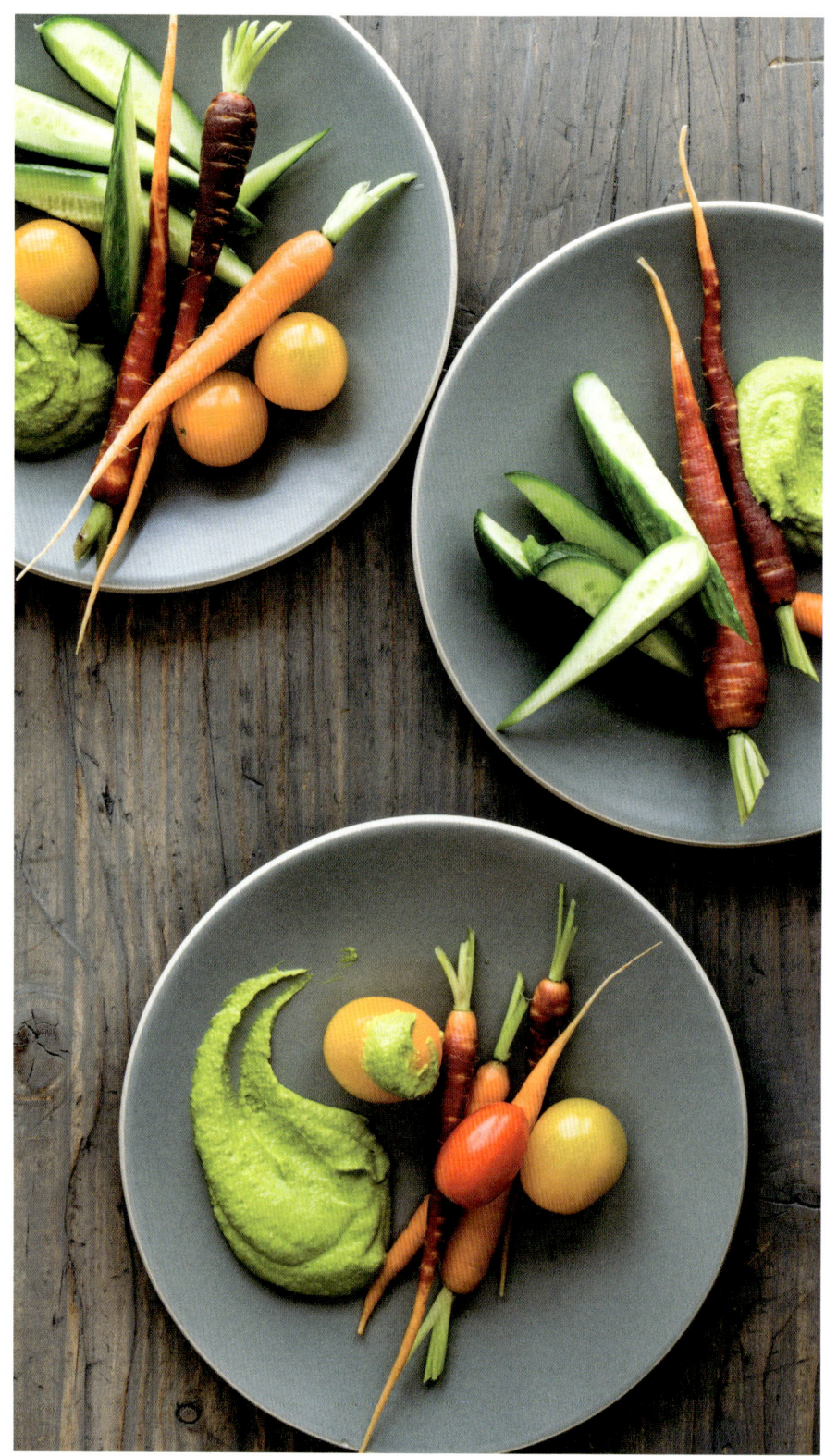

SPINAT UND KICHERERBSENHUMMUS

(5 PORTIONEN)

Zutaten:

1 Dose Kichererbsen, abgetropft und abgespült oder 250 g gekochte Kichererbsen
1 große Handvoll frischer Spinat
2 EL Tahin
Saft einer großen Zitrone
2 EL Olivenöl
1 kleine Knoblauchzehe
1 TL Kurkuma
½ TL schwarzer Pfeffer
½ TL Cayennepfeffer (optional)

Anleitung:

1. Alle Zutaten in einen Mixer oder in eine Küchenmaschine geben und zu einer glatten Masse verarbeiten, eventuell etwas Wasser zugeben.
2. Mit Gurken-, Tomaten- oder Karottenscheiben servieren. Zu jeder Portion Hummus gehören ca. 130 g Gemüse.

Optional: Einige Basilikum- oder Korianderblätter geben einen etwas anderen Geschmack.

Tipp: Den Hummus für die fünf Tage in fünf Portionsbehälter geben.

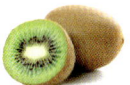

Hinweis von Nikki: Obst und Gemüse waschen

Beim Waschen von Obst und Gemüse werden eventuell vorhandene Pestizidrückstände, Schmutz und Mikroben entfernt.

Insbesondere Spinat ist stark mit Pestiziden belastet und sollte stets gewaschen werden, bevor er (wie in Smoothies oder Salaten) roh verzehrt wird.

Geben Sie Ihr Obst und Gemüse in eine große Schüssel. Mit Wasser bedecken und 1 EL Apfelweinessig hinzugeben. Obst und Gemüse in der Flüssigkeit etwas hin und her bewegen und 10 Minuten stehen lassen. Abgießen und abspülen.

MITTAGESSEN

SUPERFOOD-SALAT

(1 PORTION)

Zutaten:
- 1 große Handvoll Spinat
- 1 mittelgroße Karotte, geraspelt
- 30 g Gurkenscheiben
- 1 mittelgroße Tomate, klein geschnitten oder einige Kirschtomaten
- 25 g rohe Rote Bete, ohne Haut, geraspelt
- ¼ Avocado, klein geschnitten oder in Scheiben
- 40 g gekochte schwarze Bohnen
- Superfood-Salatdressing (Rezept Seite 140)

Anleitung:
1. Spinat, Karotte, Gurke, Tomate, Rote Bete und Avocado in eine Schüssel geben.
2. Die Bohnen darüber geben und mit Superfood-Salatdressing beträufeln.

Portion für Männer: 1 ½ Handvoll Spinat, 80 g Bohnen, 1 große Karotte und 60 g Gurken.

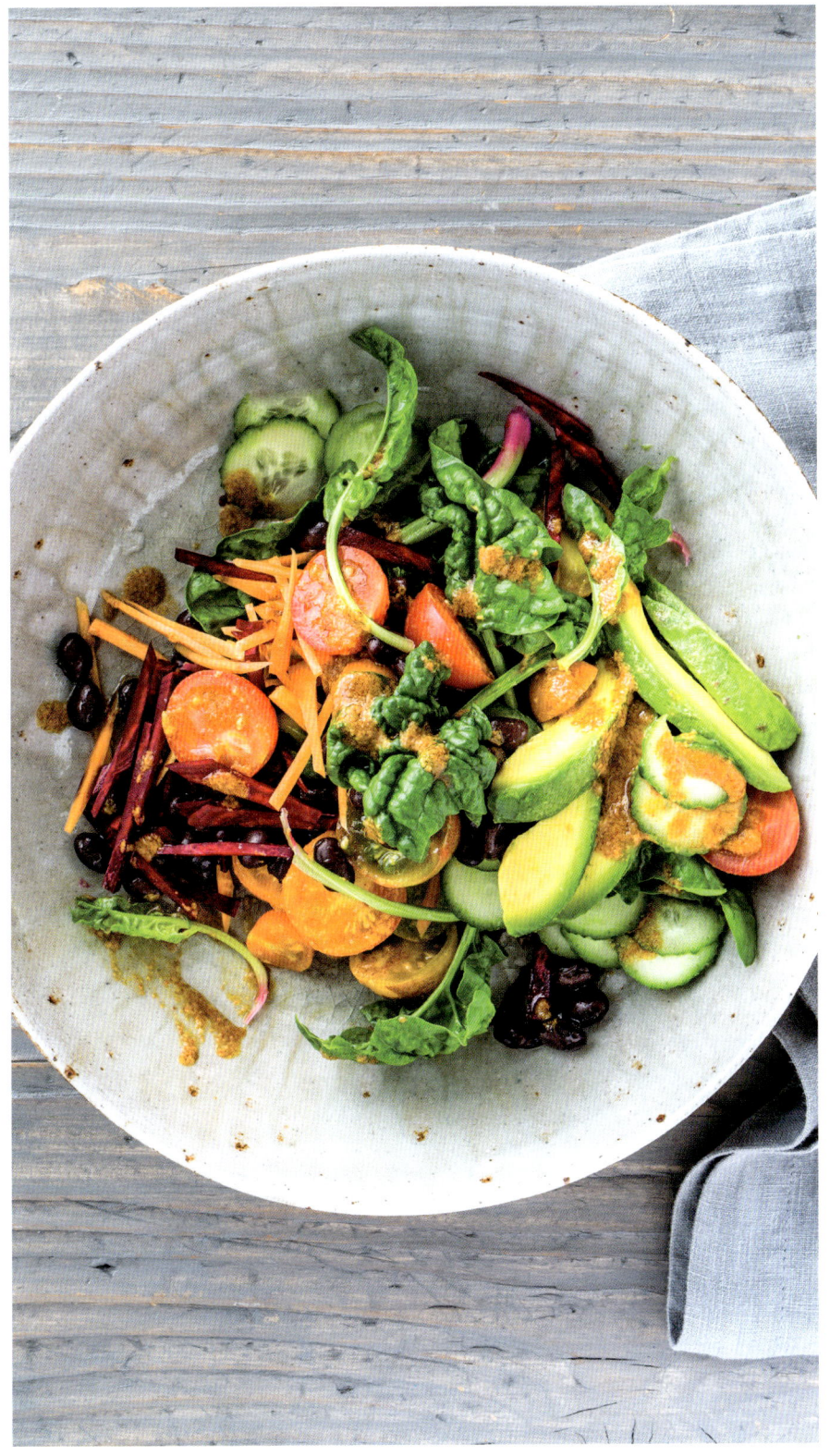

SUPERFOOD-SALATDRESSING

(1 PORTION)

Zutaten:

1 EL Apfelweinessig
1 EL Balsamessig
1 EL Tahin
1 TL Natives Olivenöl extra
Saft einer halben Limette
¼ TL Cayennepfeffer
¼ TL Kurkuma

Anleitung:

Alle Zutaten mit der Hand oder in einem Mixer vermischen.

Hinweis: Nehmen Sie die dreifache oder vierfache Menge, um einen Vorrat anzulegen. In einem luftdicht schließenden Behälter im Kühlschrank aufbewahren.

Tipp: Je nach Geschmack können Sie mehr Cayennepfeffer oder schwarzen Pfeffer verwenden.

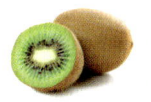

Hinweis von Nikki: Wie ich meine Bohnen, Linsen und Kichererbsen koche

Aus Bequemlichkeit kaufe ich in der Regel Kichererbsen und schwarze Bohnen in Dosen in Bio-Qualität. Bohnen in Konserven müssen in einem Durchschlag gut abgespült und gut trocken werden, sodass die schleimige Schicht vollständig entfernt wird.

Ungekochte Bohnen und Linsen sind billiger, die Bohnen müssen aber über Nacht eingeweicht werden. Am folgenden Morgen werden sie in einem Durchschlag abgespült und abgegossen. Linsen müssen vor dem Kochen nicht eingeweicht werden; einfach abspülen und abtropfen lassen.

Kochanleitung Bohnen: 200 g eingeweichte Bohnen oder Kichererbsen in 750 ml Wasser geben. Aufkochen, Hitze reduzieren und kochen lassen, bis sie weich sind; dies kann zwischen 1 und 3 Stunden dauern, abhängig von der Art und dem Alter der Bohnen. Schaum, der sich an der Oberfläche bildet, entfernen. Kochanleitung Linsen: 200 g abgespülte Linsen in 500 ml Wasser geben. Aufkochen, Hitze reduzieren und ca. 25–30 Minuten köcheln lassen, bzw. bis sie weich sind.

Tipps: Die Zugabe von Algen, wie z. B. Kombu, verringert die blähende Wirkung von Bohnen.

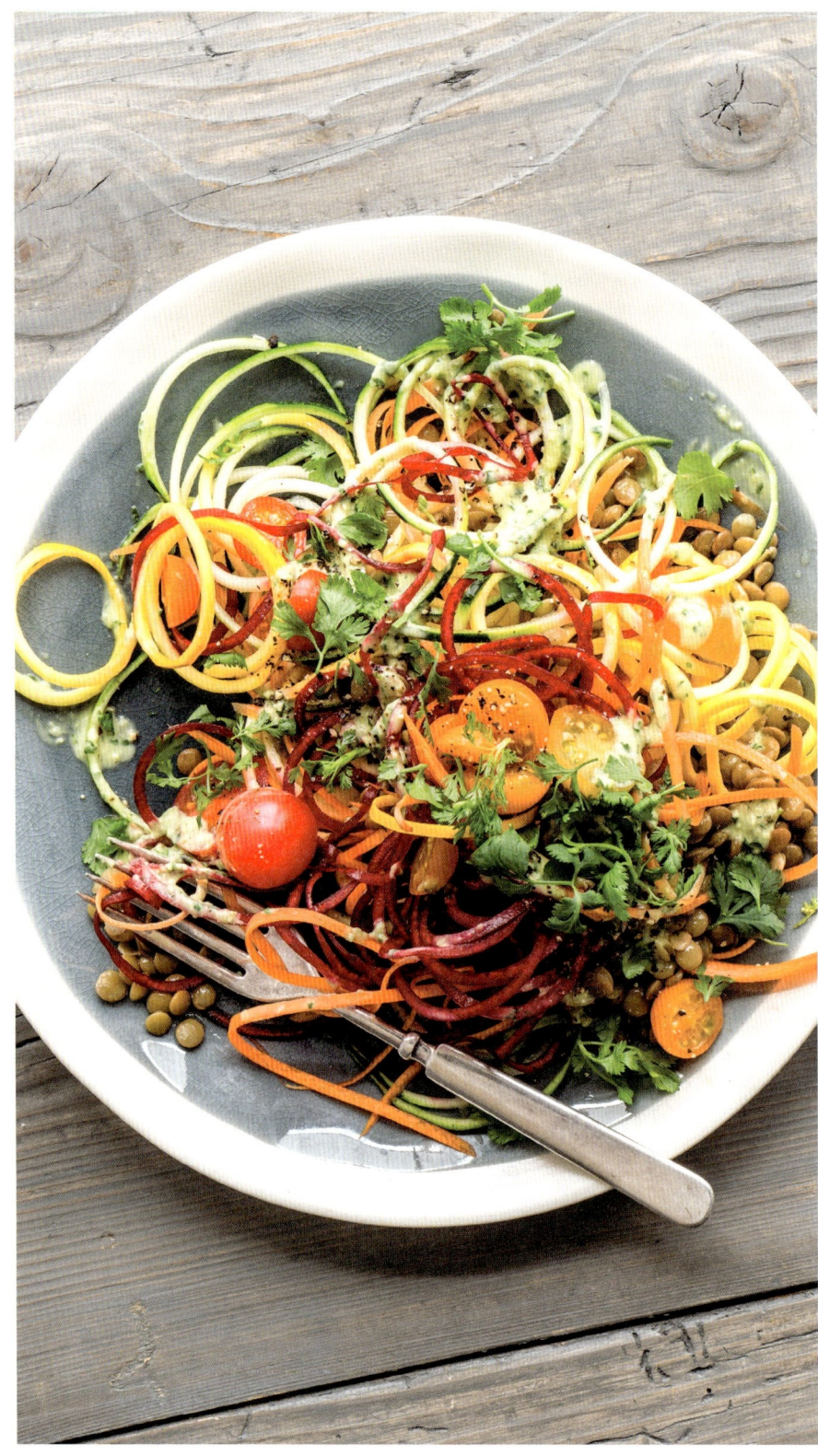

SPIRALNUDELN

(1 PORTION)

Zutaten:

- ½ Zucchini
- 1 große Karotte
- 1 kleine Rote Bete, geschält
- 50 g gekochte Linsen
- 1 Tomate in Scheiben oder einige Kirschtomaten
- Nudel-Dressing (Rezept weiter unten)

Anleitung:

1. Mit einem Spiralschneider aus der Zucchini, Karotte und Roten Bete Spaghetti schneiden. Wenn Sie keinen Spiralschneider besitzen, können Sie auch mit einem Gemüseschäler lange, dünne Streifen schneiden. Zu den Linsen und Tomaten geben. (Hinweis: Die Rote Bete färbt das ganze Gericht rot. Wenn Sie keine Rote Bete mögen, können Sie sie weglassen und stattdessen mehr Zucchini und Karotte verwenden.)
2. Nudel-Dressing mit den »Nudeln« vermengen. Im Kühlschrank 10 Minuten durchkühlen lassen, damit das Gemüse weicher wird.

Portion für Männer: 1 ganze Zucchini, 2 Karotten und 150 g Linsen.

NUDEL-DRESSING

(1 PORTION)

Zutaten:

- ¼ Avocado
- Saft einer halben Zitrone
- 1–2 EL Apfelweinessig
- 1 EL Tahin
- Einige frische Korianderblätter
- 1 Knoblauchzehe
- ¼ TL Cayennepfeffer
- ¼ TL schwarzer Pfeffer

Anleitung:

Alle Zutaten in einer Küchenmaschine oder einem Mixer verarbeiten. Wenn Sie diese Geräte nicht zur Verfügung haben, können die Korianderblätter und der Knoblauch auch fein gehackt werden.

BUNTER KNACK-SALAT

(1 PORTION)

Zutaten:

1 große Handvoll frischer Spinat
35 g gelbe Paprika, klein geschnitten
1 Tomate in Scheiben oder einige Kirschtomaten
30 g Gurke, klein geschnitten

3 Radieschen, in dünnen Scheiben
45 g gekochte Quinoa
¼ Avocado, in Scheiben oder klein geschnitten
Superfood Salatdressing (Seite 140)

Anleitung:

1. Gemüse und Quinoa in einer mittelgroßen Rührschüssel vermengen.
2. Superfood-Salatdressing darüber geben und vermengen.

Portion für Männer: 1 ½ Handvoll Spinat, 90 g Quinoa, 70 g gelbe Paprika und 60 g Gurke.

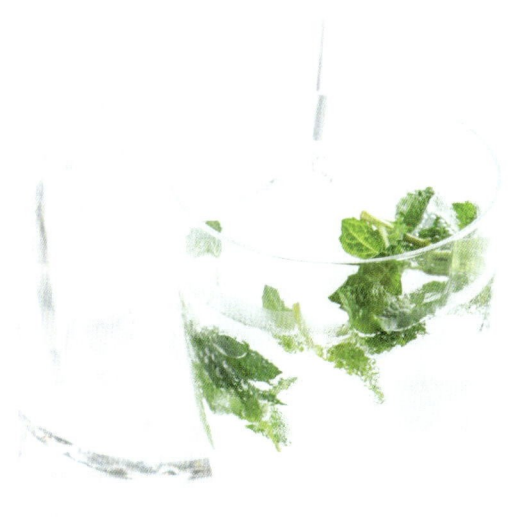

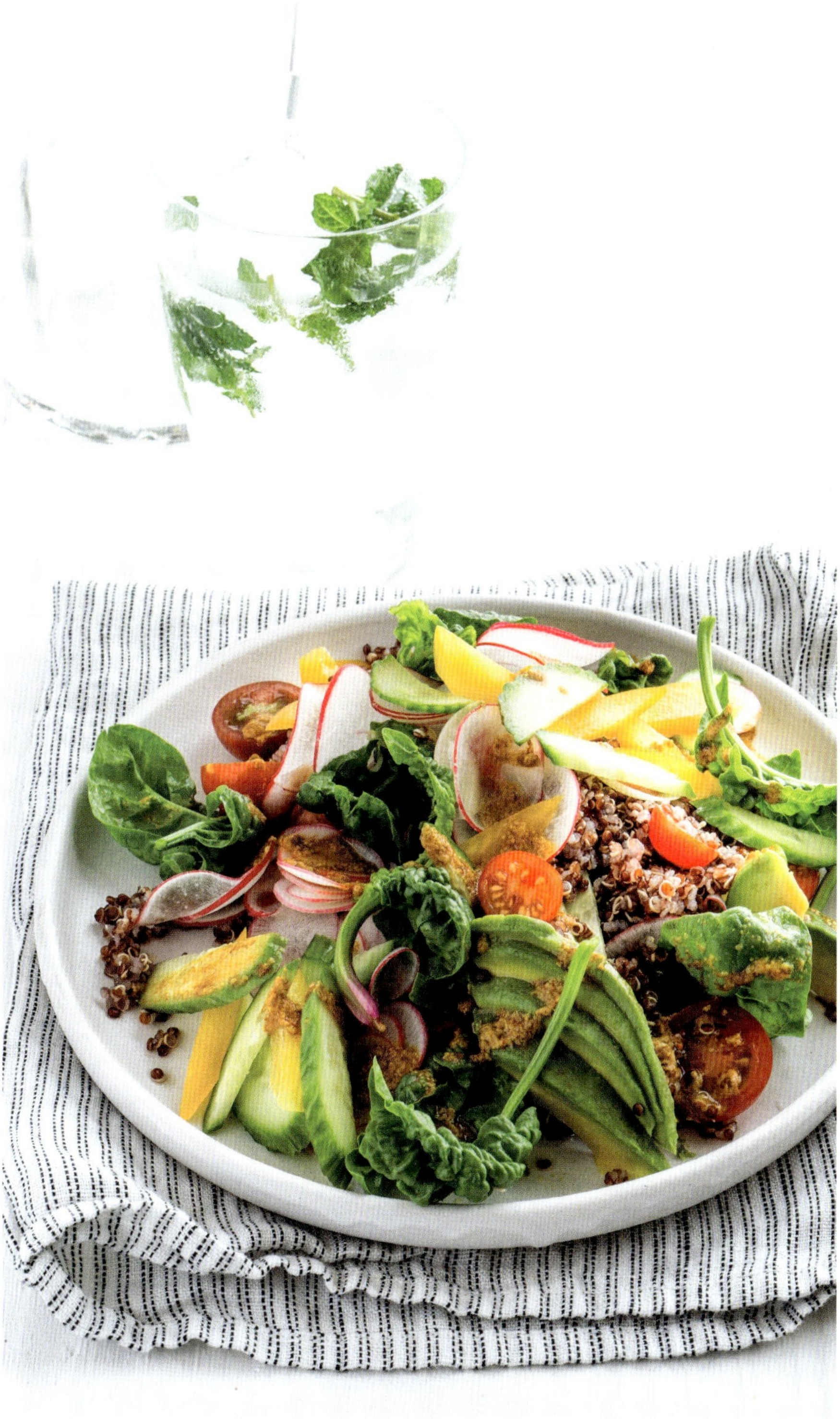

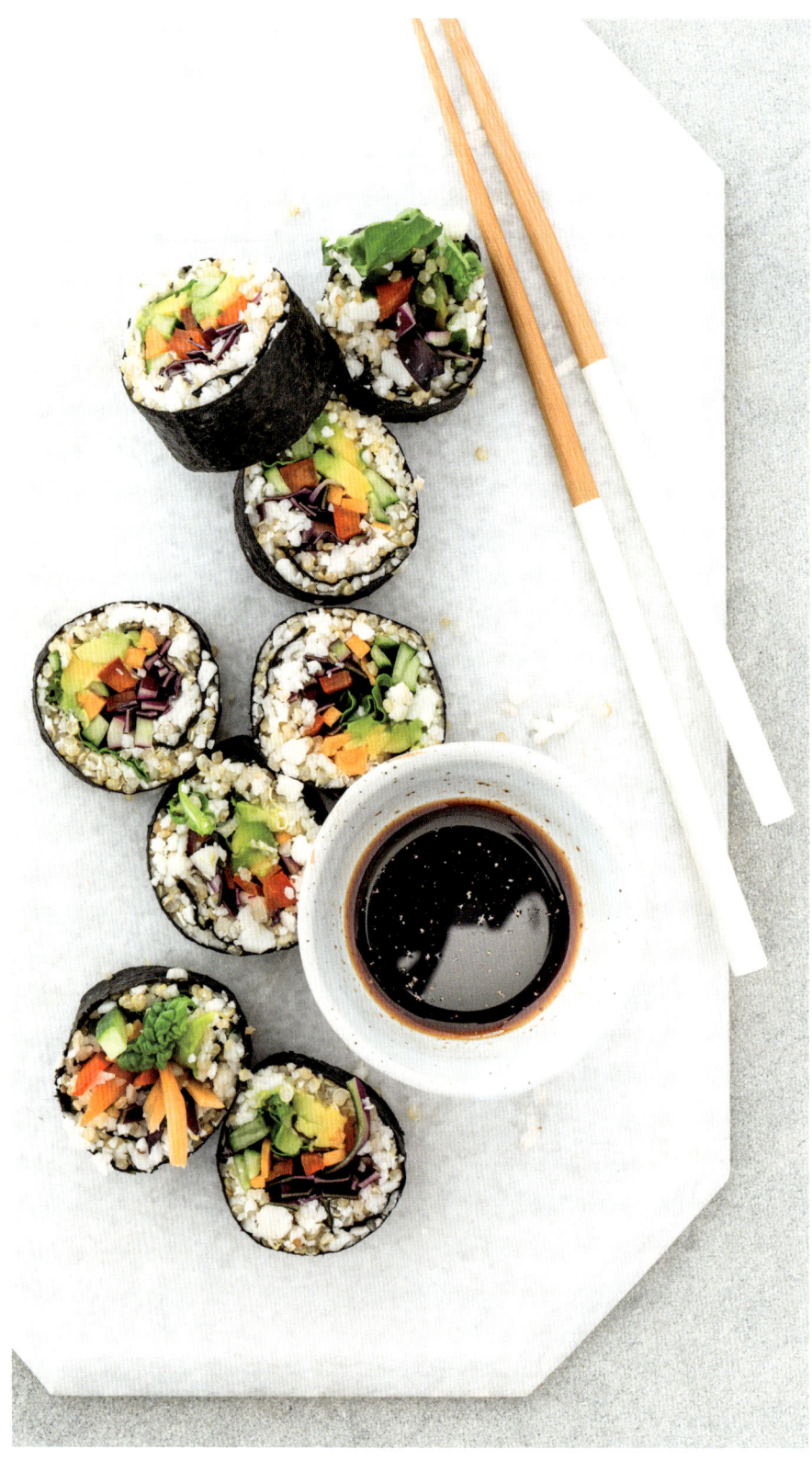

SUSHI

(1 PORTION)

Zutaten:

1 oder 2 Noriblätter
150 g Blumenkohlreis (Rezept nächste Seite), angewärmt
45 g gekochte Quinoa
¼ Gurke, der Länge nach in Streifen geschnitten
1 große Karotte, der Länge nach in Streifen geschnitten
¼ Avocado, in Scheiben oder klein geschnitten
4 Streifen rote (oder gelbe oder orangefarbene) Paprika
1 kleine Handvoll frischer Spinat

Anleitung:

1. Das Noriblatt mit der glänzenden Seite nach unten legen. Mit den Fingern den Blumenkohlreis und Quinoa auf das Blatt geben, an der vom Körper weg zeigenden Seite ca. 5 cm frei lassen.

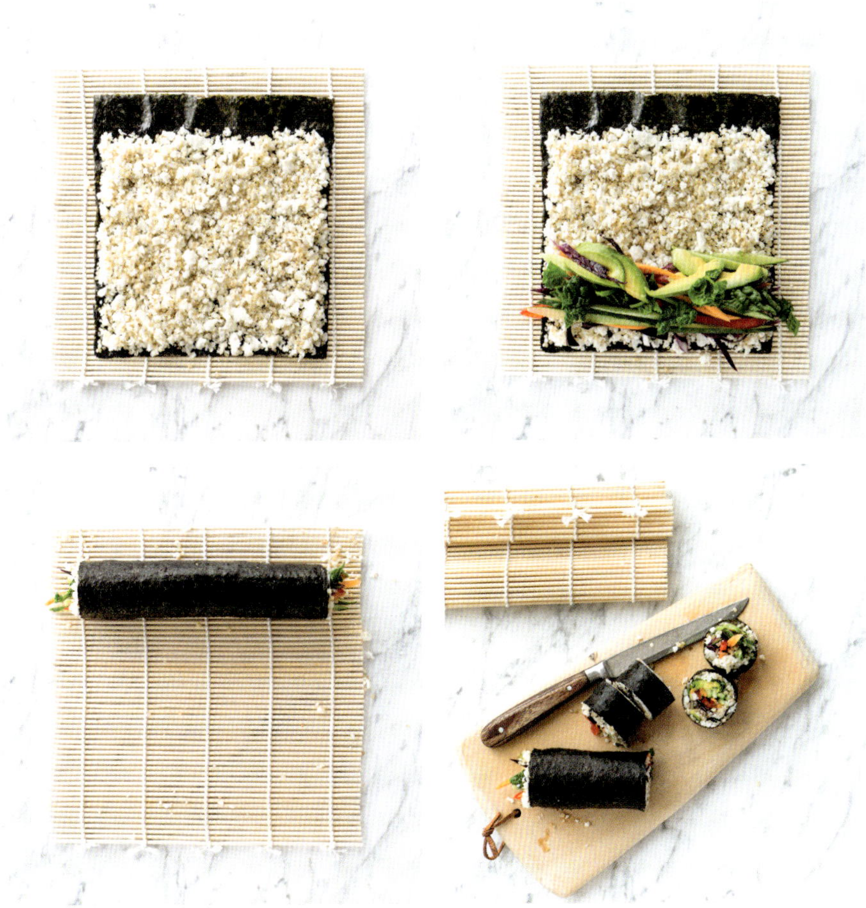

2. Die restlichen Zutaten (Gurke, Karotte, Avocado, Paprika, Spinat) auf die zu Ihnen zeigende Kante des Noriblatts legen. Fest einrollen, dabei darauf achten, dass alle Zutaten mit eingerollt werden. Finger benetzen und die frei gelassene Kante des Blattes anfeuchten. Weiterrollen und die Rolle mit der nassen Kante »zukleben«. In 2 ½ cm dicke Scheiben schneiden.

Tipps: Man kann auch fein geraspelten Rotkohl und Korianderblätter einrollen; so wird Ihr Sushi nicht nur bunter, sondern erhält mehr Textur und Nährstoffe. Dip-Sauce: 1 EL Balsamessig, 1 EL Apfelweinessig und 1 Prise Cayennepfeffer.

Portion für Männer: 2 oder 3 Noriblätter, 300 g Blumenkohlreis, 90 g Quinoa, ½ Gurke, 2 Karotten, 8 Streifen rote Paprika, ½ Avocado und eine große Handvoll Spinat.

BLUMENKOHLREIS

Zutat:
½ Kopf Blumenkohl

Anleitung:
1. Strunk und Blätter entfernen. Blumenkohl in Stücke schneiden, die in die Küchenmaschine passen. Verarbeiten, bis »Reiskörner« entstehen. Verarbeiten Sie kleinere Mengen auf einmal, wenn Sie eine kleine Küchenmaschine haben oder einen Mixer verwenden. Wenn Sie keine Küchenmaschine zur Verfügung haben, verwenden Sie eine Reibe.
2. Blumenkohl in eine trockene Pfanne geben und bei mittlerer Hitze 5 Minuten unter ständigem Rühren weich kochen. Alternativ kann man den Blumenkohl auch 3 Minuten im Mikrowellengerät weich »dünsten«.
3. Etwaige Reis-Reste in einen Behälter geben und später verwenden.

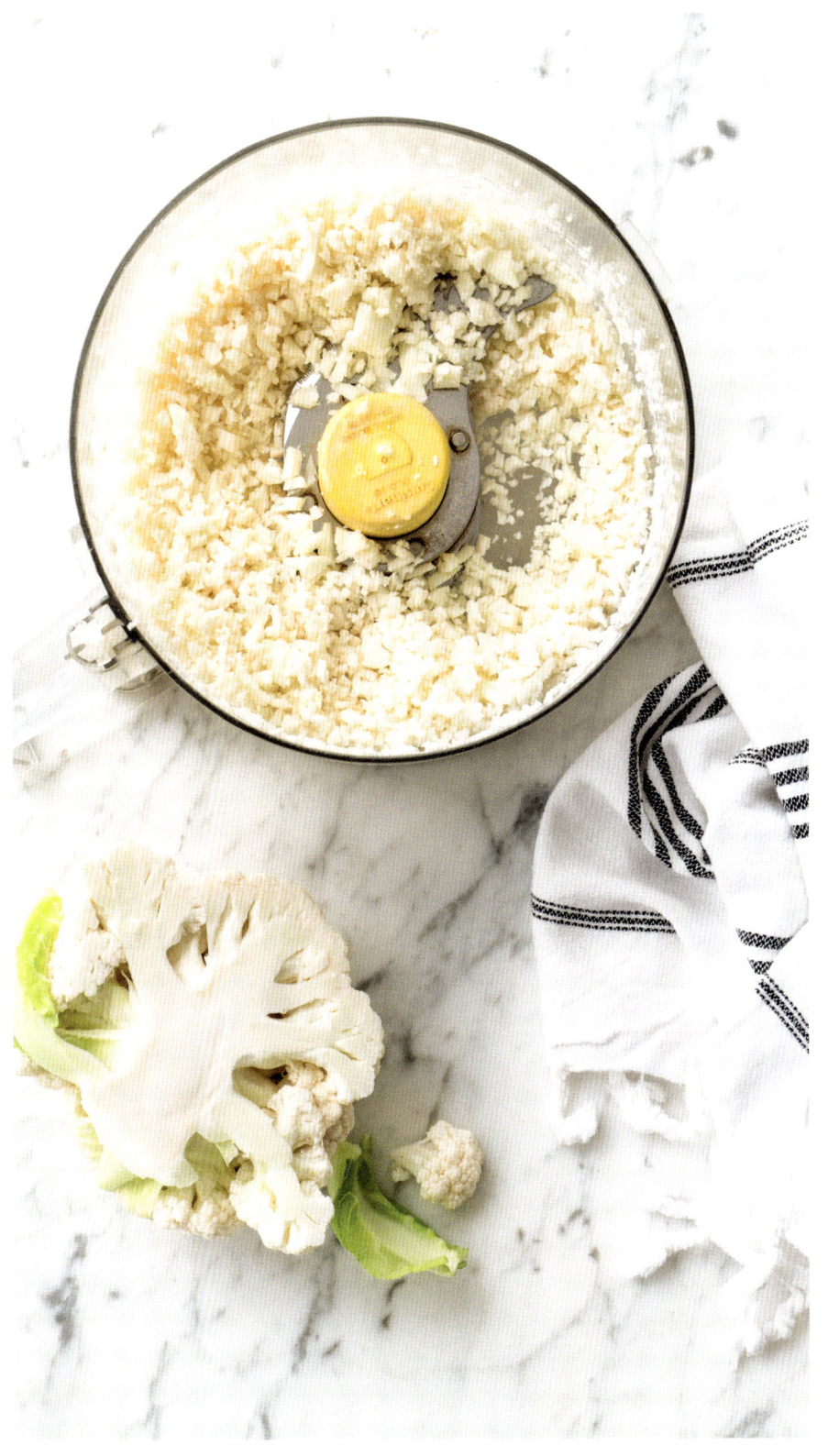

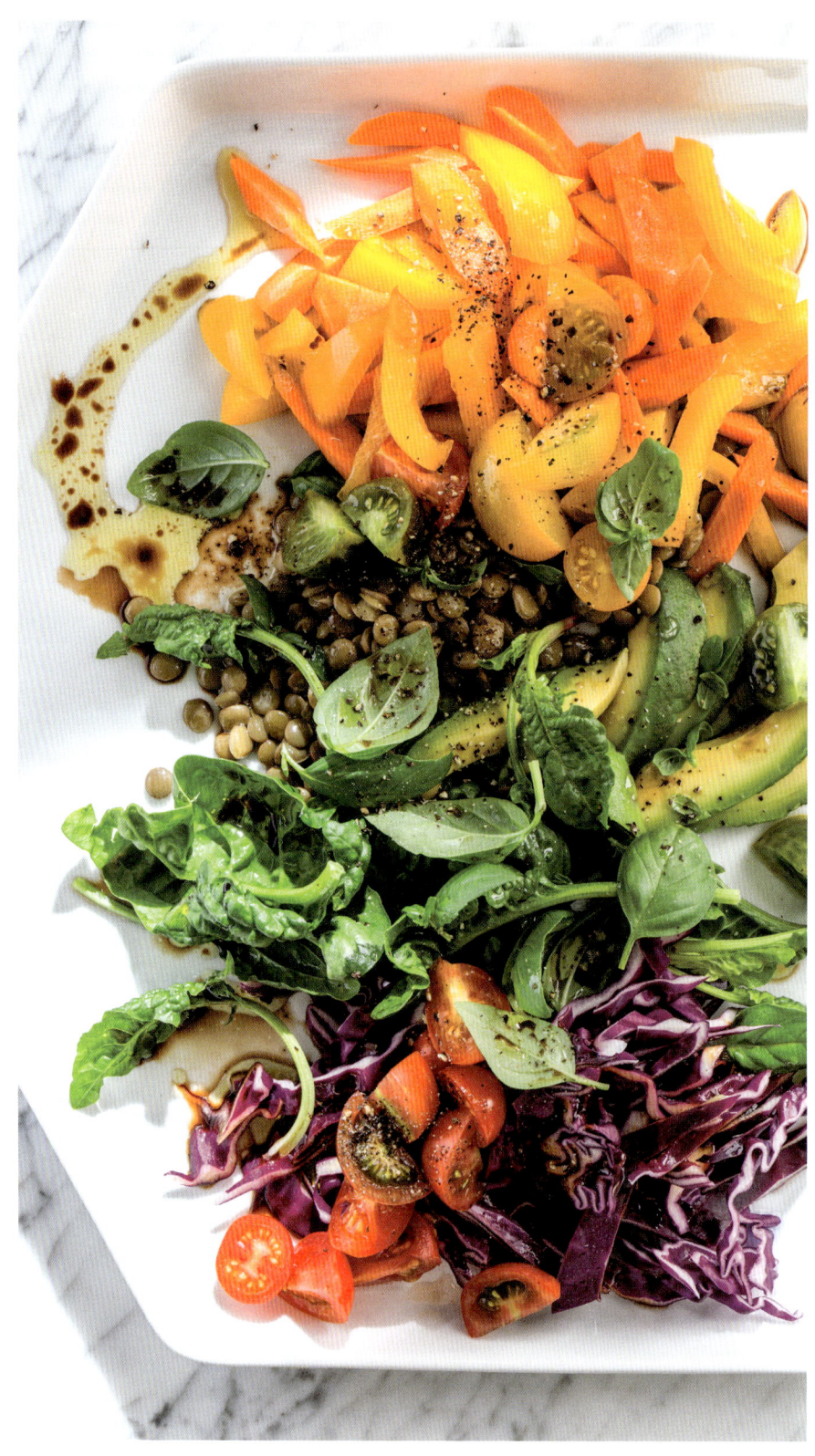

REGENBOGENSALAT

(1 PORTION)

Zutaten:

1 große Handvoll Spinat
1 kleine Karotte, klein geschnitten
20 g Kohl, klein geschnitten
35 g gelbe Paprika,
1 Tomate, klein geschnitten oder einige Kirschtomaten
¼ Avocado, in Scheiben oder klein geschnitten

50 g gekochte Linsen
Einige frische Basilikumblätter, fein gehackt
1 EL Balsamessig
1 EL Olivenöl
¼ TL schwarzer Pfeffer
¼ TL Kurkuma (optional)
¼ TL Cayennepfeffer (optional)

Anleitung:

1. Spinat, Karotten, Kohl, Paprika, Tomaten, Avocado, Linsen und Basilikum in eine Schüssel geben.
2. Mit Balsamessig und Olivenöl beträufeln und mit schwarzem Pfeffer, Kurkuma und Cayennepfeffer (optional) würzen. Gut vermengen.

Portion für Männer: 1 ½ Handvoll frischer Spinat, 1 große Karotte, 70 g gelbe Paprika und 150 g gekochte Linsen.

ABENDESSEN

SENSATIONELLES STIRFRY MIT BLUMENKOHLMUS

(1 PORTION)

Zutaten:

20 g Brokkoli, klein geschnitten
35 g gelbe Paprika, in Scheiben
40 g Edamame oder 80 g Tofu
1 EL gehackte Zwiebel
¼ Portobello-Pilz, klein geschnitten

Sensationelle Stirfry-Sauce (Rezept weiter unten)
45 g gekochte Quinoa
Einige Basilikumblätter

Anleitung:

1. Pfanne auf höchster Stufe erhitzen. Brokkoli, Paprika, Edamame oder Tofu, Zwiebeln und Pilz zufügen. Gemüse braten, bis es weich ist.
2. Wenn die gesamte Flüssigkeit verdampft ist, Sauce und Quinoa hinzugeben und gut vermengen.
3. Das Stirfry auf einen Teller geben und mit Basilikum bestreuen. Mit Blumenkohlmus servieren (siehe Rezept auf Seite 154).

Portion für Männer: 50 g Brokkoli, 2 EL Zwiebel, ½ Portobello-Pilz und 90 g gekochte Quinoa.

SENSATIONELLE STIRFRY-SAUCE

Zutaten:

1 EL Tahin
½ EL Balsamessig
1 TL Apfelweinessig

Saft einer halben Limette
¼ TL schwarzer Pfeffer
¼ TL Cayennepfeffer

Anleitung:

Alle Zutaten vermengen.

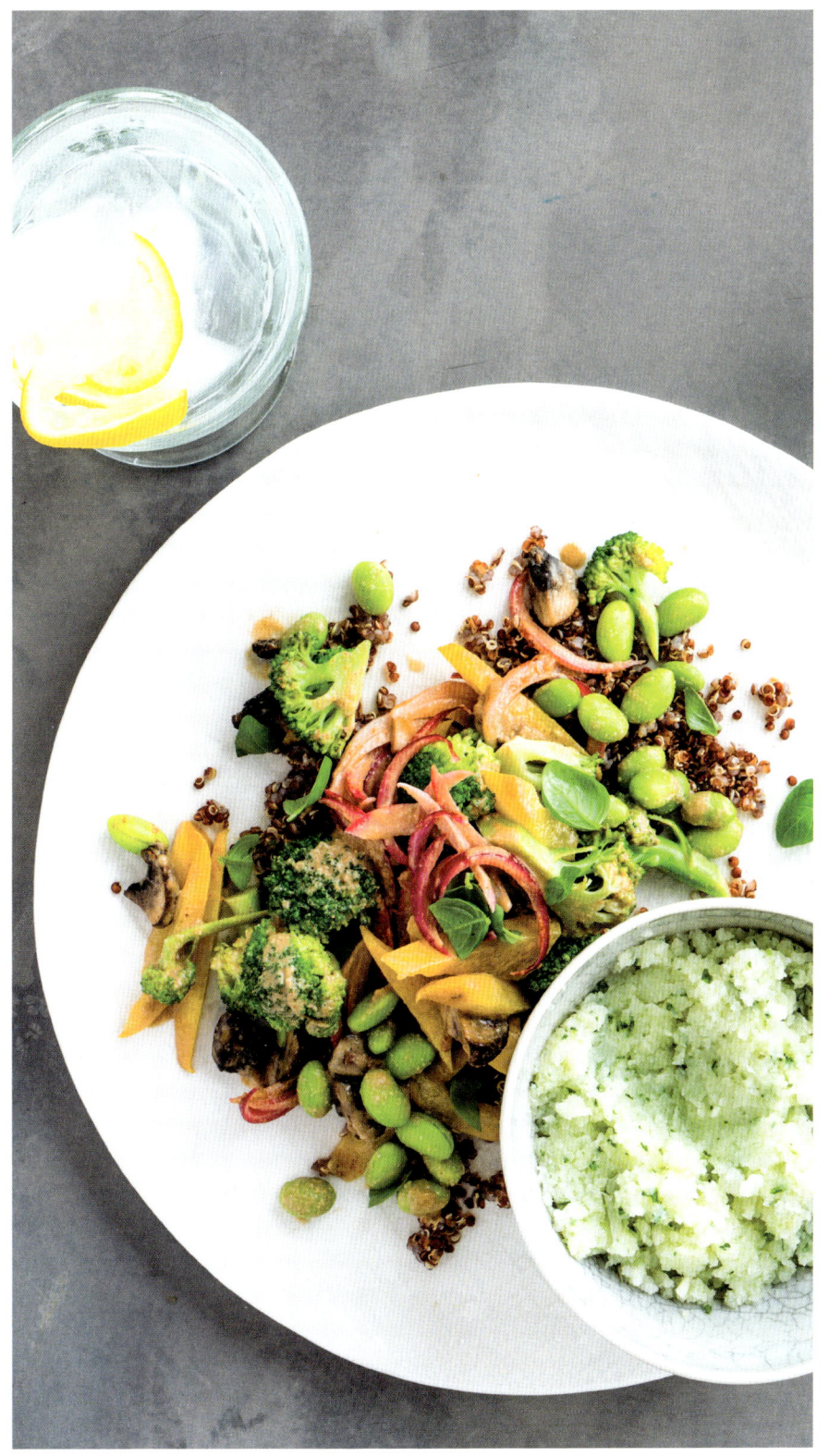

BLUMENKOHLMUS

(1 PORTION ENTSPRICHT CA. 100 G)

Zutaten:

½ Kopf Blumenkohl, in Röschen zerteilt
1 Knoblauchzehe
1 kleine Handvoll Basilikumblätter
¼ TL schwarzer Pfeffer (optional)

Anleitung:

Blumenkohl 6–8 Minuten dünsten, bis er weich ist. Blumenkohl abgießen und in die Schüssel der Küchenmaschine geben. Knoblauch und Basilikum zugeben. Das Gemisch verarbeiten, bis es die gewünschte Textur hat. Eventuell vor dem Servieren ¼ TL schwarzen Pfeffer darüberstreuen.

Hinweis: 1 Portion = 100 g Blumenkohlmus. Den Rest in einen Behälter geben und später verwenden.

Portion für Männer: 250 g Blumenkohlmus = 1 Portion.

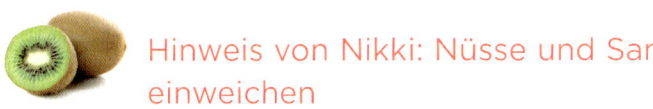
Hinweis von Nikki: Nüsse und Samen einweichen

Wenn Sie Nüsse oder Samen nicht gut vertragen oder dagegen allergisch sind, kann das Einweichen über Nacht die Symptome deutlich mindern. Einweichen bewirkt Folgendes:
- Phytinsäure und Tannine werden entfernt und Enzymhemmer neutralisiert, was die Nüsse und Samen leichter verdaulich macht.
- Die Menge an Vitaminen wird erhöht und Proteine werden schneller verdaut.

Zum Einweichen Nüsse oder Samen in eine Schüssel geben, mit Wasser auffüllen und über Nacht stehen lassen. Abgießen und abspülen.

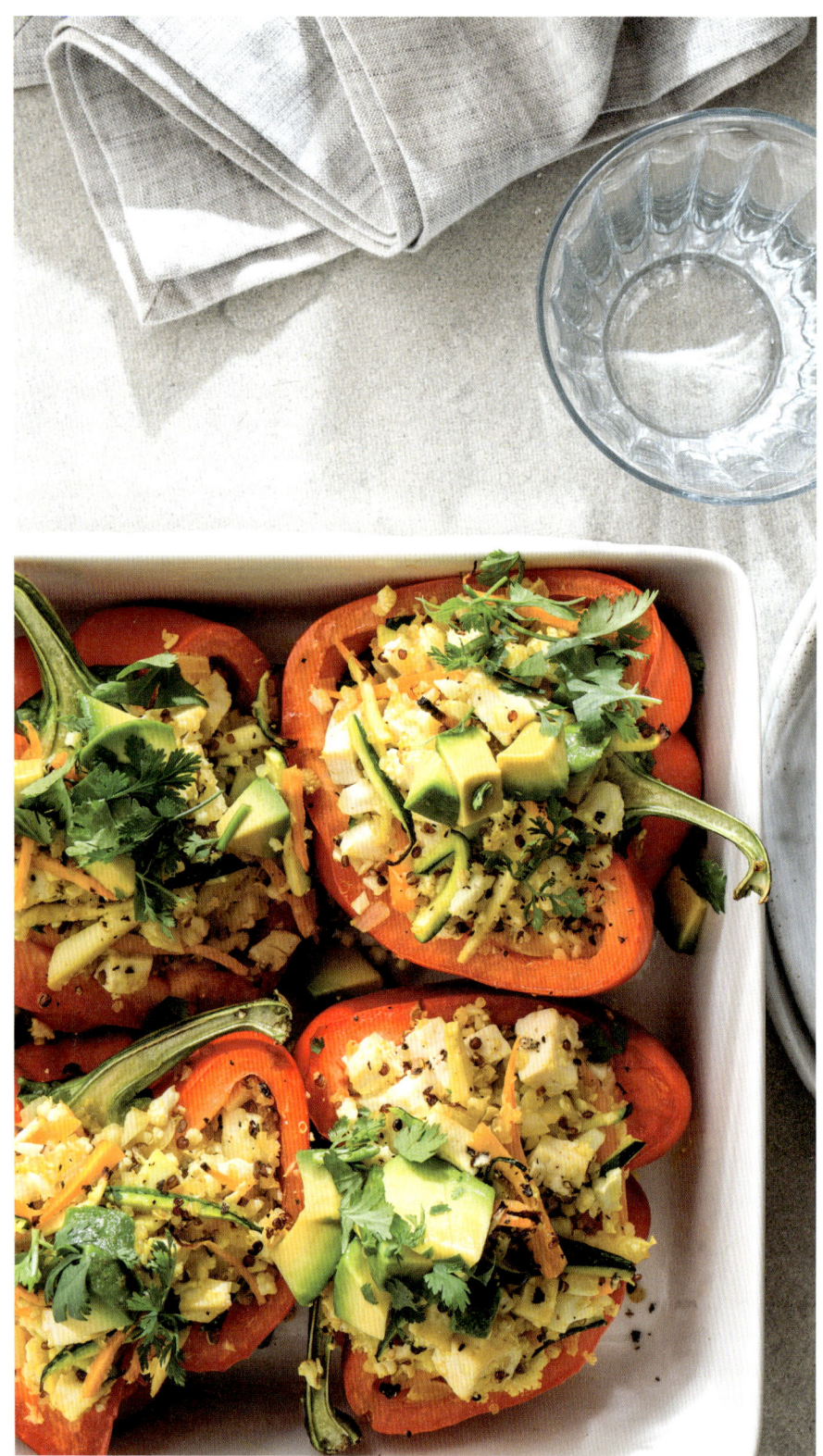

GEFÜLLTE PAPRIKA

(1 PORTION)

Zutaten:

- 1 rote Paprika
- 1 mittelgroße Karotte, geraspelt
- ¼ Zucchini, geraspelt
- 1 EL gehackte Zwiebeln
- 1 Knoblauchzehe, fein gehackt
- 65 g Blumenkohlreis (Seite 148), angewärmt
- 1 TL Apfelweinessig
- ¼ TL Kurkuma
- ¼ TL Cayennepfeffer
- ¼ TL schwarzer Pfeffer
- 45 g gekochter Quinoa, angewärmt
- 80 g Tofu, klein geschnitten
- 1 EL Olivenöl
- ¼ Avocado, klein geschnitten
- 1 kleine Handvoll Korianderblätter, gehackt

Anleitung:

1. Den Backofen auf 205 Grad Celsius vorheizen.
2. Den oberen Teil der Paprikaschote abschneiden oder die Schote halbieren. Samen und weiße Innenwände entfernen.
3. Die Karotte, Zucchini, Zwiebel und den Knoblauch im Mikrowellengerät 2 Minuten auf höchster Stufe kochen bzw. bis das Gemüse weich ist, oder das Gemüse in einer Pfanne bei mittlerer Hitze 2 Minuten mit 60 ml Wasser kochen, bis es gar ist und das Wasser verdampft ist. Blumenkohlreis hinzugeben. Einen kleinen Spritzer Apfelweinessig, 1 Prise Kurkuma, Cayennepfeffer und schwarzen Pfeffer vermischen und gut mit dem Gemüse vermengen. Quinoa und Tofu unterheben.
4. Die Paprika mit der Gemüsemischung füllen, mit Olivenöl beträufeln und 8 bis 10 Minuten auf einem mit Backtrennpapier ausgelegten Backblech überbacken. Eventuell übrig gebliebene Füllung mit auf das Backblech geben. Wenn die Haut der Paprika anfängt Blasen zu werfen und sich weich anfühlt, ist die Paprikaschote gar.
5. Die gefüllte Paprikaschote aus dem Ofen nehmen und abkühlen lassen. Mit Avocado und Koriander belegen.

Portion für Männer: 150 g Blumenkohlreis, 90 g Quinoa, ½ Zucchini und 2 EL Zwiebeln.

TACOSCHALE

Zutaten:

- 1 Portobello-Pilz
- 1 EL Olivenöl
- 1 mittelgroße Karotte, sehr klein geschnitten
- 30 g Zucchini, sehr klein geschnitten
- 1 EL fein gehackte Zwiebeln
- 1 Knoblauchzehe, fein gehackt
- 40 g gekochte schwarze Bohnen
- 1 kleine Handvoll Spinat
- 2 Scheiben einer großen Tomate oder einige Kirschtomaten, klein geschnitten
- Guacamole (Rezept weiter unten)
- Schwarzer Pfeffer

Anleitung:

1. Den Ofen auf 205 Grad Celsius vorheizen.
2. Den Pilz waschen. Den Stiel abdrehen und wegwerfen. Den Pilz trocken tupfen, dann mit Olivenöl einreiben. Mit den Lamellen nach unten auf ein Backblech legen. 10 Minuten backen, umdrehen und weitere 10 Minuten backen.
3. Eine Pfanne auf mittlerer Hitze anwärmen. Karotten, Zucchini, Zwiebeln, Knoblauch und 85 ml Wasser in die Pfanne geben und das Gemüse bissfest garen. Die schwarzen Bohnen leicht mit einer Gabel zerdrücken, in die Pfanne geben und garen, bis die Bohnen gut durchgewärmt sind und das Gemüse weich ist.
4. Den Pilz aus dem Ofen nehmen und mit den Lamellen nach oben auf einen Teller legen. Den Spinat auf den Pilz legen, dann das Bohnengemisch und zuletzt die Tomaten. Mit Guacamole garnieren und schwarzem Pfeffer würzen.

Portion für Männer: 80 g schwarze Bohnen, 1 große Karotte und 65 g Zucchini.

GUACAMOLE

Zutaten:

- ¼ Avocado
- 1 kleine Handvoll Korianderblätter
- Saft einer halben bis ganzen Limette
- Cayennepfeffer nach Belieben
- 60 ml Wasser

Anleitung:

Alle Zutaten verrühren.

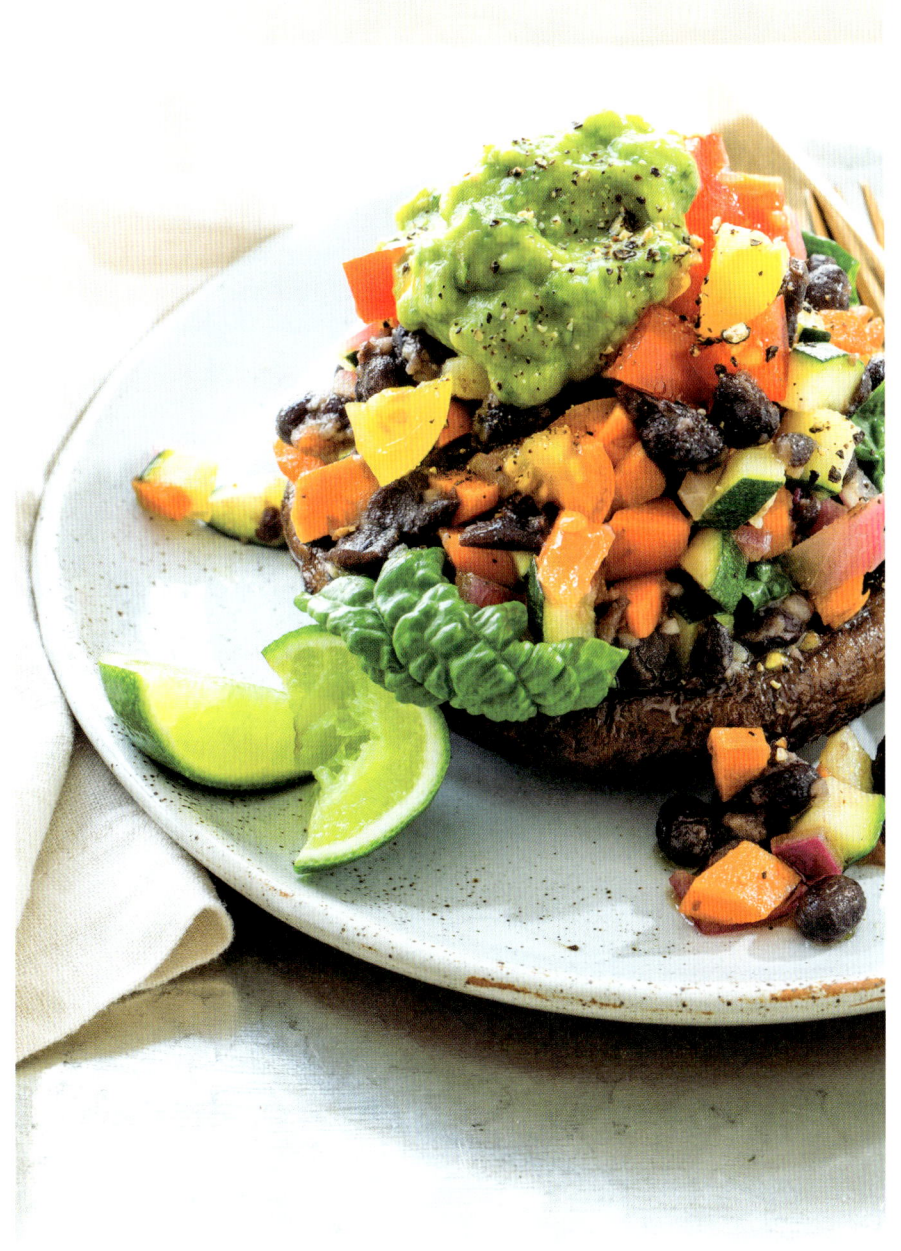

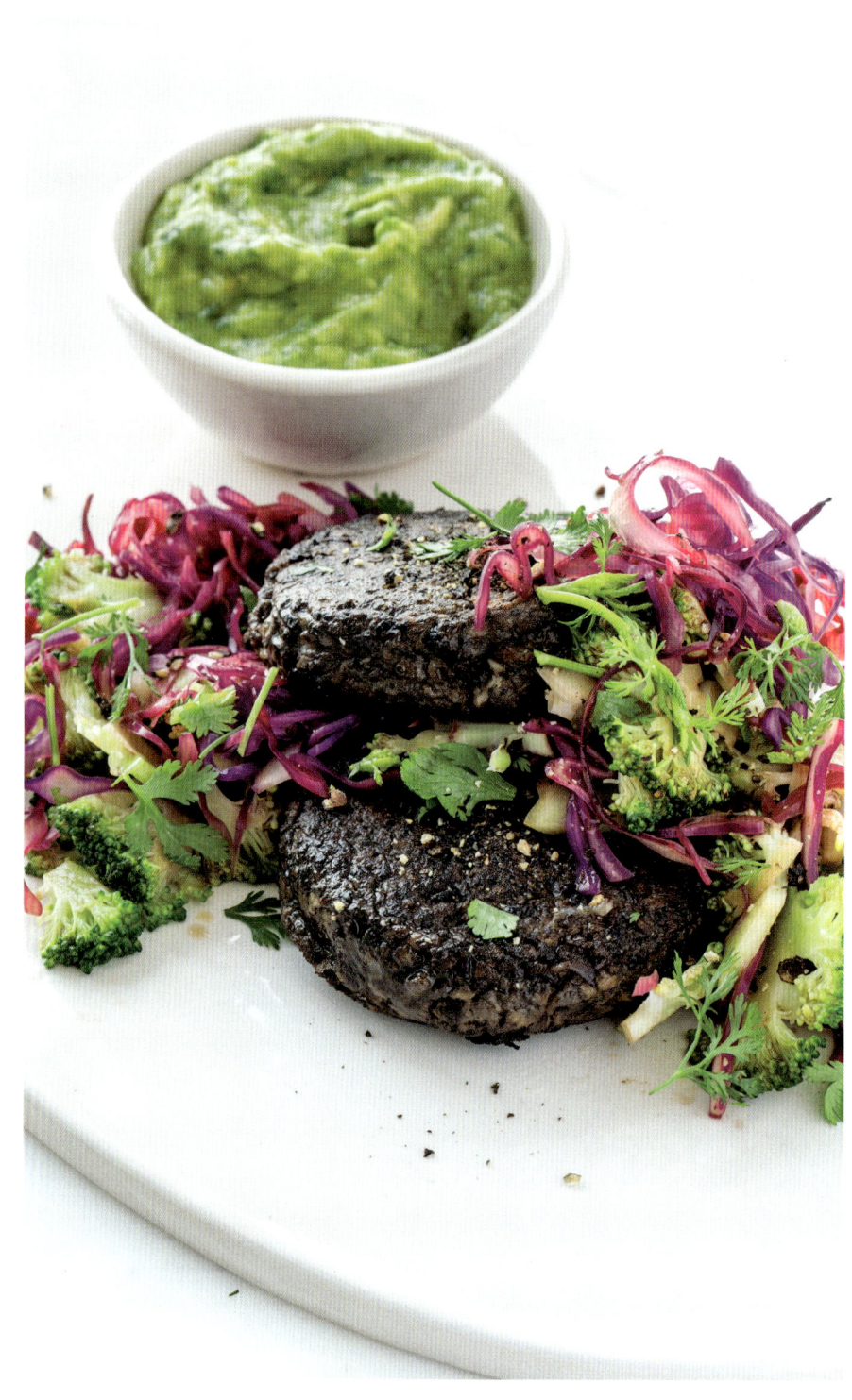

SCHWARZER BOHNENBURGER MIT KRAUTSALAT

(1 PORTION)

Zutaten:

- 40 g gekochte schwarze Bohnen
- ¼ Portobello-Pilz, sehr klein geschnitten
- 1 Ei
- 1 Knoblauchzehe, fein gehackt
- 1 EL fein gehackte Zwiebel
- ¼ TL Cayennepfeffer
- 1 EL Kokosöl oder Olivenöl
- 40 g fein geschnittener Kohl
- 20 g Brokkoli
- 1 EL Balsamessig
- Guacamole (Seite 158)
- ¼ TL schwarzer Pfeffer
- Korianderblätter zum Garnieren (optional)

Anleitung:

1. In einem Mixer oder in einer Küchenmaschine die schwarzen Bohnen, das Ei, den Knoblauch und den Cayennepfeffer zu einer glatten Masse verarbeiten. (Wer sich vegan ernähren möchte, kann das Ei durch Chia-Samen ersetzen; Chia-Samen 10 Minuten in 3 EL Wasser einweichen. Oder auf das Ei vollständig verzichten und das Gemüse garen, ohne es zu einem Bratling zu formen.)
2. Das Öl in einer Pfanne bei mittlerer Hitze erhitzen. Die Gemüsemasse in zwei Bälle rollen und flach drücken, sodass Bratlinge entstehen. In die Pfanne geben und 6–7 Minuten von jeder Seite braten, vorsichtig umdrehen.
3. Die garen Bratlinge aus der Pfanne nehmen und warm stellen. Kohl, Brokkoli und etwas Wasser in die Pfanne geben. 3–5 Minuten kochen bzw. bis das Gemüse weich ist und das Wasser verdampft ist. Balsamessig zugeben und gut vermischen.
4. Kohl und Brokkoli auf einen Teller geben und die Bratlinge daraufsetzen. Auf den Bratling Guacamole geben, mit schwarzem Pfeffer würzen und eventuell mit Korianderblättern garnieren.

Portion für Männer: 90 g Kohl, 40 g Brokkoli, 80 g schwarze Bohnen und 2 EL Zwiebeln.

ENTGIFTENDE KOHLSCHALE

(1 PORTION)

Zutaten:

¼ Portobello-Pilz, klein geschnitten
20 g klein geschnittener Brokkoli
1 Knoblauchzehe, gehackt
1 EL gehackte Zwiebeln
¼ Zucchini, klein geschnitten
80 g Tofu, gewürfelt oder geraspelt
45 g gekochte Quinoa
1 kleine Handvoll Koriander- und Basilikumblätter, fein gehackt (einige zum Garnieren zurückbehalten)
1 oder 2 Rotkohlblätter
Sensationelle Stirfry-Sauce (Seite 152)

Anleitung:

1. Eine Pfanne auf mittlerer Hitze erwärmen. Brokkoli, Pilz, Knoblauch, Zwiebeln, Zucchini und 60 ml Wasser in die Pfanne geben. 3 Minuten kochen oder bis das Gemüse gar ist.
2. Restliches Wasser abgießen, Tofu, Quinoa und Gewürze zugeben. Einige Minuten umrühren, damit sich die Aromen vereinen können. Vom Herd nehmen und in eine Schüssel geben.
3. Ca. 2,5 cm Wasser in die Pfanne geben und aufkochen.
4. Die Kohlblätter hineinlegen und 2 Minuten kochen oder bis sie weich sind. Blätter abgießen und etwas abkühlen lassen.
5. Den Pilzmix auf die Kohlblätter geben, mit Sensationeller Stirfry-Sauce beträufeln und den restlichen Koriander und Basilikum darüber geben.

Tipp: Wenn die Kohlblätter einreißen, einfach die Blätter übereinander legen, sodass ein Wrap ohne Löcher entsteht.

Portion für Männer: ½ Portobello-Pilz, 40 g Brokkoli, 90 g Quinoa, 2–3 Kohlblätter.

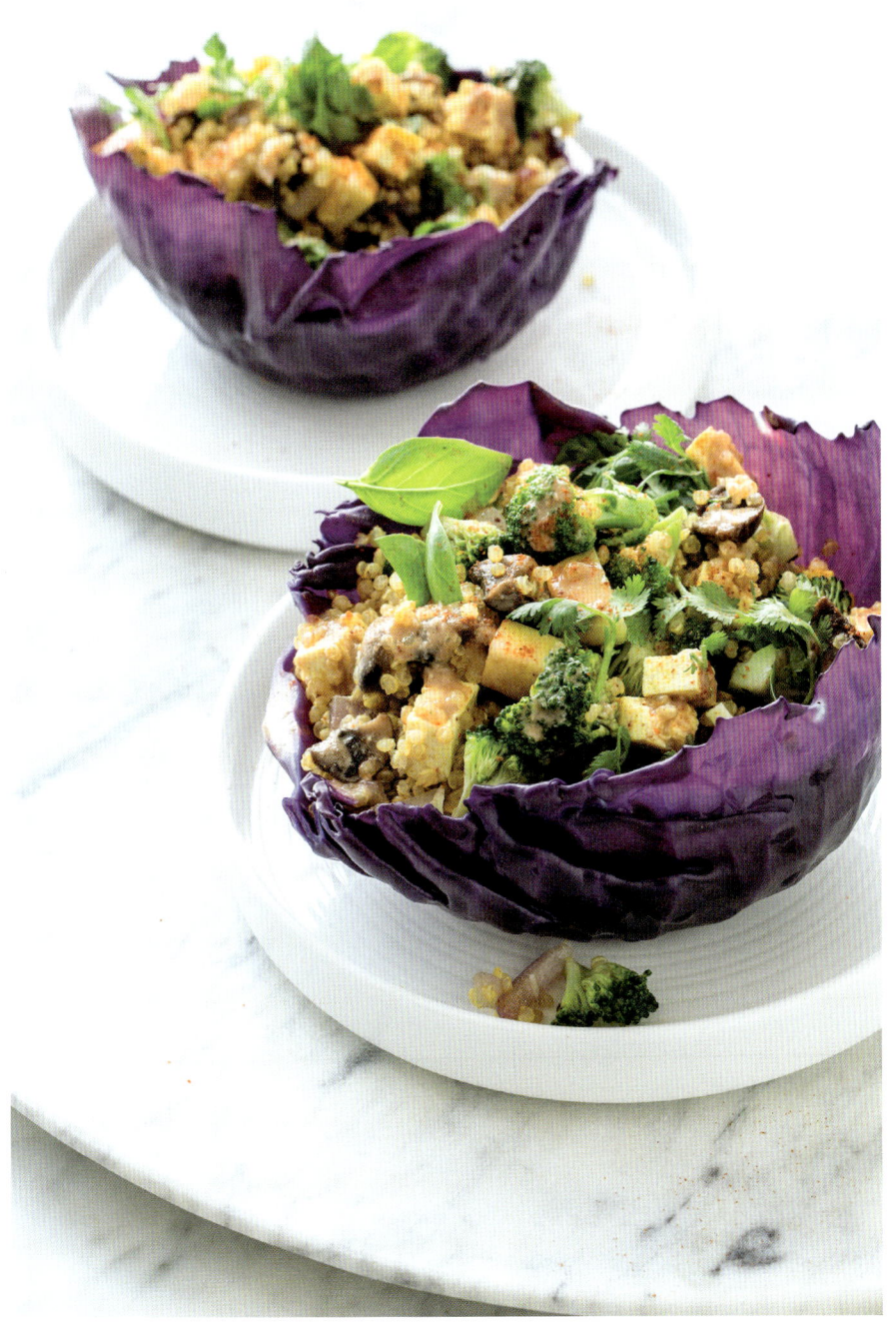

HEUTE IST TAG 6: UND NUN?

Herzlichen Glückwunsch, Sie haben diese 5-Tage-Reise beendet! Machen Sie Ihre »Nachher«-Selfies und bereiten Sie sich auf eine Überraschung vor. Ich weiß, dass Sie sich fabelhaft fühlen und noch besser aussehen.

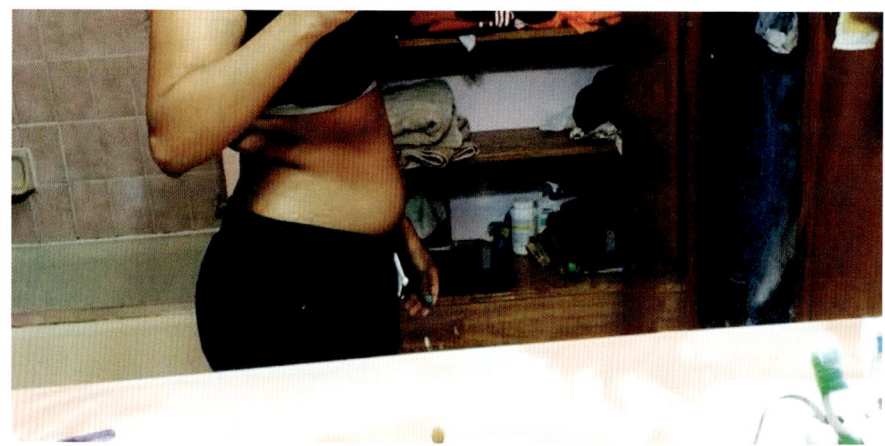

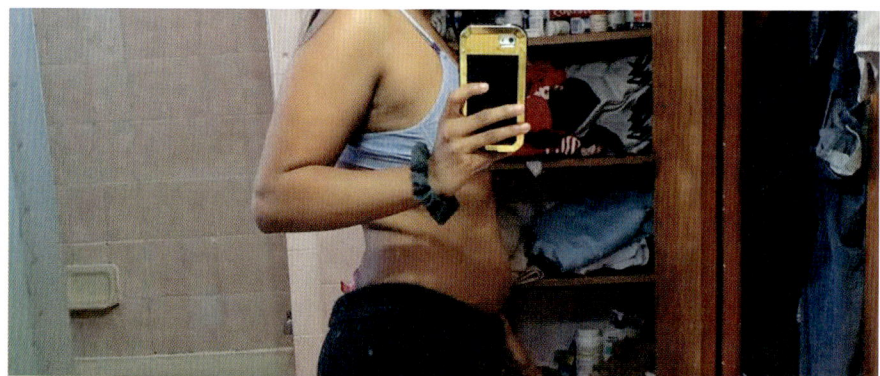

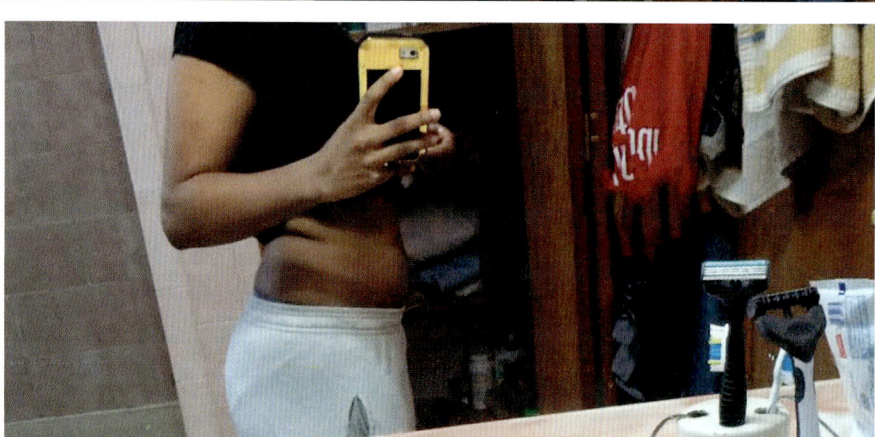

Vielleicht denken Sie jetzt, wo Sie so weit gekommen sind: »Ich möchte noch mehr abnehmen.« Oder: »Ich möchte mich weiterhin gesund ernähren.« Wie Sie bereits gesehen haben, kann man ein Pfund oder mehr an nur einem Tag abnehmen. Sie passen wahrscheinlich auch in eine kleinere Kleider- oder Jeansgröße und Ihr Körper sieht gut aus. Ihr ganzes Aussehen hat sich verändert. Dies ist der Anreiz, den die meisten Menschen – und Sie gehören auch dazu – brauchen, um auf dem richtigen Kurs zu bleiben. Hoffentlich integrieren Sie viele der gesunden Ernährungskonzepte in Ihren Alltag, um sich generell besser zu fühlen.

Wenn die Ergebnisse Sie überzeugt haben und Sie weitermachen wollen, lesen Sie unbedingt Kapitel 10, das die Sharp Lifetime Diet enthält. Hier erhalten Sie Informationen über einen gesunden Lebensstil, damit Sie Ihre langfristigen Ziele erreichen.

KAPITEL 9

KINDERLEICHTES ENTGIFTEN
TIPPS UND TRICKS

Ich liebe dunkle Schokolade, Kaffee und Fleisch. Ich hatte erwartet, dass ich diese drei Dinge vermissen würde, aber das stimmte nicht. Ich hatte Heißhunger auf Obst. Ich fühlte mich während des Detoxes voller Energie und ich finde es schade, dass er vorbei ist. Ich werde ihn auf jeden Fall alle 1–2 Monate wiederholen.

—Lucy

Ich möchte, dass Sie möglichst viel Nutzen aus dieser Entgiftung ziehen. Ich habe den Detox schon so oft gemacht, ganz zu schweigen von den Tausenden, die ich dazu angeleitet habe – dass ich einige Tricks habe, die ich Ihnen gerne weitergeben möchte. Es sind ja nur 5 Tage, nicht lange genug, um viel vom Leben zu verpassen. Wenn es Ihnen wie mir geht, dann staunen Sie am Ende der 5 Tage darüber, wie Ihr Körper und Geist sich verändert haben und wie viel Sie an Energie gewonnen haben. Darüber hinaus haben Sie den natürlichen Geschmack von Nahrungsmitteln schätzen gelernt und sind stolz auf sich, dass Sie durchgehalten haben und Ihre Willenskraft bewiesen haben.

Also, kein Grund zur Müdigkeit, machen Sie einfach weiter! Ich weiß aus eigener Erfahrung, dass der Detox zu lebenslangen Gewohnheiten führen kann, die einen gesund erhalten. Ihre Selbstdisziplin wird belohnt, Sie werden sich Ihres Körpers mehr bewusst und Sie haben die Energie, eine lebenslange Ernährungsumstellung in Angriff zu nehmen.

Ich habe Ihnen ja empfohlen, den 5-Tages-Plan genau einzuhalten oder doch so genau, wie es Ihnen möglich ist; machen Sie sich darüber keine Gedanken. Jetzt kann ich Ihnen aber einige Geheimnisse verraten, wie der 5-Tage-Detox ein Kinderspiel wird und wie Sie auf Erfolgskurs bleiben.

1. AUFSCHREIBEN

Beginnen Sie an dem Tag, an dem Sie mit dem Detox anfangen, ein Tagebuch. Notieren Sie jeden Tag Folgendes:

- Wie viel Wasser Sie getrunken haben.
- Welche Art Bewegung oder Sport (falls zutreffend) Sie gemacht haben und für wie lange.
- Zu welchen Zeiten Sie was gegessen haben.
- Gedanken, Gefühle über Ihre Gesundheit und Ihre Emotionen (morgens und abends).
- Energieniveau am Morgen, mittags und abends.
- Symptome, die Sie bemerken.
- Wofür Sie dankbar sind (morgens und abends).

In Anhang A finden Sie ein 5-Tage-Tagebuch, mit Anleitungen dazu, was Sie eintragen sollen. Dieses Tagebuch finden Sie auch auf meiner Website. Durch das Führen eines Tagebuchs ist es nicht nur leichter durchzuhalten, sondern Sie geben sich auch selbst Feedback. Sie sehen die Ergebnisse und Fortschritte über die fünf Tage, was sehr motivierend ist. Sagen wir mal, Sie möchten an Tag 3 aufhören. Lesen Sie Ihre Tagebucheinträge der letzten zwei Tage. Wenn Sie sehen, wie gut Sie diese geschafft haben, dann halten Sie wahrscheinlich durch.

Und das sage nicht nur ich: Eine im Jahr 2012 von Forschern der University of Illinois in Chicago durchgeführte Studie bestätigt, dass Frauen, die ein Ernährungstagebuch führen, ca. 6 Pfund mehr abnehmen und auch über einen Zeitraum von 12 Monaten das Gewicht besser hielten, als Frauen, die dies nicht taten.

Mit einem Tagebuch haben Sie einen Beweis und Sie bleiben objektiv. Nehmen wir mal an, dass Sie den Detox gerade beendet haben und

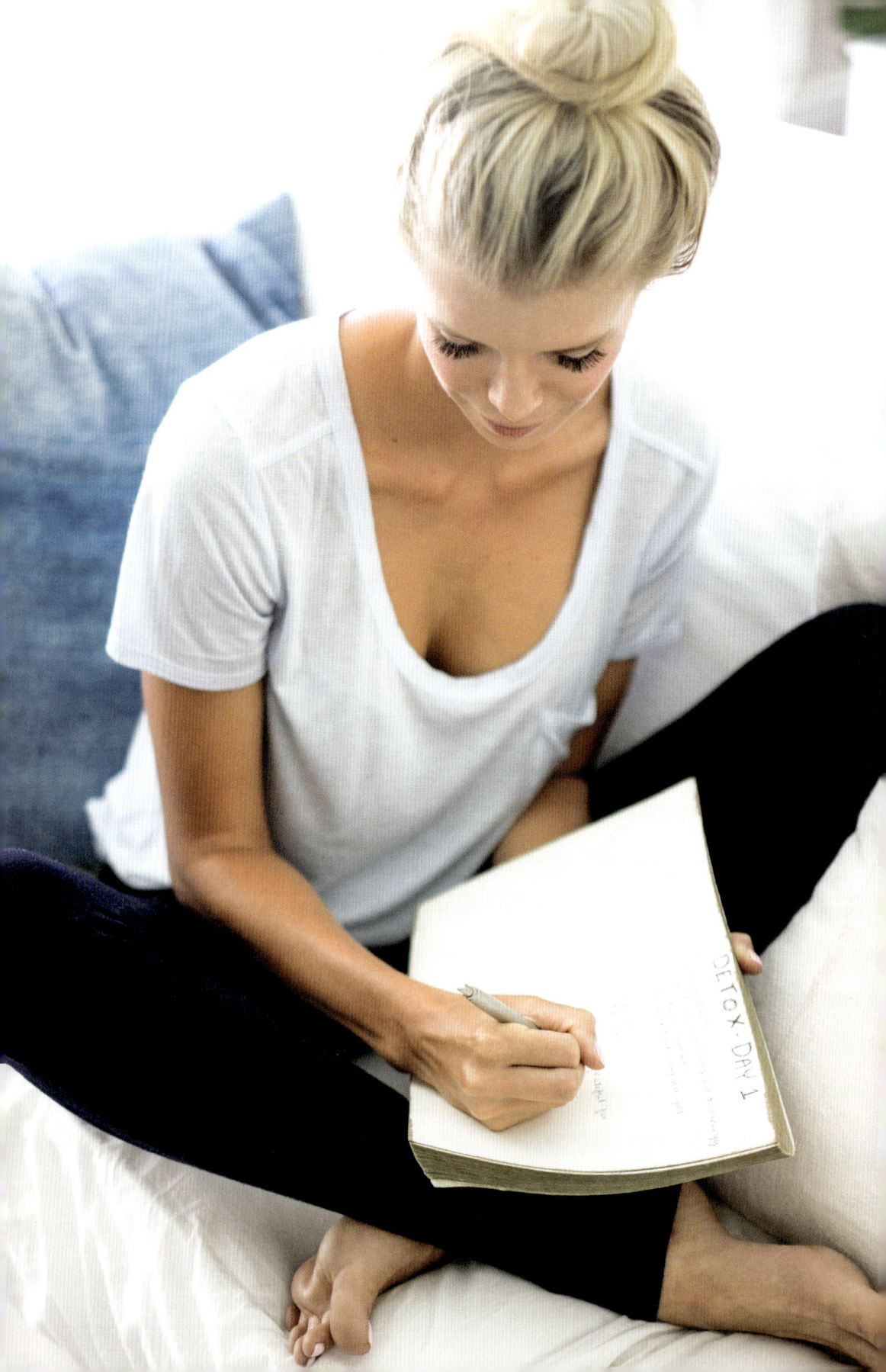

nicht alle erhofften Ergebnisse eingetreten sind. Mithilfe Ihres Tagebuchs können Sie herausfinden, was geschehen ist. Zum Beispiel:

- Haben Sie genug Wasser getrunken?
- Haben Sie Mahlzeiten ausgelassen oder etwas anderes gegessen?
- Hatten Sie die ganze Zeit negative Gefühle?
- Sind Sie vom Plan abgewichen – Fertiggerichte, Zucker, Kaffee, Alkohol?

Immer wenn Kunden sich bei mir melden, die nicht die erwarteten Ergebnisse sehen, stelle ich diese Fragen. Fast immer finden wir Gründe für den Misserfolg.

Eine Liste mit Dingen, für die Sie dankbar sind, kann auch ermutigend sein und daran erinnern, dass wir auch für kleine Dinge dankbar sein sollten. Ich weiß, dass man dazu neigt, sich nur auf das Negative zu konzentrieren, wenn man sich nicht wohl in seinen Körper fühlt und man negative Gedanken hat. Immer, wenn ich mich niedergedrückt fühle, nehme ich mein Tagebuch hervor und schreibe all das Gute auf, das ich um mich herum sehe. Oft erscheinen die eigenen Probleme im Vergleich mit den schönen Dingen, die jeden Tag passieren (können), gar nicht mehr so groß. Denken Sie um: Dies ist kein schlechter Tag; sie hatten an einem Tag nur einen *schlechten Moment*. Ein Freund macht Ihnen ein Kompliment? Sofort aufschreiben! Wenn Sie einen guten Tag verbracht haben, auch aufschreiben. Bei diesem Tagebuch geht es nicht nur darum, körperliche Veränderungen festzuhalten, sondern sich selbst mehr zu lieben.

2. KEINE MAHLZEITEN AUSLASSEN

Viele Menschen nehmen an, dass sie umso mehr abnehmen, je weniger sie essen. Leider nicht wahr! Das Auslassen von Mahlzeiten führt leider nicht nur dazu, dass man langsamer abnimmt, sondern verhindert auch, dass das Entgiften optimal abläuft. Also, keine Mahlzeiten auslassen.

Auch die Forschung gibt mir Rückendeckung. In der oben genannten Studie verloren Frauen, die Mahlzeiten ausließen, ca. 8 Pfund weniger als solche, die regelmäßig aßen. Und das ist nicht verwunderlich: Das Auslassen von Mahlzeiten kann den Stoffwechsel verlangsamen und die Hormone beeinflussen, die für das Abnehmen verantwortlich sind, nämlich Leptin und die Schilddrüsenhormone. Leptin, von Fettzellen im Körper abgesondert, unterdrückt den Appetit und steuert somit die Nahrungsaufnahme. Schilddrüsenhormone kontrollieren den Stoffwechsel.

Das Auslassen von Mahlzeiten ist also wirklich keine gute Idee für die Figur. Gemäß einer Studie aus dem Jahr 2014 haben Menschen, die gewöhnlich das Frühstück weglassen, einen dickeren Bauch. Vielleicht denken Sie, dass Sie keine Zeit zum Frühstücken haben, aber das Weglassen könnte genau der Grund sein, warum Sie nicht abnehmen. Vor einigen Jahren wurde das Konzept von mehreren Mahlzeiten am Tag zur Gewichtskontrolle aufgegeben. Zum Glück haben Forscher dieses

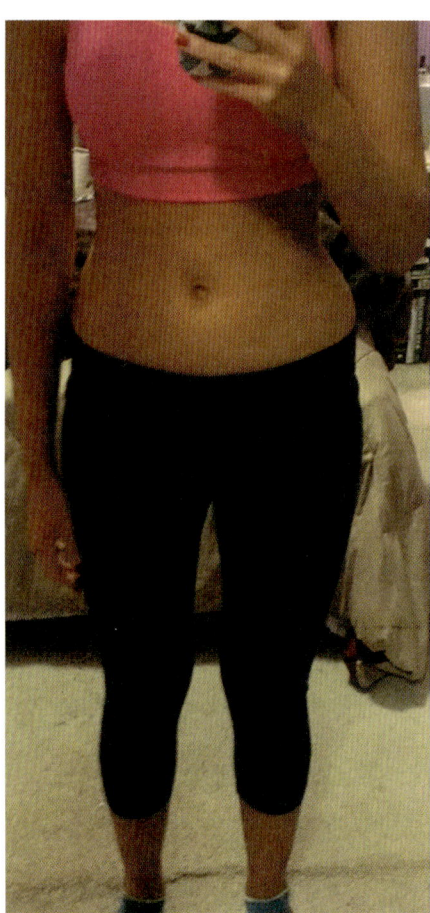
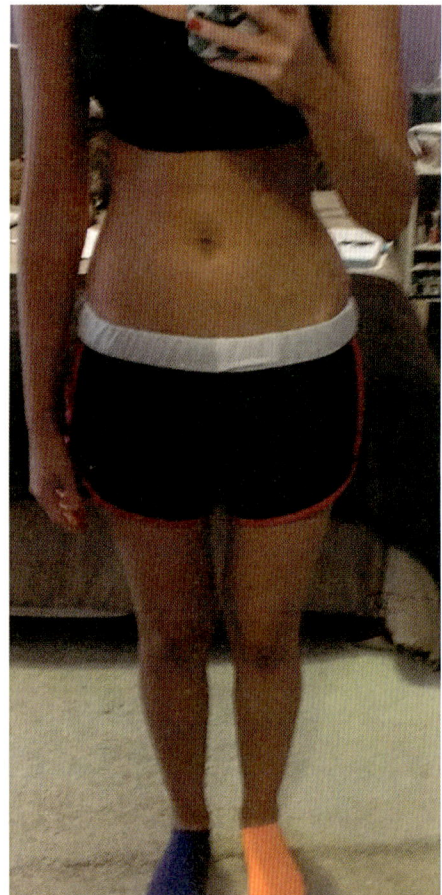

Thema erneut aufgegriffen und festgestellt, dass mehrere Mahlzeiten und Snacks über den Tag verteilt uns in Wirklichkeit schlank und gesund halten. Eine aktuelle Studie fand heraus, dass Menschen, die öfter als viermal pro Tag Nahrung zu sich nehmen, weniger Körperfett und ein geringeres Gewicht hatten als solche, die drei oder weniger Mahlzeiten pro Tag einnahmen. Andere Untersuchungen belegen, dass der Verzehr mehrerer Mahlzeiten bei der Kontrolle des Blutzuckers und des Blutfettspiegels (z. B. Triglyceride, deren Werte möglichst gering sein sollten, um das Herz zu schützen) sowie des Hungers eine Rolle spielt.

Mein Frühstück und das Mittag- und Abendessen sowie die Snacks sorgen für einen ausgeglichenen Blutzuckerspiegel und verhindern Heißhunger am Nachmittag. Versuchen Sie also möglichst die gesamten empfohlenen Mengen zu essen, um optimal zu entgiften und Ihren Stoffwechsel konstant zu halten.

Wenn Sie schon einmal eine Mahlzeit ausgelassen haben in dem Glauben, dass Ihnen dies beim Abnehmen hilft – und das haben wir alle – dann ist jetzt der richtige Zeitpunkt, mehrmals am Tag gesunde Nahrung aufzunehmen und so viel abzunehmen, wie Sie möchten.

3. BEFOLGEN SIE DEN DETOX GENAU

Ich werde immer wieder gefragt, ob man Mahlzeiten austauschen kann und das Frühstück zum Abendessen oder das Abendessen mittags essen kann. Oder ob man die Kohlenhydrate und das Fett weglassen kann, weil sie gehört hätten, dass die ungesund sind. Kurz gesagt: *Nein*. Meine Mahlzeiten und Snacks zielen auf eine Optimierung der Verdauung ab, da dies die Voraussetzung für eine effektive Entgiftung ist. Sie essen hauptsächlich Rohkost früher am Tag und gegartes Essen zum Abendbrot, weil es dann leichter zu verdauen ist. Halten Sie sich genau an die Vorschriften und Sie werden von den Ergebnissen überrascht sein.

Ich werde auch häufig in Bezug auf Geschmacksvorlieben und Lebensmittelallergien befragt. Es gibt vielleicht einige Nahrungsmittel, die einem nicht gut bekommen. Tofu zum Beispiel. Wenn Sie finden, dass er schleimig ist, versuchen Sie vor dem Kochen durch Drücken Wasser zu entfernen oder braten Sie ihn vor der Verwendung im Rezept in kleinen Würfeln mit 1 EL Kokos- oder Olivenöl, damit er etwas mehr Biss erhält. Tofu nimmt den Geschmack der Zutaten an, mit denen er zubereitet wird, und wenn Sie niemals Tofu ausprobiert haben, sollten Sie ihm eine Chance geben. Wenn Sie immer noch nach einem Ersatz suchen, probieren Sie Edamame oder Tempeh. Wenn Sie allergisch gegen Soja sind oder es nicht vertragen, lassen Sie den Tofu einfach weg und nehmen Sie dafür beim Abendessen jeweils ca. 30 g mehr Linsen, Bohnen oder Quinoa (Männer 60 g).

Und vielleicht machen Sie sich auch nichts aus Grünem Tee. Ich glaube, dass es eine grüne Teeart gibt, die Sie mögen, wie z.B. Grünen Tee mit Granatapfel, Ingwer, Yerba Mate oder Pfefferminz- und Grüner Tee gemischt. Es gibt keine richtige oder falsche Marke oder Geschmacksrichtung. Entscheidend ist, dass Sie einen Tee finden, den Sie mögen.

Noch ein Tipp zu Grünem Tee: Kein kochendes Wasser verwenden. Grüner Tee sollte mit 70–80 Grad heißem Wasser aufgebrüht werden, damit er nicht bitter schmeckt (darüber beklagen sich viele, die grünen Tee nicht mögen).

Immer noch nicht überzeugt? Haben Sie schon einmal Weißen oder Schwarzen Tee probiert? Jeder Tee ist gut für Sie, weil er in jeder Erscheinungsform Antioxidantien und Phytochemikalien liefert, die das Krebsrisiko senken, vorzeitigem Altern und Herzkrankheiten vorbeugen. Weißer Tee enthält die geringsten Mengen an Koffein; bei Grünem und Schwarzem Tee hängt es von der Sorte ab.

Und was ist mit koffeinfreien Produkten? Ich empfehle keine entkoffeinierten Produkte, weil bei dem Prozess der Entkoffeinierung auch die nützlichen Phytochemikalien entfernt werden. Wenn Sie nicht viel Koffein vertragen, brühen Sie den Tee für nur 30 Sekunden auf, entsorgen die Flüssigkeit und brühen ihn erneut auf. Auf diese Weise wird ein Großteil des Koffeins entfernt, aber Sie erhalten trotzdem noch den Geschmack und den gesundheitlichen Nutzen.

Vielleicht trinken Sie gar kein Koffein, und auch das ist vollkommen in Ordnung. Trinken Sie einfach Kräutertee.

Manche Menschen sind allergisch gegen Nüsse. Wenn Sie eine Erdnussallergie haben, können Sie den Detox machen, da ich keine Erdnüsse verwende (eigentlich eine Hülsenfrucht). Wenn Sie allerdings allergisch gegen Baumnüsse sind (wozu auch Mandeln und Paranüsse gehören), ersetzen Sie die Nüsse. Zu den geeigneten Samen gehören Kürbiskerne, Sonnenblumenkerne, Chia- und Leinsamen.

Viele Menschen vertragen Gluten nur schlecht, ein Protein, das in Weizen und verwandtem Getreide wie Gerste, Hafer und Roggen vorkommt. Mein Detox ist glutenfrei – mit Ausnahme der Haferflocken, es sei denn, Sie kaufen ein glutenfreies Produkt. Ich möchte noch das Folgende sagen, da es viel Unsicherheit darüber gibt, ob Haferflocken wirklich glutenfrei sind oder nicht: Sie sind es. Das Problem ist, dass Hafer oft im Wechsel mit glutenhaltigem Getreide wie Weizen, Gerste und Roggen angebaut wird. Dadurch wird der Hafer mit diesem Getreide auf dem Feld kontaminiert und dann erneut bei der Ernte und der Verarbeitung.

Daher sind konventionell angebaute Haferflocken bei einer glutenfreien Ernährung nicht erlaubt. Wenn Sie also an einer Glutenintoleranz leiden, ist die einzige Möglichkeit, Problemen zu entgehen, ein zertifiziert glutenfreies Produkt zu kaufen. Solche werden auf Feldern angebaut, die vorher vier Jahre lang brach gelegen haben, sodass die Möglichkeit einer Kreuzkontaminierung mit glutenhaltigem Getreide ausgeschlossen werden kann. Sie werden auch mit Geräten geerntet und verarbeitet, die ausschließlich Hafer verarbeiten. Eine andere Möglichkeit ist es, Haferflocken durch Quinoa-Flocken zu ersetzen, was eine exzellente Option ist.

Wenn Sie ein bestimmtes Gemüse absolut nicht mögen, wie z.B. Tomaten oder Rote Bete, ist das auch kein Problem. Ersetzen Sie es einfach durch eins, das Sie mögen. Verändern Sie eben die Einkaufsliste etwas. Das Ziel ist, die Vorgaben so gut wie möglich zu erfüllen und wenn nötig kleine Veränderungen vorzunehmen. Seien Sie sich aber im Klaren darüber, dass der Detox nicht optimal funktioniert, wenn man nicht erlaubte Nahrungsmittel hinzunimmt.

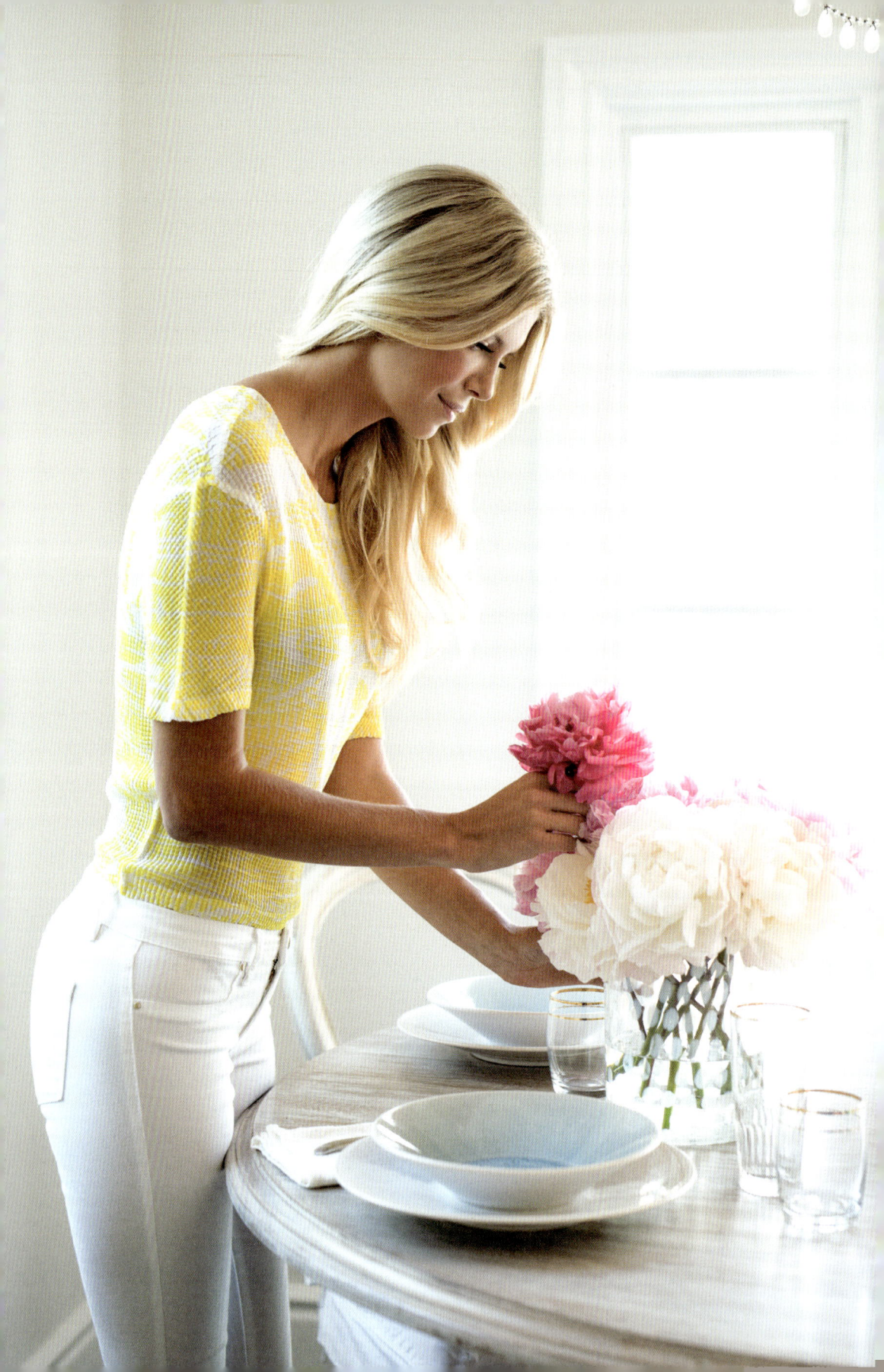

4. SCHAFFEN SIE DAS RICHTIGE AMBIENTE

Die Gerichte, die Sie während meines Detoxes verzehren, sind köstlich und schön anzusehen, warum also nicht ein einladendes Ambiente schaffen, in dem man die Mahlzeit mit allen Sinnen genießen kann? Wenn die Umgebung daran erinnert, warum man den Detox macht, ist es unwahrscheinlicher, dass man trickst oder aufgibt. Der einfachste Weg, ein attraktives Ambiente zu kreieren, sind frische Blumen. Nehmen Sie sie beim Einkaufen mit und stellen den Strauß in die Vase. Blumen verschönern den Raum *und* Ihre Stimmung. Rosen oder nicht, nehmen Sie sich die Zeit, an den Blumen zu riechen!

Bevor ich mich zum Essen hinsetze, zünde ich oft auch ein paar Kerzen an. Dadurch wird die Mahlzeit eine Zeremonie, und die entspannende Atmosphäre hilft den Geist von unangenehmen Gedanken zu befreien und sich auf das Essen zu konzentrieren.

Servieren Sie Ihre Mahlzeiten und Getränke in Geschirr, das Sie anspricht. Ich habe eine Lieblingstasse, auf der ich mit Kreide schreiben kann: Jeden Morgen schreibe ich etwas Motivierendes darauf. Ich brühe meinen Tee darin auf und trinke daraus mein Zitronenwasser. Manchmal nehme ich sie auch mit auf einen Spaziergang. Dadurch wird das Teetrinken zu einem Ritual und einer positiven Erfahrung. Und abends decken Sie schön den Tisch.

Folgen Sie dem Trend, Ihr Essen zu fotografieren? Wenn nicht, probieren Sie es aus! Wenn Sie wissen, dass Sie ein Foto von dem machen werden, was Sie essen, dann geben Sie sich beim Anrichten mehr Mühe, was wiederum bedeutet, dass Sie die Mahlzeit mehr genießen werden.

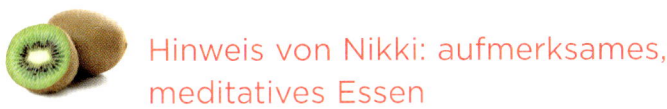

Hinweis von Nikki: aufmerksames, meditatives Essen

Aufmerksames Essen bedeutet: wenn man langsam isst und sich Zeit nimmt, jeden Bissen und jeden Schluck zu schmecken und zu genießen. Aufmerksames Essen fördert den Genuss, verhindert ein Überessen und kann so auch zu Gewichtsverlust führen. Es unterstützt auch die Verdauung und daher die Entgiftung. Und Sie werden nicht so schnell wieder hungrig.

Jeden Tag sehe ich Menschen, die die Straße hinuntereilen, ein Sandwich essen und auf dem Handy tippen. Genießen diese Menschen wirklich ihre Nahrung oder haben sie wirklich Hunger? Die meisten wahrscheinlich nicht. Die Mahlzeiten sollten ein ruhiger, entspannender Teil des Tagesablaufs sein.

Wenn Sie sich zum Essen hinsetzen, konzentrieren Sie sich auf jeden Bissen. Achten Sie auf den Geschmack und die Textur und auch darauf, ob Sie hungrig sind oder nicht. Kauen Sie langsam und schlingen Sie nicht. Kauen verstärkt das Gefühl des Sattseins, regt die Verdauung an, steigert die Durchblutung des Gehirns und führt zu geistiger Klarheit. Sie werden entdecken, wie süß Beeren und Äpfel von Natur aus schmecken und wie erfrischend Gurken sind. Essen Sie nicht zu viel. Nur so viel, bis Sie satt sind. Wie weiß man das? Man muss auf seinen Körper achten, den Magen. Wenn Sie sich gesättigt fühlen oder kurz davor sind, ist es an der Zeit, die Gabel hinzulegen. Keine Regel auf der Welt sagt, dass man seinen Teller leer essen muss. Zu viel zu essen ebenso wie Schlingen führt zu Völlegefühl, Dumpfheit und geistiger Trägheit.

Nehmen Sie sich nach jeder Mahlzeit einige Minuten Zeit, um in sich hineinzuhorchen, wie Sie sich fühlen. Wenn Sie sich gesund ernähren, haben Sie Energie, sind satt, erfrischt und fühlen sich leicht. Die gesteigerte Aufmerksamkeit führt dazu, dass man seltener unachtsam zu ungesunden Nahrungsmitteln greift, wenn man Hunger hat. Lassen Sie jede Mahlzeit zur Meditationsübung werden und Sie werden immer mehr Gefallen an gesundem, vollwertigen Essen finden.

5. WIE WÄRE ES MIT ETWAS LEICHTER BEWEGUNG?

Bewegung ist mir genauso wichtig wie die Ernährung. Ich kann nur jedem Yoga empfehlen, ungeachtet des Alters, Geschlechts, der Beweglichkeit oder des Lifestyles. Ich habe vor vielen Jahren mit Yoga begonnen, weil ich fitter werden wollte. Aber mir ging es wie vielen, und je mehr ich »trainierte«, desto klarer wurde mir, dass da noch etwas Größeres ist. Ich wollte mehr über die verschiedenen Ansätze, die Geschichte und die Spiritualität, die dahinterstecken, erfahren. Daher ließ

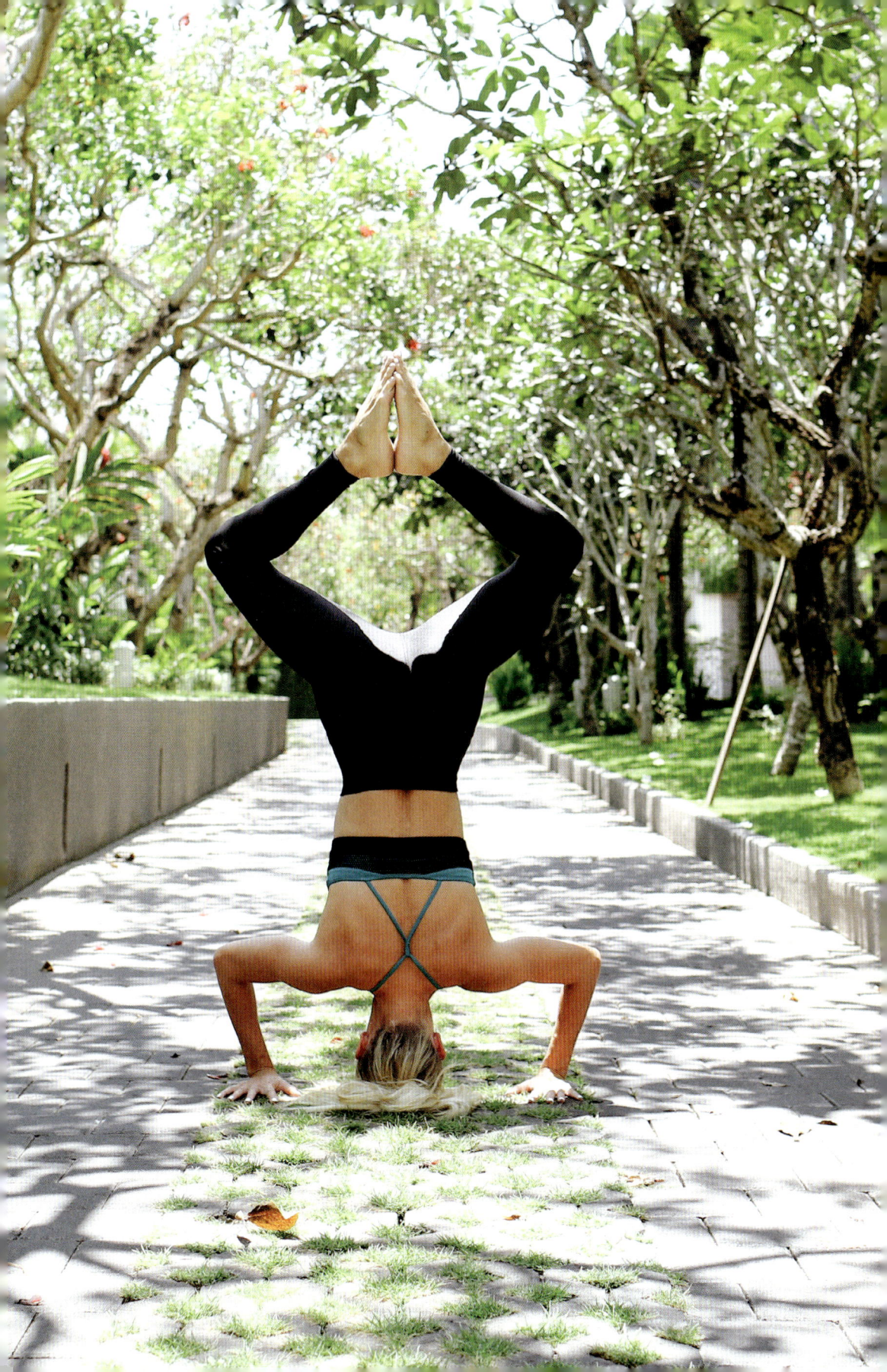

ich mich im Jahr 2015 zur Yoga-Lehrerin ausbilden. Ich machte auf Bali einen Intensivkurs, zusammen mit Teilnehmern aus aller Welt. Endlich den ganzen Tag Yoga, und am Ende war ich zertifizierte Yoga-Lehrerin.

Auch wenn Sie sich nicht ganz so eingehend damit beschäftigen möchten, gibt es einige bestimmte Gründe, warum Yoga die ideale Begleitung beim Entgiften ist. Yoga:

- verbessert die Gesundheit der Verdauungsorgane, einschließlich der Leber
- hilft beim Ausschwitzen der Toxine
- hilft beim Abnehmen
- stärkt die Muskeln und macht den Körper beweglicher, unterstützt so den Stoffwechsel
- lehrt das tiefe Atmen, sodass Toxine vermehrt ausgeatmet werden und die Energie gesteigert wird
- wirkt beruhigend auf Körper und Geist, reduziert Stress und negative Gedanken
- revitalisiert die Organe, stärkt das Immunsystem und damit die Gesundheit und das Entgiften
- ist ein idealer Weg, um emotionalen Ballast abzuwerfen, sodass der Geist frei wird und man sich auf den Detox konzentrieren kann.

Wenn Yoga nicht Ihr Ding ist, machen Sie ein leichtes Workout wie z.B. Gewichtheben mit kleinen Gewichten, Jogging oder Walking – nichts Anstrengendes, aber ein bisschen Schwitzen hilft beim Entgiften. Für den Erfolg des Detox ist Sport während der fünf Tage aber nicht notwendig. Man erzielt trotzdem dieselben Ergebnisse. Mit Sport verbrauchen Sie aber mehr Kalorien und scheiden mehr Giftstoffe aus, was dazu führen könnte, dass Sie sich beim Sport schneller erschöpft fühlen.

Grundregel: Hören Sie auf Ihren Körper. Sie fühlen sich, als könnten Sie Bäume ausreißen? Machen Sie das, aber denken Sie daran, dass ein intensives Workout das Bedürfnis Ihres Körpers nach mehr Kalorien steigern kann, was die Gefahr mit sich bringt, dass Sie zu viel essen. Ihre Ergebnisse werden genauso gut sein, wenn Sie keinen Sport treiben. Vertrauen Sie mir!

6. BÜRSTENMASSAGEN

Okay, jetzt geht es an die wirklichen Geheimnisse. Der Körper scheidet Schadstoffe über die Haut aus, daher ist es wichtig, dass die Poren nicht durch abgestorbene Hautschuppen, Schmutz usw. verstopft sind oder die Toxine im Körper verbleiben und für die Entgiftungsorgane Stress bedeuten. Man kann verstopften Poren durch Bürstenmassagen entgegenwirken und die Ausscheidung von Schadstoffen unterstützen.

Dafür braucht man eine Massagebürste mit Naturborsten. Beginnen Sie jeden Tag vor dem Baden oder Duschen damit, die Unterseite Ihrer Füße zu bürsten. Arbeiten Sie sich langsam die Beine hoch, dann bearbeiten Sie Hüften, Bauch, Brust, Rücken und abschließend Ihre Hände und Arme. Bürsten Sie mit langen, festen Bewegungen zum Herzen hin, um Blutfluss und -zirkulation anzuregen. Seien Sie vorsichtig im Brustbereich, da hier die Haut besonders empfindlich ist. Das Gesicht sollte auch nicht gebürstet werden, außer man verwendet etwas Weicheres, wie einen Luffaschwamm. Die Bürste sollte nach jeder Verwendung mit Seife und Wasser gewaschen und gut ausgespült werden, um das Wachstum von Keimen zu unterdrücken.

Wenn man einmal den Bogen raus hat, dann wird man mit seidig weicher Haut belohnt. Wenn die Poren frei sind und der Kreislauf angeregt ist, kann die Haut »atmen«, Blut und Lymphe fließen besser, und die Abfallprodukte, die zu Cellulite führen können, wird man los. Durch eine Bürstenmassage kann die Haut auch besser Pflegeprodukte und Körperlotionen aufnehmen. Sie werden so begeistert von dem Ergebnis sein, dass Sie sich wünschen, Sie hätten früher damit angefangen.

7. GEMEINSAM ENTGIFTEN

Bestimmt haben Sie eine Schwester, Freundin, Kollegin oder einen Partner, die auch etwas abnehmen möchten. Ein(e) Freund(in) kann hilfreich sein, aber stellen Sie sicher, dass er oder sie genauso motiviert ist wie Sie. Kaufen Sie die Lebensmittel gemeinsam ein, besprechen Sie die Zubereitung der Gerichte und gehen Sie zusammen zum Yoga oder Sport. Die gegenseitige Unterstützung wird Sie beide in der Spur halten. Suchen Sie in Ihrem Bekanntenkreis nach Unterstützern; Sie werden überrascht sein, wie viele Menschen sich für eine Entgiftung mit gutem Essen interessieren.

Auf meiner Website nikkisharp.com, führe ich oft eine »virtuelle« Entgiftung durch, bei der ich meine Follower einlade, den Detox gemeinsam mit mir zu machen. Wir teilen unsere Ergebnisse und ermutigen uns gegenseitig. Ich biete auch eine private 5-Tage-Detox-Gruppe auf Facebook an; die Teilnahme hat bei uns allen die Ergebnisse verbessert. Auch nach so vielen Jahren, die Gemeinschaft tut auch mir immer wieder gut!

8. SICH SELBST ÜBERLISTEN

Obwohl ich meinen Detox schon so oft durchgeführt habe, verspüre ich trotzdem oft den Wunsch zu schummeln, besonders während der ersten zwei Tage. Zuerst denke ich an Schokolade, dann an Bananen, an Kaffee, ein Glas Wein, oder zwei ... Aber ich weiß, wie ich mich selbst überlisten kann. Erstens rufe ich mir ins Gedächtnis, was ich schon alles für fünf Tage ausgehalten habe und wie gut ich mich fühle, wenn ich durchhalte.

Zweitens mache ich einen Spaziergang. Ich arbeite von zu Hause und blogge über Essen, daher bin ich ständig von Nahrungsmitteln umgeben und meine Gedanken kreisen darum; Rausgehen hilft mir beim Wiederaufladen meiner Batterien und meiner Motivation. Wenn Sie das Glück haben und im Grünen wohnen, machen Sie einen Spaziergang und zählen Sie, wie viele verschiedene Vögel oder Blumen Sie auf dem Weg entdecken. Wenn Sie in einem Büro arbeiten und die Versuchung kommt, machen Sie einen kurzen Spaziergang, um die Gedanken auf etwas anderes zu lenken. Jede Art Ablenkung wie Gehen, auch einmal die Treppe hinauf- oder hinuntergehen oder einmal über den Flur, kann helfen. Rufen Sie eine Freundin oder Kollegin im Büro an oder gehen Sie dort vorbei, meditieren Sie, machen Sie Sport, lesen Sie ein Buch, nehmen Sie ein Bad oder schreiben Sie in Ihr Tagebuch. Versuchen Sie vom Fernseher oder Computer wegzukommen, da man dort of gedankenlos alle möglichen Dinge isst.

Eine andere Art sich abzulenken ist bewusstes Atmen, besonders wenn man gestresst ist. Die Art, wie Sie atmen, beeinflusst den Körper und Geist. Wenn man angespannt ist, atmet man meistens flach. Das bedeutet, dass Sie weniger Sauerstoff einatmen und weniger Ausscheidungsprodukte und Schadstoffe ausatmen.

Atmen Sie langsam durch die Nase ein und spüren Sie, wie sich Ihr Bauch langsam hebt. Pausieren Sie eine Sekunde und halten Sie den Atem an, dann langsam durch den Mund wieder ausatmen. Oder zählen Sie beim Einatmen bis vier, halten den Atem an (zählen bis vier), und zählen beim Ausatmen wieder bis vier und halten Sie erneut den Atem an (wieder bis vier zählen); versuchen Sie sich dabei vorzustellen, wie Sie in einem Quadrat gehen. Wiederholen Sie dies 5–10 Minuten lang. Dies kann den Geist beruhigen, sodass man sich wieder motiviert und sich wieder konzentrieren kann. Es ist ganz einfach: 4, 4, 4, 4.

Mein dritter Trick: Zähne putzen. Wenn der Mund nach frischer Minze schmeckt, verringert sich der Wunsch zu essen. Man sollte kein Kaugummi kauen. Neben der Tatsache, dass Kaugummis Zucker und künstliche Süßstoffe enthalten, kann Kaugummikauen auch zu Blähungen führen (da man Luft schluckt) – eins der Hauptprobleme, die wir beim Entgiften bekämpfen wollen.

Viertens, seien Sie vorbereitet, dass Sie eine Einladung zum Abendessen erhalten oder mit einem Kunden essen gehen müssen. Oder ein Verwandter ist in der Stadt, Ihre beste Freundin möchte abends weggehen. Sie haben ein Date. In unvermeidbaren Fällen rufe ich vorher im Restaurant an und frage, ob sie vegane Gerichte anbieten. Da Sie beim Detox auf Fleisch, Huhn und Fisch verzichten, ist die beste Option ein veganes Gericht, weil es keine Milchprodukte, Fleisch oder andere tierische Produkte enthält. Fragen Sie nach Gemüse oder Salat ohne Dressing oder Salz. Wenn kein veganes Hauptgericht angeboten wird, nehmen Sie gedämpften Lachs oder weißen Fisch oder Huhn mit etwas Gemüse. Aber wie bereits erwähnt, es ist am besten, den Detox für eine Zeit zu planen, in der man sich fünf Tage nur auf sich konzentrieren kann, ganz ohne soziale Verpflichtungen.

Eine andere Möglichkeit ist es, für Freunde oder Familie zu Hause zu kochen und sich so gut, wie es geht, an den Detox zu halten. Ich habe einmal ein Essen für meine Eltern zubereitet – unter anderem mein Sensationelles Stirfry. Ich habe auch Huhn in Bio-Qualität für

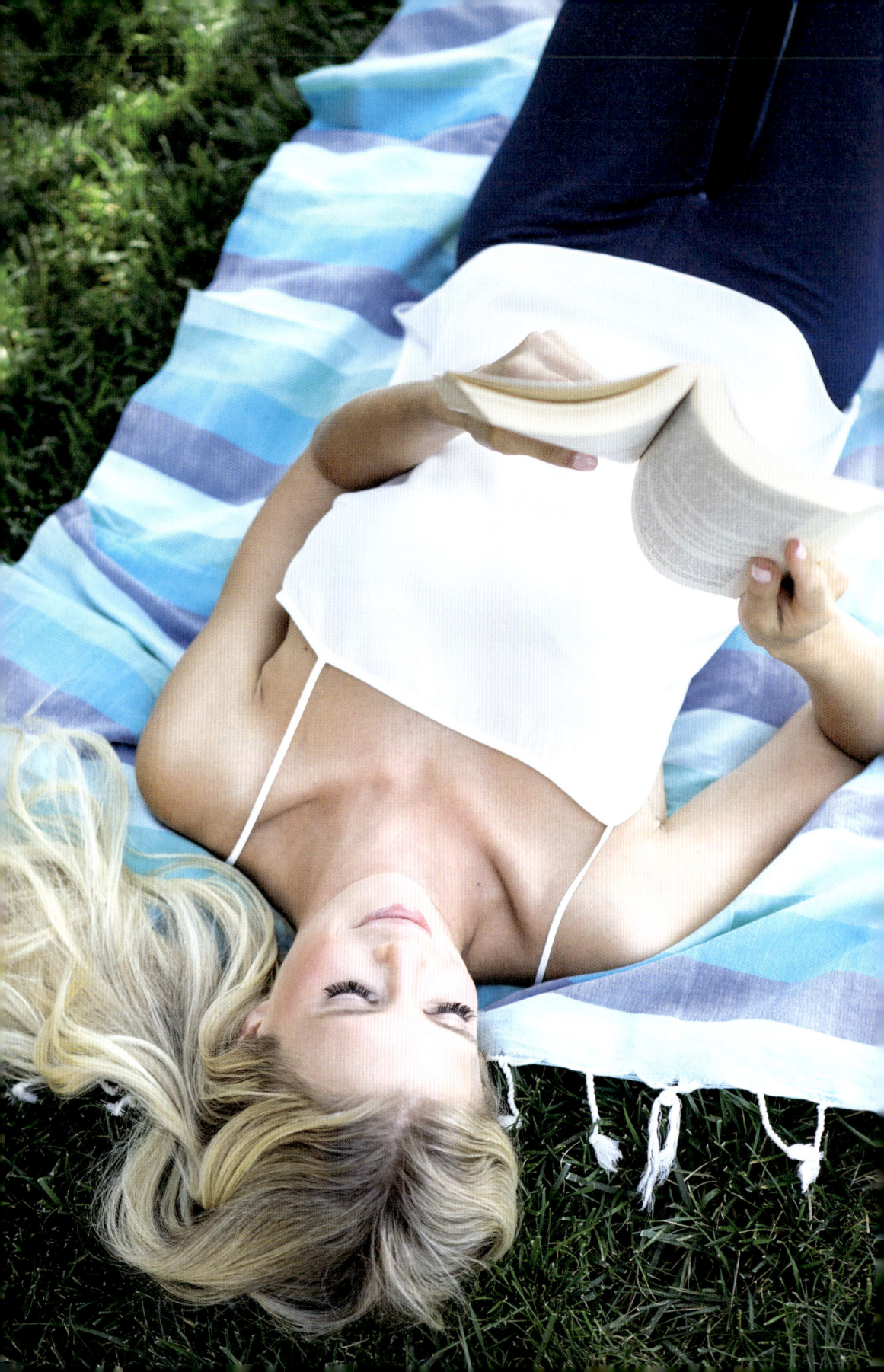

sie zubereitet und Zucchini- und Gurkenrollen gefüllt mit Avocado angeboten sowie Karotten in Juliennestreifen, rote Paprika und Bohnensprossen.

Ihnen hat es hervorragend geschmeckt, auch wenn sie normalerweise nicht »mein« Essen essen, aber auf diese Weise konnte ich detoxen und ihre Gesellschaft genießen.

Und der letzte Trick: Dämpfen Sie Ihre Gelüste auf natürliche Weise. Wenn Sie wirklich den Heißhunger nicht kontrollieren können und auf dem Weg in eine Fressattacke sind, empfehle ich eine kleine Schüssel mit Beeren und einigen gehackten Nüssen, etwas Tahin, viel Zimt und vielleicht etwas rohem Kakaopulver. Ich bereite mir dieses Gericht zu, wenn ich weiß, dass ich auf dem besten Weg bin, einen Schokoriegel oder ein Eis essen. Dieses gesunde Dessert befriedigt meine Gelüste, und ich kann auf dem rechten Pfad bleiben.

Wenn Sie unbedingt Kaffee brauchen, trinken Sie ihn schwarz mit einem Spritzer Soja-, Mandel- oder Kokosmilch. Vermeiden Sie Cappuccino und Latte, besonders wenn diese mit Kuhmilch zubereitet sind. Vertrauen Sie mir: Ich weiß, dass Entgiften schwierig sein kann, besonders, wenn man gerade viel um die Ohren hat. Niemand ist perfekt. Manchmal habe ich einfach ein oder zwei Tassen Kaffee getrunken, weil ich wusste, dass ich sonst durchdrehe und nicht durchhalten kann.

Je länger Sie versuchen Ihre Gelüste aufzuschieben bzw. auszusitzen, desto seltener und weniger stark treten sie auf. Denken Sie immer daran, mit dem Detox fühlen Sie sich in fünf Tagen besser und sehen besser aus, aber eigentlich geht es darum, eine lebenslange gesunde und wohltuende Ernährungsweise zu vermitteln.

OH, NEIN – ICH HABE MICH VERLEITEN LASSEN! WAS JETZT?

Wenn Sie der Versuchung nicht widerstehen konnten, quälen Sie sich nicht mit Gedanken wie »Naja, ich habe ja schon geschummelt, dann kann ich auch gleich aufgeben« und gehen Sie nicht direkt in die Süßwarenabteilung oder zum Kiosk. Keiner ist perfekt, und für alle, die jahrelang Junkfood gegessen haben, ist es schwieriger, das aufzugeben, weil der Körper abhängig von Zucker, Koffein, Salz und anderen Stoffen ist, mit denen man sich ja auch gut fühlt und gerade deshalb davon abhängig ist, um nicht zu sagen süchtig danach. Lassen Sie nicht die nächste Mahlzeit aus. Befolgen Sie einfach weiterhin den Plan und essen Sie, was vorgesehen ist. Dadurch wird Ihr Körper zurückgesetzt, ohne in das alte Jojospiel von Hungern und Fressattacken zu geraten. Sie lernen auch, nicht aufzugeben, wenn man zu viel isst, was langfristig zu einer gesunden Ernährungsweise führt.

Wenn man mogelt, zu viel isst oder den Detox nicht beendet, ist es entscheidend, dass man sich selbst dafür nicht anklagt. Jeden Tag treten neue Probleme auf, und oft essen wir aus Kummer über diese Probleme. Wenn Sie zu viel gegessen haben, hungern Sie danach nicht extrem und kritisieren Sie sich nicht. Es gehört dazu, dass man mit seinen Gefühlen umgehen kann und sich nicht von ihnen niederdrücken lässt. Nehmen Sie Ihr Tagebuch zur Hand und schreiben Sie Ihre Gefühle auf, die zum Rückfall geführt haben und was Sie danach empfunden haben – ohne sich auf das Negative zu konzentrieren. Begehen Sie auch nicht den Fehler, zu viel Sport zu treiben, um das Überessen zu kompensieren. Dadurch wird Sport zur Strafe für den Konsum von »schlechtem« Essen und Sport sollte nicht in diese Schublade gesteckt werden. Betrachten Sie es stattdessen als Geschenk an sich selbst, wenn Sie richtig gut gegessen haben, wie z. B. nach einem ganzen Tag des Entgiftens. Vielleicht fühlen Sie sich so voller Energie, dass Sie zum ersten Mal in Ihrem Leben einen Workout machen möchten! Dies kann auch stark motivierend wirken, wenn man denkt, man mache keine Fortschritte, egal ob in Bezug auf den Detox oder nicht.

Seien Sie hartnäckig. Nicht alles klappt gleich beim ersten Mal; einige der größten Erfolge entwickelten sich aus vielen kleinen Niederlagen. Bleiben Sie auf Kurs, vermeiden Sie Ablenkungen, und wenn es nicht beim ersten Mal funktioniert, nehmen Sie einen neuen Anlauf. Sie können diesen Detox so oft machen, wie Sie möchten. Wenn Sie ihn also nicht beim ersten Mal beenden, dann können Sie es erneut versuchen!

Lassen Sie den Prozess wirken, er funktioniert. Radikale Veränderungen Ihres Körpers, Ihrer Kraft, Ihrer Gesundheit sind in kurzer Zeit möglich. Jeder Ihrer Schritte ist ein Schritt in die richtige Richtung, auch wenn Sie vom Weg abkommen – solange Sie wieder zurückfinden. Sie können es schaffen!

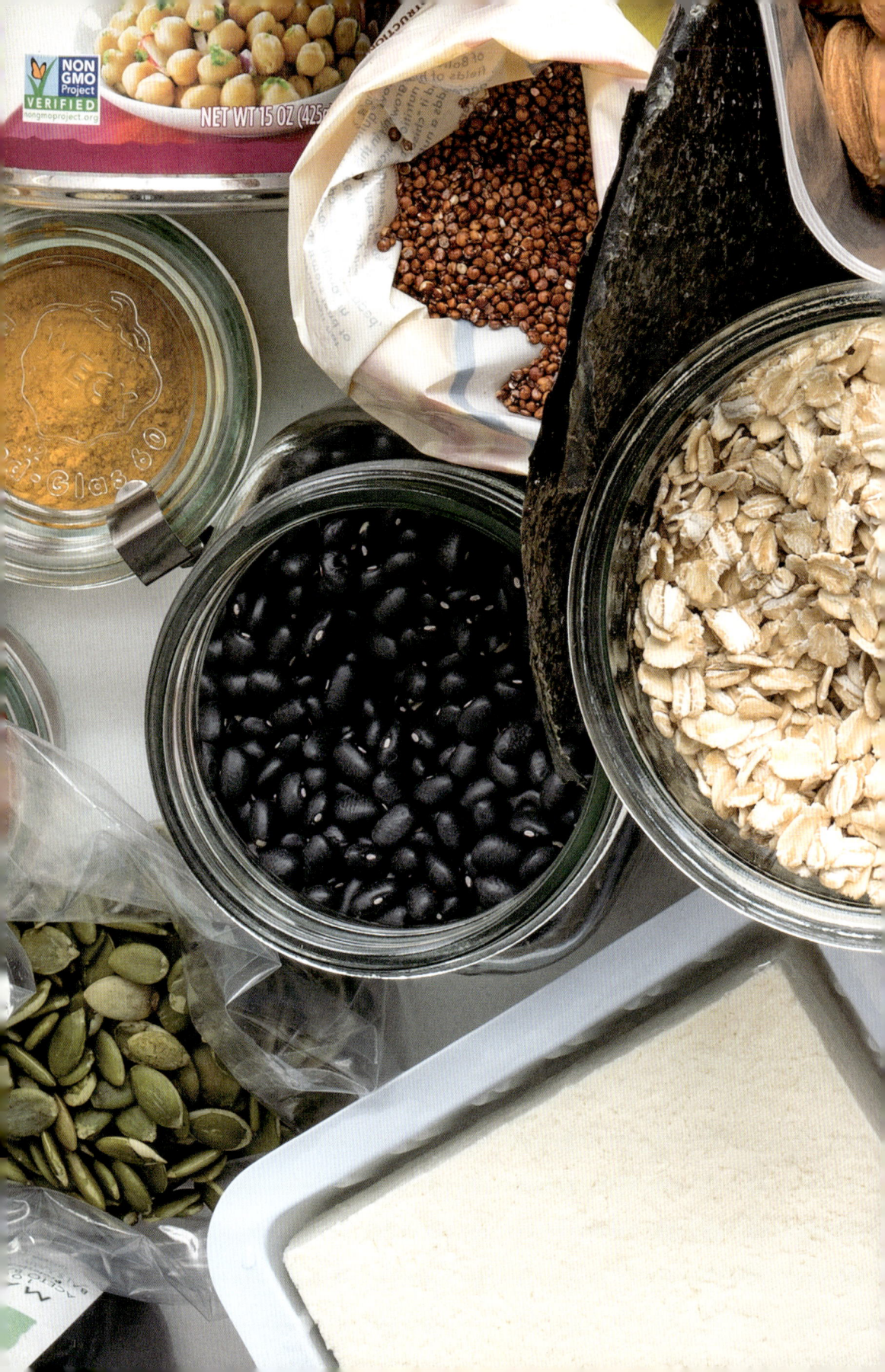

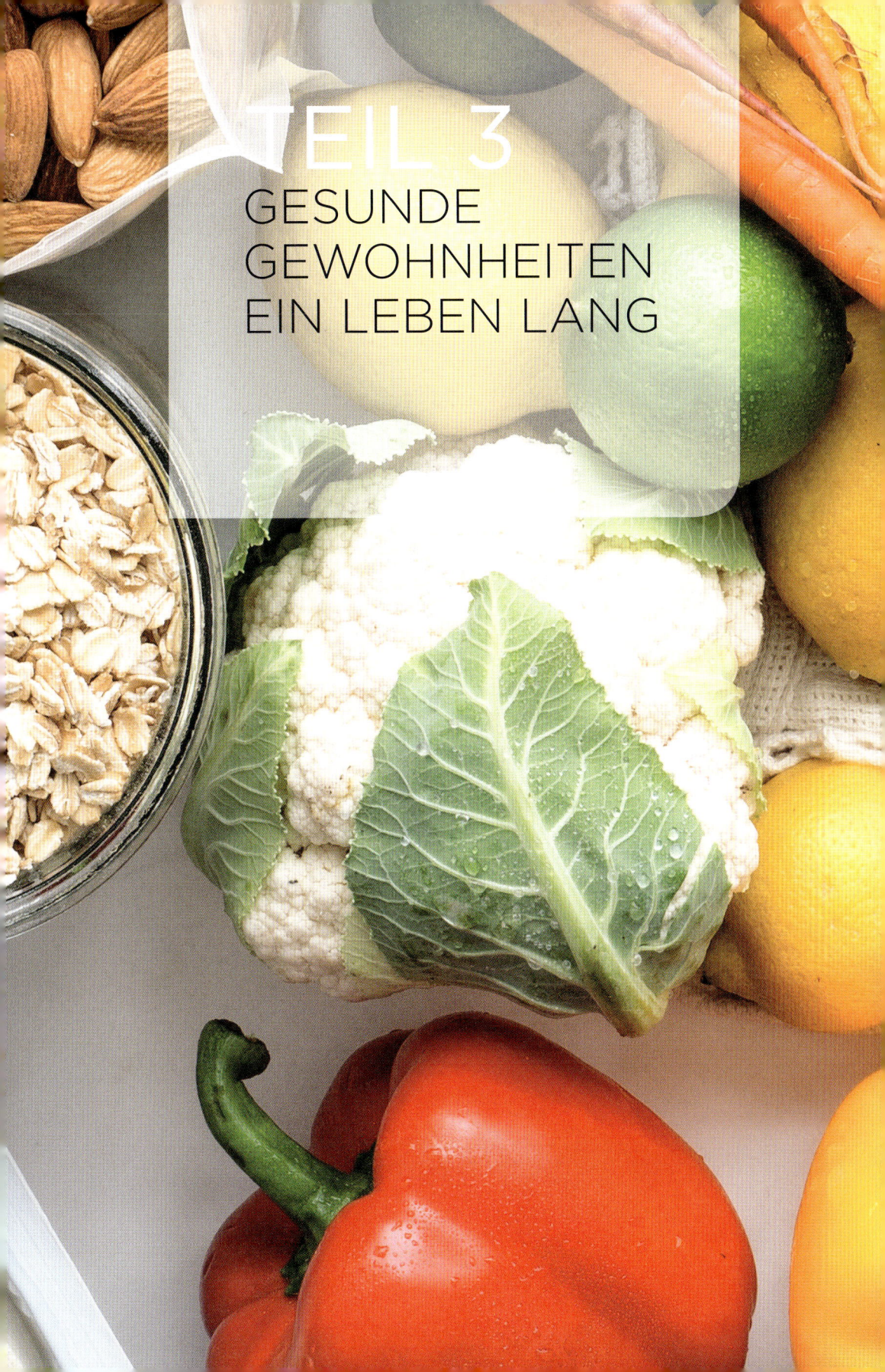

TEIL 3
GESUNDE GEWOHNHEITEN EIN LEBEN LANG

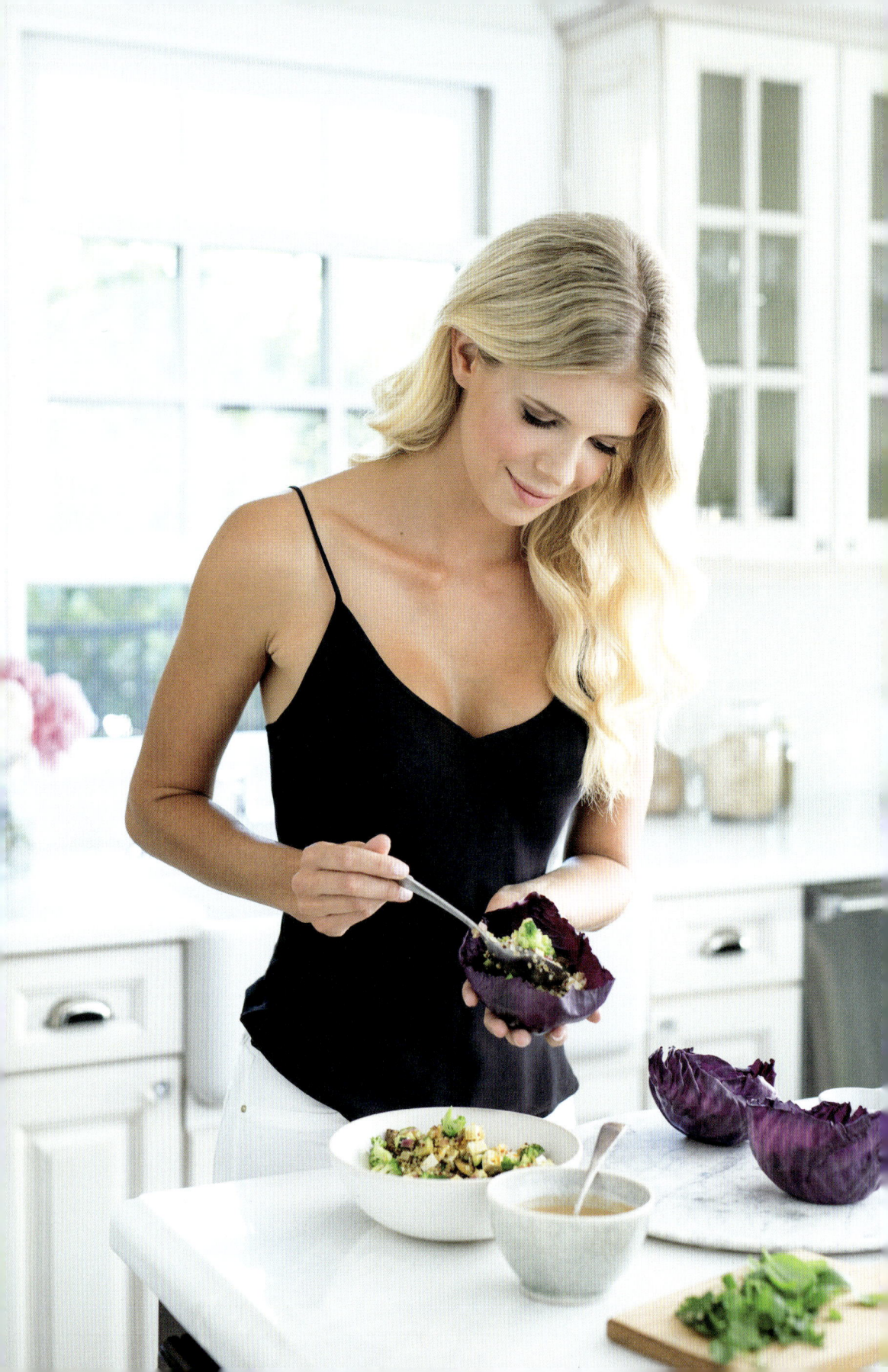

KAPITEL 10

DER POST-TOX
DIE SHARP LIFETIME DIET

Ich habe immer gedacht, dass ein Detox die schwierigste Sache der Welt sei und dass ich ständig Hunger haben würde und es nicht schaffe ... Oder? Also, ich hatte Unrecht. Ich habe 6 Pfund verloren und den ganzen Tag gegessen! Die Entgiftung ist super und ich kann wieder lachen.

—Lydia

Jetzt nach dem Detox – wie fühlen Sie sich? Leichter? Voller Energie? Ihnen gefällt Ihre strahlende, weiche Haut? Sie fühlen sich »normal«? Und warum jetzt nicht einfach weitermachen?

Das kann ich mir vorstellen!

Was Sie jetzt tun, ist entscheidend. Das Einzige, was Sie jetzt nicht tun dürfen, ist sofort zu den alten Gewohnheiten zurückzukehren. Wenn Sie nicht aufpassen, haben Sie sofort alles wieder zurückbekommen, wovon Sie sich verabschiedet haben: einige Pfunde, schlechte Haut, Müdigkeit, schlechte Verdauung und andere Probleme. Ich weiß, dass Sie nichts davon wieder zurück haben wollen!

Es ist an der Zeit, die gesunde Reise mit der Sharp Lifetime Diet fortzusetzen. Dieser »Post-Tox« verstärkt die gesunden Essprinzipien, die Sie gelernt haben – Prinzipien, die einen lehren, dass das, was man isst,

Einfluss darauf hat, wie man sich fühlt und wie man aussieht – mehr als alles andere. Wenn Sie den Detox beendet haben und Ihren Erfolg mit der Sharp Lifetime Diet fortgesetzt haben, können Sie Ihr neues Leben durch weitere leckere Rezepte auf meiner Website www.nikkisharp.com und dem Instagram-Konto NikkiSharp bereichern.

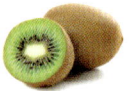

Hinweis von Nikki: 10 gute Gründe für eine gesunde Ernährung

1. Sie haben einen schlanken Körper mit weniger Fett.
2. Sie haben mehr Muskeln, sodass Sie einen straffen und wohlgeformten Körper haben.
3. Sie haben mehr Energie.
4. Verstand und klares Denkvermögen werden gestärkt.
5. Verdauung, Gesundheit und Immunsystem werden verbessert.
6. Schutz vor Herzkrankheiten, Demenz, Schlaganfall, Diabetes und Krebs.
7. Keine Pestizide, keine künstlichen Zusatzstoffe, kein Salz und keinen Zucker.
8. Sie schützen die Umwelt, da gesunde Ernährung gleichbedeutend ist mit »grüner«, umweltverträglicher Ernährung. Da die Nahrungsmittel nicht verarbeitet wurden, brauchen sie weniger Energie als stark verarbeitete Nahrungsmittel, und es gibt weniger Abfall.
9. Sie sparen Geld. Auch das Bankkonto profitiert von einer gesunden Ernährung. Abgepackte Nahrungsmittel oder Fastfood sind oft extrem teuer. Für den Preis von einem Mal auswärts essen kann man einen großen Topf nahrhafter Suppe zubereiten, von dem man zwölf Mal auf gesunde Art satt werden kann.
10. Gesunde Ernährung ist die Grundlage für einen gesunden Lebensstil. Gesunde Ernährung ist lebenslang und nicht von kurzer Dauer wie eine angesagte Diät. Man macht nicht »mal« eine gesunde Diät – es ist eine Lebenseinstellung.

DER ÜBERGANG

Der Übergang vom Detox zum Post-Tox ist ein bisschen wie das Verlassen einer 30er-Zone, wenn man auf 50 km pro Stunde beschleunigt. Man drückt nicht einfach auf das Gaspedal und schießt los. Sie könnten auf das Auto vor Ihnen auffahren. Nein, man beschleunigt langsam und kontrolliert. Der Übergang zur langfristigen Ernährung geht *in kleinen Schritten*.

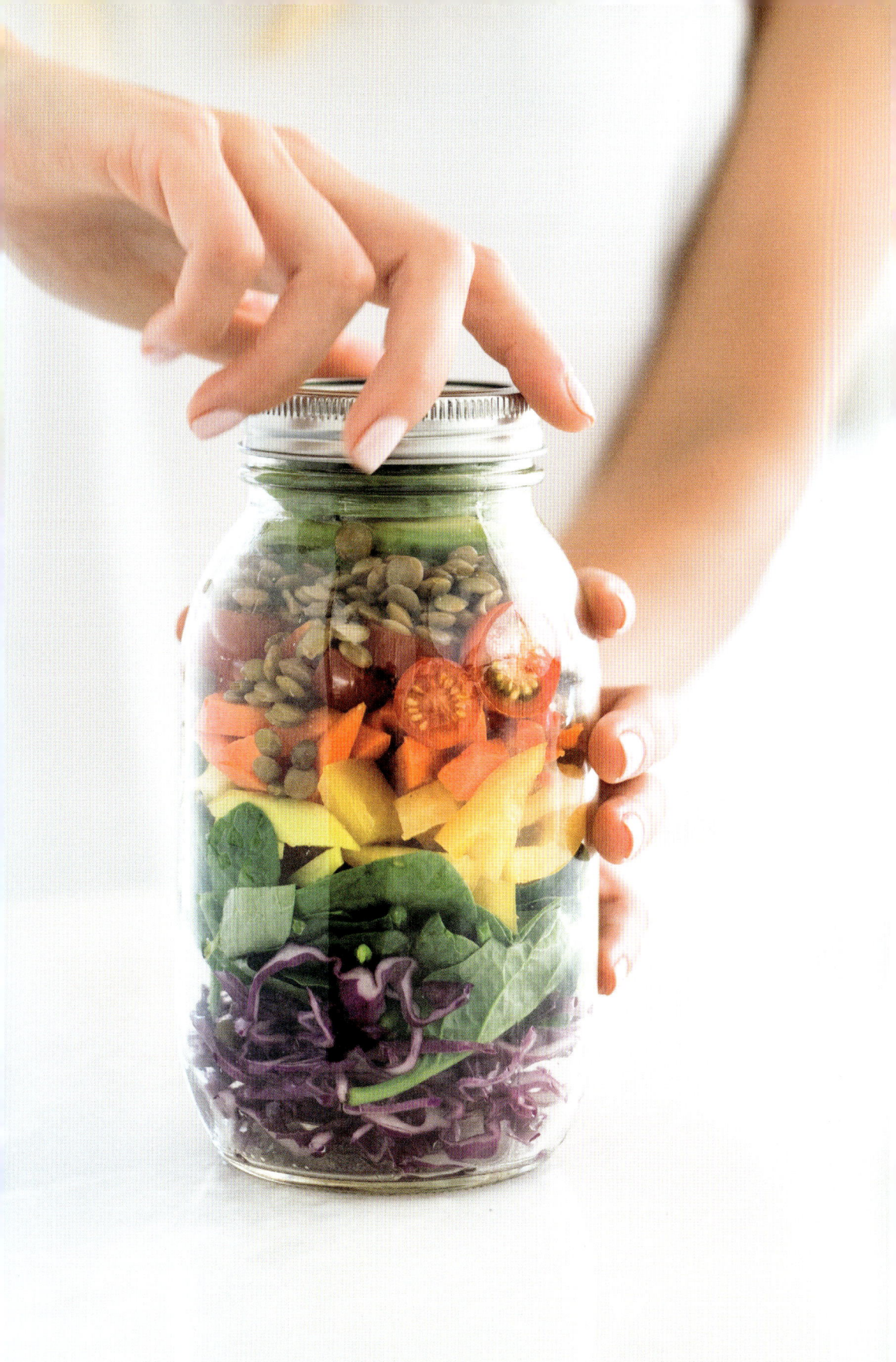

Während des Detoxes hat Ihr Körper sich an gesunde, nahrhafte Nahrungsmittel gewöhnt. Wenn man jetzt zu viele Dinge auf einmal wieder einführt, kann dies im wahrsten Sinne des Wortes schwer verdaulich sein. Also, für die nächsten drei Tage schlage ich vor, dass Sie den Übergang zur Sharp Lifetime Diet meistern, indem Sie jeden Tag ein oder zwei gesunde Nahrungsmittel hinzunehmen und ein bestimmtes Entgiftungsprotokoll befolgen. Zum Beispiel:

- Beginnen Sie jeden Tag mit warmer Limonade. Trinken Sie weiterhin jeden Morgen eine Tasse heißes Wasser mit Zitronensaft. Es erfrischt und reinigt die Leber. Darüber hinaus erhält Ihr Körper mehr Energie und kann täglich besser Toxine ausscheiden.
- Bereiten Sie weiterhin Ihr Detox-Frühstück zu, wie den Frühstückssmoothie oder Energiespendende Haferflocken, beide eignen sich hervorragend für jeden Tag.
- Essen Sie als Mittagessen einen rohen Salat, aber nehmen Sie etwas Huhn oder Lachs hinzu – ca. 120 g, ein etwa handflächengroßes Stück.
- Essen Sie zweimal am Tag Obst als Snack. Für den Übergang empfehle ich hauptsächlich Früchte mit wenig Zucker, aber hohem Gehalt an Antioxidantien wie Blaubeeren, Erdbeeren, Brombeeren und Äpfel.
- Bereiten Sie auch weiterhin die Detox-Abendessen zu wie Sensationelles Stirfry, aber fügen Sie etwas Rind oder Huhn in Bio-Qualität hinzu.
- Essen Sie zum Abendessen gekochtes grünes Gemüse (Spinat, Brokkoli, Rosenkohl oder grüne Bohnen), ein gelb-oranges Gemüse wie Süßkartoffel oder Kürbis und eine Proteinart wie Huhn oder Fisch in Bio-Qualität (ca. 120 g) oder vegetarisches Protein wie schwarze Bohnen oder Quinoa (90 bis 180 g).
- Trinken Sie auch weiterhin ausreichend Wasser (2 bis 3 Liter pro Tag). Wenn Sie sich erst einmal daran gewöhnt haben, mehr Wasser zu trinken, werden Sie bemerken, wie viel besser Sie sich fühlen und werden damit fortfahren.
- Vermeiden Sie Milchprodukte, glutenhaltige Lebensmittel, raffinierten Zucker, Koffein und Alkohol.

Nach zwei bis drei Tagen können Sie weitere Nahrungsmittel einführen und einen Plan erstellen, den Sie ein Leben lang beibehalten können.

WENN SIE WEITER ENTGIFTEN MÖCHTEN

Sie möchten länger als fünf Tage entgiften? Super – machen Sie das! Ich schlage allerdings vor, anderes Obst und Gemüse zusätzlich aufzunehmen, damit die Gerichte interessant bleiben. Hier folgen Beispiele, wie man das bei den Dynamisierenden Haferflocken und dem Superfood-Salat umsetzen kann. Die Portionsgröße sollte gleich bleiben.

DYNAMISIERENDE HAFERFLOCKEN

(1 PORTION)

Zutaten:

- 20 g Haferflocken
- 150 g Mango, Banane, Kiwi oder Birne, klein geschnitten
- 12 Cashewkerne
- 125 ml Wasser
- ½ TL Zimt
- Minzeblätter (zum Garnieren)

SUPERFOOD-SALAT

(1 PORTION)

Zutaten:

- 30 g Grünkohl oder Rucola
- 1 mittelgroße Karotte, geraspelt
- 70 g Süßkartoffel, gedünstet und gedämpft
- 1 mittelgroße Tomate, klein geschnitten
- 35 g geraspelte Rote Bete
- ¼ Avocado in Scheiben
- 40 g gekochte schwarze Bohnen

Wie Sie sehen, ist es ganz einfach, kleine Veränderungen vorzunehmen. Auf diese Weise kann man sich an den Detox-Plan halten, aber mehr Farbe, Texturen, Geschmacksrichtungen und Nährstoffe hinzufügen. Sie können so viel herumexperimentieren, wie Sie möchten, solange

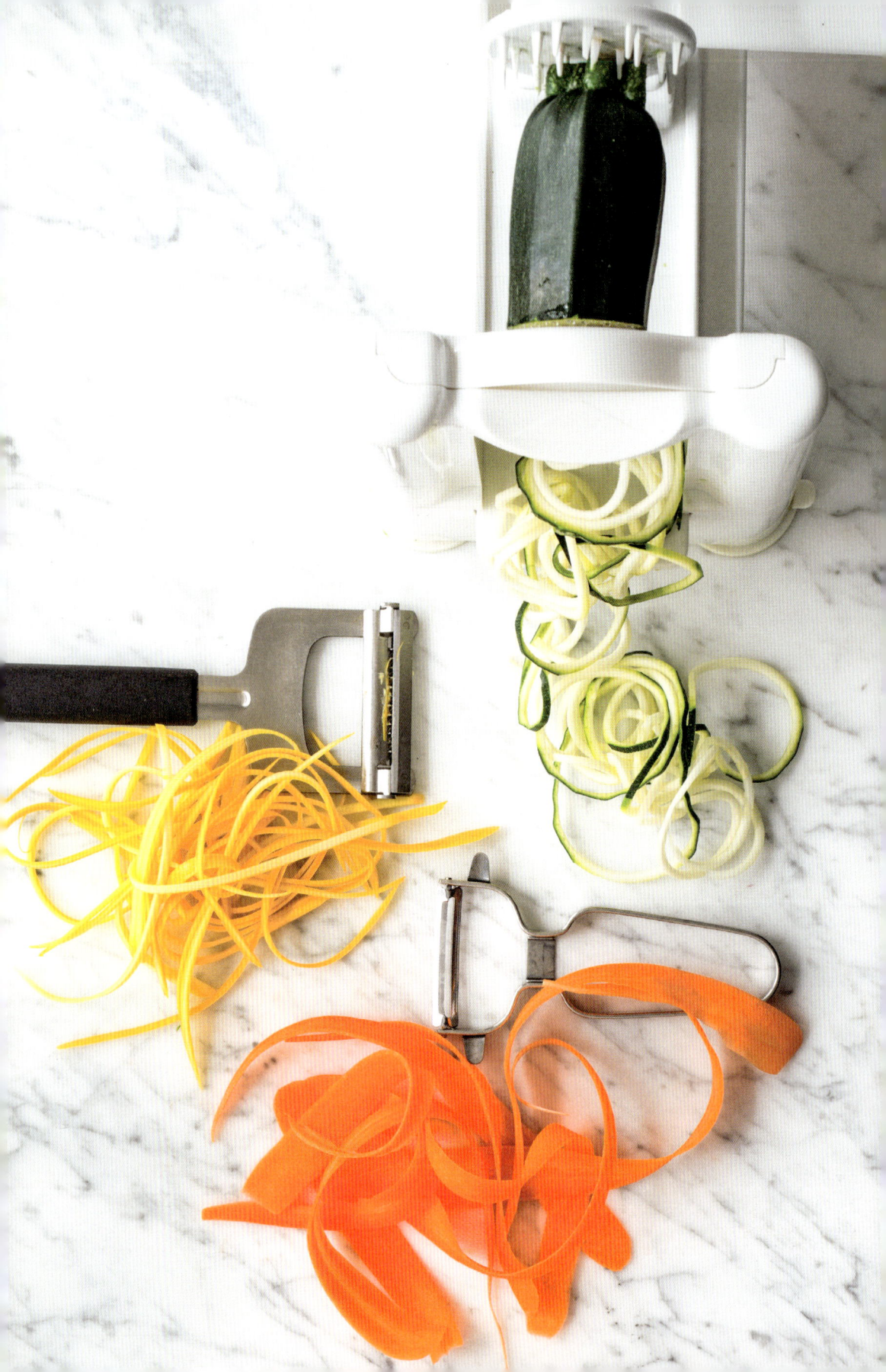

Sie sich von Salz, Zucker, Kaffee, Alkohol und anderen »verbotenen« Nahrungsmitteln (wenn Sie den Detox weitermachen) fernhalten.

Wenn Sie weitermachen, sehen Sie weitere Ergebnisse. Wenn Sie für den nächsten Schritt bereit sind, dann beginnen Sie mit der Sharp Lifetime Diet für eine lebenslange gesunde Ernährungsweise.

POST-TOX: DIE SHARP LIFETIME DIET

Wir erweitern nun den Ernährungsplan auf eine langfristige gesunde Ernährung, mit der Sie Ihren Körper und Geist gesund halten. Ziel ist es, den Punkt zu erreichen, an dem Sie es genießen, sich so gesund zu ernähren, dass Ihr Körper nicht mit Schadstoffen überschwemmt wird. Die Sharp Lifetime Diet, oder der »Post-Tox« führt wieder viele Nahrungsmittel in die Ernährung ein, einschließlich mehr Gemüse und Obst, Getreide, Huhn in Bio-Qualität, mageres Rindfleisch, Fisch, geringe Mengen an Milchprodukten und sogar gelegentlich ein Glas Wein (oder zwei).

DIE BESTEN GEMÜSEARTEN

Gemüse sollte weiterhin den Kern der Ernährung bilden. Jetzt haben Sie allerdings eine größere Auswahl aus zwei Kategorien: entgiftende Gemüsearten und energiespendende Gemüsearten.

Entgiftende Gemüsearten liefern große Mengen an Ballaststoffen, sind kalorienarm und unterstützen den Körper bei seinem natürlichen Entgiftungsprozess. Energiespendende Gemüsearten enthalten mehr Kohlenhydrate, damit der Körper mehr »Brennstoff« hat, den er braucht, um Muskeln aufzubauen, Fett zu verlieren und ausreichend Energie für Sport aufzubringen. Sie sind auch reich an Ballaststoffen, Antioxidantien und Phytochemikalien. Im Gegensatz zu verarbeiteten Lebensmitteln verursacht keins dieser Nahrungsmittel Blähungen oder zusätzliche Pfunde.

Entgiftende Gemüsesarten

Artischocken	Mangold	Senfkohl
Blumenkohl	Okraschoten	Spargel
Brokkoli	Paprika	Spinat
Brunnenkresse	Pilze	Staudensellerie
Endivie	Radicchio	Tomaten
Grüne Paprikaschoten	Radieschen	Yambohne
Grünkohl	Rosenkohl	Zucchini
Kohl	Rote Bete	Zuckerchoten
Lauch	Schalotten	Zwiebeln

Portionsgröße für entgiftende Gemüsearten: Je nach Gemüseart ca. 150 g, 3 Portionen am Tag. Sie dürfen von dieser Liste unbeschwert essen! Je mehr Sie essen, desto besser fühlen Sie sich und desto umwerfender die Ergebnisse.

Tipp: Versuchen Sie zu jeder Mahlzeit etwas Grünes zu essen, auch zum Frühstück. Beginnen Sie den Tag mit einem grünen Smoothie wie meinem Killer-Grünkohl (Rezept auf Seite 252) oder genießen Sie einen als Snack zwischendurch.

Energiespendende Gemüsearten

Kartoffeln	Pastinake
Kürbis	Süßkartoffeln oder Yams
Mais	Winterkürbis

Portionsgröße für energiespendende Gemüsearten: 1 bis 2 Portionen am Tag. Eine Portion besteht aus einer mittelgroßen (Süß-)Kartoffel oder 85 g Mais, 125 g pürierten Pastinaken, Kürbis und Winterkürbis. Männer sollten die Portionsgrößen verdoppeln.

Tipp: Unter den energiespendenden Gemüsearten ist die Süßkartoffel mein Favorit. Sie ist ideal nach dem Workout, da sie reich an Kalium ist, das Muskelschmerzen lindert und den Flüssigkeitshaushalt im Gleichgewicht hält. Die beste Art der Zubereitung: püriert! Die Süßkartoffeln einfach in Scheiben schneiden, kochen und abgießen. Schwarzen Pfeffer und eine Prise Meersalz zugeben und gut pürieren. Verzehren Sie das

Püree pur, ohne Butter oder irgendetwas anderes. Am leckersten ist es *au naturel!*

DIE BESTEN OBSTARTEN

Jetzt können Sie wieder viele verschiedene Früchte essen wie Bananen, Kirschen, Orangen, Pfirsiche, Birnen, Grapefruits und tropische Früchte usw. Mit Obst kann man den Appetit auf Süßes beherrschen.

Als ich vor vielen Jahren anfing mich gesund zu ernähren, habe ich Unmengen von Obst gegessen, um Junkfood und süße Sachen zu vermeiden. Ich habe mir erlaubt, mir jede Frucht, egal zu welcher Tageszeit, zu genehmigen, aber das durfte nur dann sein, wenn ich Hunger auf etwas Süßes hatte. Nach nur zwei Wochen wollte ich nur noch frisches Obst essen. Ich begann, Wassermelonen auszuhöhlen und mit Melonenbällen zu füllen und gab in meine Smoothies Mango oder Papaya. Mithilfe dieser Leckereien sind die meisten meiner Gelüste verschwunden (aber nicht alle, da ich auch nur ein Mensch bin).

Ich empfehle morgens als Erstes frisches Obst in einem grünen Smoothie zu sich zu nehmen. Auf diese Art nimmt man Gemüse und Obst zu sich und versorgt sich mit der notwendigen Energie für den ganzen Tag. Aber genießen Sie Früchte auch später am Tag! Sie haben vielleicht gehört, dass dies schlecht für Sie ist, da dadurch zu viele Nahrungsmittel im Körper zusammen kommen. Vergessen Sie das. Obst ist gut für die Abwehr von Gelüsten und hilft beim 15:00-Uhr-Tief. Greifen Sie statt zur Kaffeetasse in die Obstschale (hoffentlich etwas, das Sie beim Detox gelernt haben). Machen Sie sich keine Sorgen um den Zuckergehalt, Obst enthält nur natürlichen Zucker, den der Körper braucht.

Wenn Sie normalerweise nach der Arbeit Sport treiben, ist eine Banane ein guter Energiespender, weil sie reich an leicht verdaulichem Zucker ist. Ich empfehle auch nach dem Abendessen etwas Obst, um den Appetit auf Süßes zu zügeln. Genießen Sie:

Ananas	Bananen	Brombeeren
Äpfel	Birnen	Erdbeeren
Aprikosen	Blaubeeren	

Feigen, frisch oder getrocknet	Limetten	Papayas
	Mandarinen	Pfirsiche
Grapefruit	Mangos	Pflaumen
Himbeeren	Melonen	Wassermelone
Kirschen	Nektarinen	Weintrauben
Kiwis	Orangen	Zitronen

Portionsgröße: 1 bis 3 Portionen am Tag. Eine Portion besteht aus einer ganzen Frucht, 150 g Beeren, Ananas- oder Mangostücken oder einem großen Stück Wassermelone.

Tipps:

- Zu den zuckerarmen Früchten gehören Beeren, Äpfel, Birnen und Pfirsiche. Diese Früchte sollte man täglich essen. Blaubeeren schützen das Herz und beugen Diabetes vor.
- Mangos helfen dank ihres hohen Enzymgehalts bei der Verdauung von fettreichen Nahrungsmitteln. Ananas enthält viele Enzyme wie Bromelain, das bei der Verdauung von Proteinen hilft; Ananas kann Gelenkschmerzen lindern.
- Früchte wie Äpfel, Birnen, Avocados, Beeren, Orangen und Trockenfrüchte sind reich an Ballaststoffen, die lange satt machen und der Verstopfung vorbeugen.
- Grapefruit und Bananen sind gute Kaliumlieferanten, was Muskelkrämpfen und Blähungen vorbeugt.
- Gemuste gefrorene Bananen sind eine leckere Alternative zu Eiscreme und befriedigen den Appetit auf Süßes.

DIE BESTEN PROTEINE

Essen Sie weiterhin vegetarische Proteine wie Kichererbsen, Bohnen, Linsen, rohe Nüsse und Samen. Aber Sie können auch mageres Fleisch verzehren wie Huhn in Bio-Qualität, Rind aus Weidehaltung und Wildlachs. Sie können meine Salatrezepte gut mit etwas Huhn verfeinern. Zu den gesunden Proteinen gehören:

Bohnen und Linsen – alle Arten

Eier in Bio-Qualität

Huhn in Bio-Qualität

pasteurisierter Lachs in Bio-Qualität oder Wildlachs

Rindfleisch – Weidehaltung in Bio-Qualität

Tempeh

Tofu – 100 % Bio-Qualität, nicht genmanipuliert

veganes Proteinpulver (Soja, Hanf, brauner Reis).

Portionsgröße für Proteine: Jede Portion sollte für Frauen aus 120 g und für Männer aus 180 g bestehen. Das entspricht in etwa der Größe Ihrer Hand. Eine Portion Proteinpulver entspricht einem Löffel (ca. 30 g); Männer können 2 Löffel nehmen. Wenn Sie im Rahmen Ihrer Ernährung veganes Proteinpulver konsumieren, empfehle ich, dies gelegentlich zu tun und als Nahrungsergänzungsmittel anzusehen – und nicht als Ersatz für eine richtige Mahlzeit.

Tipp: Bitte vermeiden Sie die folgenden Proteine oder schränken den Verzehr ein: Tierische Proteine, die nicht in Bio-Qualität sind, Fischstäbchen, Popcorn-Shrimps, Lamm, Frühstücksfleisch, Schweinefleisch und Schinken, Fertiggerichte, Wurst und Proteinpulver und -riegel auf Molkebasis. Alle diese Produkte enthalten übermäßige Mengen an Natrium und Konservierungsmitteln, was zu gesundheitlichen Beschwerden führen kann.

Molkeprotein (insbesondere Isolate und Konzentrate) ist ein Nebenprodukt der Käseherstellung und die Flüssigkeit, die bei der Käsegerinnung entsteht. Die Flüssigkeit wird dann zu Pulver verarbeitet. Weil es sich nur schwer auflöst, versetzen die Hersteller es mit Zusatzstoffen, sodass man es gut mischen kann. Der Konsum kann zu einer übermäßigen Schleimproduktion, allergischen Reaktionen, Akne und Blähungen führen und Ihr Körper wird überschwemmt mit Chemikalien, künstlichem Zucker und anderen unbekannten Zusatzstoffen.

DIE BESTEN GETREIDEARTEN

Vollkorn ist reich an Ballaststoffen und Antioxidantien und gut für die Gesundheit, da das Immunsystem gestärkt und das Risiko von Herzkrankheiten, bestimmten Krebsarten und sogar Diabetes gesenkt wird.

Gekochtes Getreide hält sich im Kühlschrank mehrere Tage und kann schnell aufgewärmt werden. Man kann es in Suppen oder Eintöpfe geben oder zusammen mit Gemüse als Salat essen oder zum Frühstück mit etwas Mandelmilch. Quinoa und Haferflocken haben Sie bereits kennengelernt. Aber es gibt noch andere proteinreiche Alternativen:

Buchweizen	Kamut
Gerste	Soba-Nudeln

Portionsgröße für Getreide: ca. 90 g (gekocht) für Frauen und 180 g (gekocht) für Männer

Tipps:

- Gerste enthält zwar Gluten, aber auch beeindruckende 16 g lösliche Ballaststoffe pro 100 g, was zu einem gesunden Cholesterinspiegel führt. Dieses herzhafte Getreide senkt den Blutzuckerspiegel, den LDL-Spiegel, enthält nur wenig Zucker und schmeckt einfach lecker. Gerste besitzt einen nussigen Geschmack und eine Textur, die ideal in Eintöpfen, Suppen und Brühen ist. Immer wenn ich Hühnchenfleisch übrig habe, koche ich es mit etwas Wasser auf und gieße es ab, um Brühe zu erhalten. Man kann auch glutenfreie Brühwürfel in Bio-Qualität kaufen. Kochen Sie die Gerste in der Brühe und geben Sie Ihr Lieblingsgemüse hinzu. Ich esse gerne Wurzelgemüse wie Pastinaken und Karotten, aber man kann jedes Gemüse hineingeben. Seien Sie kreativ, verwenden Sie neue Gewürze und geben Sie etwas Huhn hinein. Eine solche Suppe tut gut an einem kalten Wintertag.
- Buchweizen ist ein geeigneter Fleischersatz, weil er acht essenzielle Aminosäuren enthält, sodass er sehr proteinreich ist. Buchweizen ist nicht allergen, kann Diabetes lindern und hilft der Verdauung und beim Entgiften, da 170 g Buchweizen 18 g Ballaststoffe enthalten. Dieses sehr vielseitige Getreide besitzt

keinen starken Eigengeschmack und kann daher in süßen und herzhaften Gerichten verwendet werden.

Ich kaufe Soba-Nudeln aus Buchweizen im Naturkostladen und koche sie mit Brokkoli, Zwiebeln, Senfkohl, Sesamsamen, etwas Chilipulver und Tempeh, vermischt mit Coconut Aminos, einer guten Alternative zu Sojasauce.

- Kamut wurde einst als Nahrung der Pharaonen betrachtet und ist ein Cousin des Durumweizens und eine leckere Alternative zu Vollkornreis. Kamut besitzt 40 Prozent mehr Protein als Weizen (11 g Protein pro 170 g) sowie 7 g Ballaststoffe pro 170 g. Er enthält auch größere Mengen an gesunden Fettsäuren als die meisten anderen Getreidearten. Meine bevorzugte Zubereitungsart ist Kamut auf frischem Spinat mit etwas Dressing.

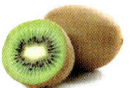

Hinweis von Nikki: Mehl

Alle Mehlarten sind verarbeitet und können zu Blutzuckerspitzen führen. Wenn Sie Mehl beim Kochen verwenden möchten, bitte nur in Maßen, wie z. B. leichtes Panieren von Huhn oder Fisch.

Die folgenden Mehle sind reich an Proteinen, Ballaststoffen, Vitaminen und Mineralstoffen:

- Hafermehl
- Kichererbsenmehl
- Kokosmehl
- Mandelmehl
- Quinoamehl
- Vollkornreismehl

Vermeiden Sie:

- Allzweckweizenmehl
- angereichertes oder gebleichtes Mehl
- Kuchenmehl
- Vollkornweizenmehl
- weißes Brotmehl

Weizen, Roggen und Gerste enthalten Gluten. Allerdings ist Roggen- und Gerstenmehl weniger stark verarbeitet und verursacht seltener Verdauungsprobleme; aber auch hier gilt: in Maßen genießen.

DIE BESTEN MILCHPRODUKTE UND NICHT-MILCHPRODUKTE

Entweder man verträgt Milchprodukte oder nicht. Wie kann man das herausfinden? Hören Sie auf Ihren Körper und achten Sie auf Symptome wie Blähungen und Verdauungsprobleme und prüfen Sie Ihre Haut – haben Sie Hautprobleme? Seitdem ich keine Milchprodukte mehr esse, sind meine gesundheitlichen Probleme verschwunden. Im Nachhinein weiß ich, warum ich häufig Probleme mit den Nebenhöhlen, Sodbrennen und Hautprobleme hatte. Nur durch den Verzicht auf Milchprodukte gelang es mir, diese Probleme in den Griff zu bekommen (allerdings erlaube ich mir manchmal etwas Käse).

Für alle, die wirklich allergisch gegen Milchprodukte sind oder sie vermeiden möchten, gibt es viele gesunde Alternativen zu Kuhmilch, die ideal im Smoothie sind oder Milch beim Backen und Kochen ersetzen. Zum Beispiel:

Griechischer Joghurt (Milchprodukt, wird aber dennoch von vielen vertragen)	Hanfmilch Kokosmilch Mandelmilch Reismilch	Sojamilch

Portionsgrößen: optional, aber bis zu 500 ml pro Tag.

Mir gefallen all diese Alternativen aus mehreren Gründen:
- Mandelmilch enthält Nährstoffe, die eine kontinuierliche Entgiftung unterstützen, einschließlich Magnesium. Sie ist auch natrium-, zucker- und kalorienarm.
- Kokosmilch ist ein bisschen fetthaltiger als andere Milchersatzprodukte, aber das Fett liegt hauptsächlich in Form von mittelkettigen Triglyceriden (MKT) vor. MKT werden schnell in der Leber verbrannt und nicht als Körperfett gespeichert. Kokosmilch enthält auch Laurinsäure, einen antiviralen und antibakteriellen Wirkstoff, der Keime bekämpft, und es wird angenommen, dass sie den Körper vor Viren und Infektionen schützt.
- Ziegenmilch ist leichter verdaulich und kalziumhaltiger als Kuhmilch. Was mir daran gefällt, ist die Tatsache, dass Ziegen nicht

mit Wachstumshormonen behandelt werden wie die meisten Kühe. Ziegenmilch ist reich an Zink und Selen, zwei Mineralstoffen, die das Immunsystem unterstützen, sowie Stoffen, die unverdaut in den Dickdarm gelangen und das Wachstum einer gesunden Darmflora fördern.

- Griechischer Joghurt ist eventuell ein Milchprodukt, das Sie vertragen. Er ist reich an nützlichen Bakterien (Probiotika), die verdauungsfördernd wirken und Lactose aufspalten (also ideal für alle, die Lactose nicht vertragen). Griechischer Joghurt besitzt eine wunderbar cremige Konsistenz, das Resultat des Herausfilterns von Molke, was den Lactosegehalt (Milchzuckergehalt) senkt. So entsteht ein proteinreiches Produkt, das nur ca. die Hälfte des Zuckers anderer Joghurtarten enthält.
- Hanfmilch wird aus Hanfsamen hergestellt, ist reich an Omega-3-Fettsäuren und enthält kein Cholesterin, was sie sehr gesund macht. Sie enthält 400 mg Kalzium pro 250 ml und ist damit kalziumhaltiger als Kuhmilch.
- Reismilch ist von allen Milchalternativen die nahrhafteste. Sie ist reich an Magnesium, Kupfer und Eisen – wichtige Stoffe für die Energieproduktion. Sie ist ein wenig stärkehaltiger als die anderen Produkte und kann beim Konsum zu großer Mengen zu Blutzuckerspitzen führen.
- Sojamilch kann bei der Gewichtskontrolle helfen, weil sie einen geringeren Zuckergehalt hat als die anderen erwähnten Alternativen. Sojamilch enthält nur 7 g Zucker pro 250 ml (Kuhmilch enthält 12 g pro 250 ml). Kaufen Sie nur reine Sojamilch.

DIE BESTEN FETTE UND ÖLE

Das Wort Fett machte mir Angst – geht Ihnen das auch so? Ich war davon überzeugt, dass der Verzehr von Fett mich dick machen würde. Dies ist nicht nur falsch, sondern gesunde Fette sind auch der beste Nährstoff, um Körper und Geist leistungsfähig zu erhalten. Als ich mich mehr mit Ernährungswissenschaft beschäftigte, habe ich herausgefunden, wie ich sie in meine tägliche Ernährung integrieren kann, und das hat viel verändert. Öle und Fette aus hoch- und vollwertigen Quellen sind gut für die Haut, Nägel und dienen als »Schmierstoff« der inneren Prozesse sowie eines gesunden Stoffwechsels. Fett schützt unsere Organe, isoliert sie und verhindert ein Verrutschen. Fette sind auch die Voraussetzung für die Gehirnfunktion, da das Gehirn zu 60 % aus Fett besteht.

Fette bestehen aus gesättigten und ungesättigten (einfach und mehrfach ungesättigten) Fettsäuren. Bei gesättigten Fetten sind die Kohlenstoffatome mit so viel Wasserstoff geladen oder »gesättigt«, wie sie aufnehmen können. Gesättigte Fette bilden gerade Ketten, die eng zusammenhängen. Das Ergebnis sind kompakte, feste Fette wie das weiße Fett (Marmorierung), das man bei einigen Fleischstücken sieht. Ungesättigte Fette nehmen weniger Wasserstoff auf und daher entstehen flüssigere Fette wie Olivenöl. Als allgemeine Regel gilt, dass gesättigte Fette die Arterien mehr schädigen und ungesättigte Fette für den Körper gesünder sind – mit einigen Ausnahmen (siehe unten). Mehrfach ungesättigte Fette oder langkettige Omega-3-Fettsäuren sind besonders hilfreich bei der Bekämpfung von Entzündungen im Körper, dem Verhindern des Ausbruchs von Demenz und Alzheimer sowie anderer Krankheiten.

Diese guten Fette und Öle sollten in Maßen verzehrt werden:

Einfach ungesättigt
Avocados
Cashewbutter (Bio-Qualität oder selbst gemacht)
Erdnuss- und andere Nussöle
Erdnussbutter (Bio-Qualität oder selbst gemacht)
Mandelbutter (Bio-Qualität oder selbst gemacht)
Natives Olivenöl extra
Nüsse (Mandeln, Paranüsse, Haselnüsse, Macadamianüsse, Pecannüsse und Cashewkerne)
Rapsöl

Mehrfach ungesättigt
Fettreicher Fisch (Lachs, Thunfisch, Makrele, Forelle, Sardinen)
Kürbiskerne
Sesamsamen
Sonnenblumenkerne

Tahin (Sesambutter)
Walnüsse

Gesättigt
Butter (von Kühen aus Weidehaltung)
Hanföl
Kokosöl (extra nativ)
Leinöl
Omega-3-Öl

Portionsgröße für Fette und Öle: Bis zu 1 bis 2 EL pro Tag.

Tipps: Einige Fette sollten nur in geringen Maßen verzehrt werden. Die auf der nächsten Seite angeführten mehrfach ungesättigten Fette sind reich an Omega-6-Fettsäuren, die die Bildung von Blutgerinnseln und Entzündungen fördern. Sie stehen dem Nutzen eines Verzehrs von Fisch entgegen, der reich an Omega-3-Fett ist.

    Der Verzehr von zu viel gesättigten Fetten kann den Cholesterinspiegel erhöhen, was das Risiko von Herzerkrankungen fördert. Trans-Fette sind eine Art ungesättigte Fette, die in Nahrungsmittellaboren kreiert wurden, indem flüssiges Pflanzenöl mit Wasserstoffgas durch einen Prozess der Hydrierung in feste Form gebracht wird. Sie sind genau so schädigend für das Herz wie gesättigte Fette, weil sie die LDL-Werte (schlechtes Cholesterin) steigern und die HDL-Werte (gutes Cholesterin) senken. Trans-Fette können zur Bildung von Blutgerinnseln und Entzündungen führen und somit zu Herzerkrankungen, Herzinfarkt und Diabetes. Glücklicherweise hat die FDA ein Verbot von Trans-Fetten in Gang gesetzt.

DIE SCHLECHTESTEN FETTE UND ÖLE

Mehrfach ungesättigt
Maisöl
Pflanzenöle
Sojaöl
Sonnenblumenöl

Gesättigt

Butter

fettreiche Fleischarten (Rind, Lamm, Schwein)

handelsüblicher Käse

Hühnerfleisch mit Haut

Palmkernöl

Schweineschmalz

Trans-Fette

frittierte Lebensmittel (Pommes Frites, Chips, Chicken-Nuggets, panierter Fisch)

kommerziell hergestellte Backwaren: Kuchen, Kekse, Donuts, Muffins, Torte, Pizzateige

Margarine (auch fett- bzw. kalorienarme Produkte)

pflanzliches Brat- und Backfett

KONDIMENTE UND SÜSSSTOFFE

Es gibt gesunde und nicht so gesunde Kondimente. Einige gute Alternativen, um einem Gericht mehr Würze zu verleihen:

Apfelweinessig	Coconut Aminos	Miso
Balsamessig	Guacamole, selbst gemacht	Sojasauce, glutenfrei, salzfrei
Bragg's Liquid Aminos	Hummus, selbst gemacht	Sriracha
Cholula Hot Sauce		Tamari Tomatenmark

Portionsgröße: Sparsam verwenden und in Kombination mit Gewürzen und Kräutern wie Basilikum, Minze, Rosmarin, Thymian, Zimt und Kurkuma, um dem Essen mehr Geschmack zu verleihen.

Vermeiden Sie wenn möglich die folgenden zuckerreichen, natriumarmen, fettreichen Kondimente:

BBQ Sauce	Käsesauce	Marmelade
Bratensauce	Ketchup	Mayonnaise
Honig-Senf-Dressing	Konfitüre	Ranch-Dressing

Sauce Béarnais
Sauce Hollandaise
Saure Sahne

Sojasauce (sehr natriumreich und enthält Gluten)

süß eingelegte Gurken
Tartarsauce

Es gibt einige Süßungsmittel, die gesund sind, solange man sie nicht im Übermaß konsumiert. Dazu gehören:

100 % Ahornsirup
Agavendicksaft, Bio-Qualität

Kokoszucker
Medjool-Datteln
Roher, regionaler Honig

Stevia/Xylitol

Portionsgröße: Optional, aber nicht mehr als 1 EL pro Tag.

Vermeiden Sie verborgenen Zucker. Nahrungsmittelhersteller fügen oft Produkten unter anderem Namen zusätzlichen Zucker zu. Lesen Sie immer die Inhaltsstoffe und vermeiden Sie Produkte, die Folgendes enthalten:

Ahornsirup
Backmalz
Brauner Zucker
Carobsirup
Dextrose
Ethylmaltol
Fruchtsaftkonzentrat
Galactose
Glucose
Glucosesirup
Karamell

Lactose
Maissirup
Maissirup (Glucose-Sirup)
Maltodextrin
Maltose
Malzsirup
Melasse
Muscovado
Puderzucker
Reissirup

Rohrzucker
Rübenzucker
Sirup mit Buttergeschmack
Sorbitol
Sorghum
Sucrose
Traubenzucker
Zuckerrohrsaft

DER SCHLÜSSEL FÜR ANHALTENDEN ERFOLG BEIM ENTGIFTEN: NAHRUNGSERGÄNZUNGSMITTEL

Eine gute Möglichkeit, um dauerhaft zu entgiften, ist die Verwendung von Nahrungsergänzungsmitteln. Jedoch: Nahrungsergänzungsmittel ersetzen keine gesunde Ernährung.

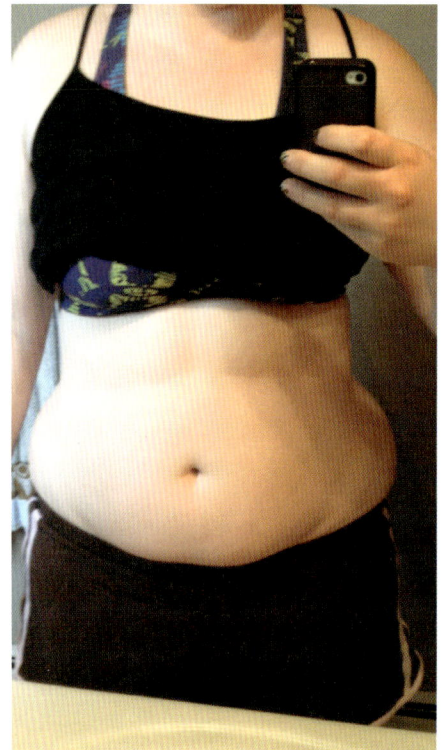 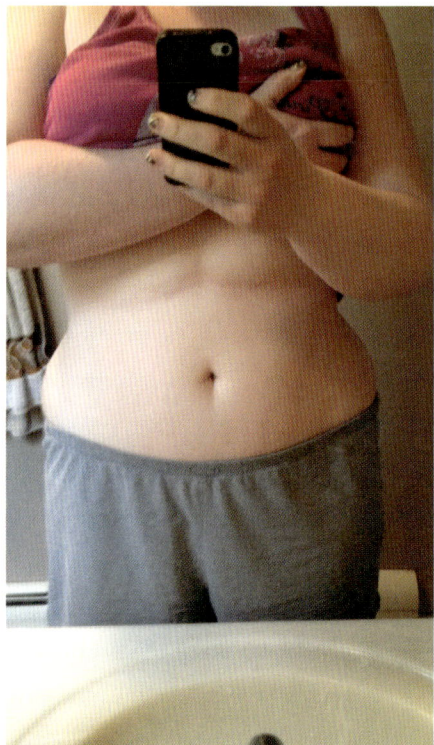

Aber sie unterstützen die neue Ernährungsweise durch eine erhöhte Nährstoffdichte, was zusätzliche Vitamine, Mineralstoffe, Antioxidantien und Phytochemikalien bedeutet.

1. Hochwertige Omega-3-Fettsäuren

Die Einnahme von Omega-3-Präparaten wirkt auf Entzündungsherde wie Löschwasser auf einen Brandherd. Mit Omega-3-Fettsäuren kann man sich vor entzündlichen Erkrankungen wie Arthritis, Herzerkrankungen und vielleicht sogar vor Demenz schützen.

Die American Heart Association empfiehlt eine Tagesdosis von 500 bis 1.000 mg DHA (Docosahexaensäure) und EPA (Eicosapentaensäure), die beide in Fischöl vorkommen. Diese Mengen können unbedenklich auf 6.000 mg pro Tag erhöht werden. Omega-3-Fettsäuren sind wichtig für unser Gehirn, das Herz und das Immunsystem. Versuchen Sie Nahrungsergänzungsmittel in Bio-Qualität zu kaufen.

2. Spirulina

Von allen Superfood-Pulvern, die ich empfehle, steht Spirulina an erster Stelle, besonders wenn Sie nur eins verwenden möchten. Ich liebe Spirulina, weil es fast das gesamte zum Leben notwendige Protein liefert. Alle, die den grasartigen Geschmack nicht mögen, können auch die Tablettenform probieren.

3. Kalzium

Neben der Tatsache, dass Kalzium ein wesentlicher Bestandteil von Knochen und Zähnen ist und vor Osteoporose schützt, ist Kalzium auch erforderlich für die Muskelkontraktion, die Blutgerinnung und für die Nerven. Wenn Sie wie ich Milchprodukte meiden, machen Sie sich eventuell Gedanken über eine ausreichende Versorgung mit Kalzium. (Uns wurde gesagt, dass wir einen Mangel erleiden, wenn wir keine Milchprodukte konsumieren.) Zum Glück stellen grünes Blattgemüse, Brokkoli, Mandeln, Fisch und verschiedene Milchersatzprodukte, besonders wenn sie mit Kalzium angereichert wurden, eine gute Alternative dar. Ich empfehle auch die Einnahme eines Kalziumpräparats, am besten eins, das Vitamin D enthält. (Siehe 4.)

4. Vitamin D

Vitamin D, das Sonnenschein-Vitamin, hilft dem Körper bei der Aufnahme von Kalzium und steuert den Kalziumspiegel im Blut. Viele Amerikaner – besonders alle, die nicht in einem sonnigem Klima wohnen – haben oft einen Vitamin-D-Mangel und müssen es ergänzen. Es gibt fünf gute Gründe, die Aufnahme dieses Vitamins zu erhöhen, da es:

- die Muskelfunktion verbessert
- den Appetit zügelt
- die Lungenfunktion schützt
- hilft, den Winterspeck loszuwerden
- den Blutdruck senken kann.

Sie sollten mindestens 400 IE pro Tag einnehmen.

5. Probiotika

Probiotika sind die »guten« den Darm besiedelnden Bakterien, welche für eine gesunde Verdauung sorgen. Wir alle kennen das Gefühl der bleiernen Schwere oder das Problem, nach Verdauungsproblemen keinen Stuhlgang zu haben. Manchmal kann auch der Verzehr von bestimmten Nahrungsmitteln eine Reaktion auslösen. Aber Ernährung ist nicht der einzige Faktor, der eine gute oder schlechte Verdauung ausmacht. Ich hatte gelegentlich Verstopfung, auch wenn ich mich einwandfrei ernährt habe. Schlafmangel, Stress, Unruhe, alles kann den Darm nervös machen, und daher empfehle ich die tägliche Einnahme eines probiotischen Nahrungsergänzungsmittels. Sie stärken Ihr Immunsystem, verbessern Ihre Verdauung und kontrollieren Ihr Gewicht.

Bitte beachten Sie: Vermeiden Sie die Einnahme von Nahrungsergänzungsmitteln, deren Inhaltsstoffe die empfohlene Tageshöchstdosen von 100 % überschreiten, da Ergänzungsmittel zusätzlich zu den Nährstoffen eingenommen werden, die Sie sowieso schon mit der Nahrung aufnehmen. Hohe Dosen besonders der fettlöslichen Vitamine A, D, E und K können sich im Körper anreichern. Ein Zuviel an Vitamin A kann das Wachstum verlangsamen, zu Haarausfall führen, und eine überhöhte Dosis Vitamin D kann zu Übelkeit und Gereiztheit führen. Und mit Ausnahme der fettlöslichen Vitamine werden die meisten anderen übermäßigen Vitamine nicht im Körper gespeichert, sondern einfach ausgeschieden – eine Zeit- und Geldverschwendung.

Jetzt wollen wir uns ansehen, wie man die verschiedenen Mahlzeiten optimal kombiniert und einen Speiseplan entwickelt. Die richtige Kombination unserer gesunden, leckeren und nahrhaften Mahlzeiten ist entscheidend für die Entgiftung, die Gewichtskontrolle und für die Gesundheit insgesamt.

KAPITEL 11

POST-TOX MAHLZEITEN- PLÄNE

Der Detox war so einfach zu befolgen, und alle Gerichte waren superlecker! Das ist wirklich der Beweis dafür, welch große Rolle gesunde Ernährung beim Abnehmen spielt. Ich werde diese Rezepte in meinen Alltag übernehmen und hoffe auch weiterhin tolle Ergebnisse zu sehen.

—Jade

Als ich 21 war, schenkte mir mein damaliger Freund eine Kamera (ich wollte eigentlich eine Handtasche). Er wusste, dass ich mich nicht richtig freuen würde – er hatte recht – aber er fand, dass ich ein gutes Auge hatte. Ich war skeptisch, aber nahm die Kamera mit nach Australien, als ich dort als Model arbeitete. Ich hatte nur ein Ziel: Fotos vom Land zu machen, genau wie jeder andere Tourist oder Besucher. Ich entdeckte schnell, dass die Motive, die mich anzogen, meistens Szenen voller Farbe waren. Jedes Mal, wenn ich durch den Sucher schaute, entdeckte ich etwas, das ich vorher nicht bemerkt hatte. Ich war sofort begeistert.

Als ich mich für Gesundheit interessierte und mit dem Bloggen begann, machte ich von dem Essen, dass ich zu mir nahm, Fotos. Die Food-Fotografie öffnete mir die Augen. Wir essen mit unseren Augen zuerst, mehr als mit irgendeinem anderen Sinn, und Nahrungsmitteln, die lecker aussehen, kann man nur schwer widerstehen. Wenn einer sagt: »Wow, das sieht so toll aus, das möchte ich essen!«, dann wissen Sie, dass das Auge mitisst.

Es ist einfach, diese Anziehungskraft zu erzeugen. Damit ein Gericht appetitlich aussieht – in Wirklichkeit oder auf einem Foto – müssen mindestens drei Farben auf dem Teller sein. Denken Sie an einen Salat mit gelber Paprika, orangen Karotten, roten Tomaten, einen Brownie mit einer roten Erdbeere und einem Minzeblatt; geröstete rote Paprika, gelben Kürbis und frischen Schnittlauch, die aus einem Wrap hervorschauen; Obstsalat aus Ananas, Blaubeeren und Wassermelone. Egal, wie gut ein Gericht auch immer schmecken mag, Ihrem Gehirn gefällt ein langweiliger Einheitsbrei nicht. Er ist einfach nicht so appetitlich wie buntes Obst und Gemüse.

Immer daran denken: Farbe ist wichtig. Und je frischer die Zutaten, desto lebendiger die Farben und desto frischer die Nährstoffe. Meine Faustregel ist: Wenn es aus der Erde kommt und Flecken auf der Kleidung machen kann, dann ist es gut zum Essen! Alle meine Rezepte basieren auf verschiedenen Farben. Weiß und Beige werden kaum verwendet (außer in Form von Blumenkohl, Zwiebeln und Kartoffeln, die selten die Hauptattraktion sind). Rot, Orange, Gelb, Grün, Blau und Lila sind angesagt. Mit einem oder mehr Nahrungsmitteln aus diesen Kategorien verbessern Sie im Handumdrehen jedes Gericht. Zählen Sie die Regenbogenfarben auf dem Teller und nicht die Kalorien – und ich verspreche Ihnen, dass Sie so besser fahren.

Ach ja – Smarties zählen nicht!

Den Regenbogen essen

FARBE	NAHRUNGSMITTEL	NUTZEN
ROT	Tomaten, rote Paprika (gekocht), pinke Grapefruit, Wassermelone	Rötliche Nahrungsmittel erhalten ihre Farbe vom Lycopen, einem wirksamen Antioxidans, das gegen zellschädigende Radikale wirkt und das Risiko einiger Krebsarten reduziert, einschließlich Brust- und Gebärmutterhalskrebs.
ORANGE/ GELB	Paprika, Mais, Karotten, Grapefruit, Zitronen, Kichererbsen, Bananen, Kürbis, Süßkartoffeln, Winterkürbis, Yams, Mangos, Orangen, Papaya, Pfirsiche, Birnen, Ananas	Orangefarbene und gelbliche Nahrungsmittel enthalten viel Alpha- und Beta-Carotin, das die Leber in Vitamin A und Retinol umwandelt, wichtige Nährstoffe für gesunde Augen, die Immunabwehr und eine gesunde Zellteilung.

Den Regenbogen essen

FARBE	NAHRUNGSMITTEL	NUTZEN
GRÜN	Artischocken, Spargel, Spinat, Gurke, grüne Paprika, Avocado, Brokkoli, Rosenkohl, Staudensellerie, Chia-Samen, Edamame, Lauch, Okraschoten, Zucchini, Brunnenkresse, Koriander, Basilikum, Minze, Weintrauben (grün), Kiwi	Zum grünen Gemüse zählen Kreuzblütler wie Brokkoli, die Sulforaphan, Indole und Isothiocyanate liefern, die das Absondern von Entgiftungsenzymen auslösen und vor Krebs schützen. Spinat liefert Lutein und Zeaxanthin, zwei Carotinoide, die die Voraussetzung gesunder Augen sind. Grüne Nahrungsmittel unterstützen aufgrund ihrer Ballaststoffe und der entgiftenden Wirkung auch das Abnehmen.
BLAU/LILA	Blaubeeren, Brombeeren, Rotkohl, Rote Bete, Aubergine	Die Phytochemikalien Anthocyanine in blauen oder violetten Nahrungsmitteln sind reich an Antioxidantien, die das Herz schützen, da sie eine anormale Blutgerinnung hemmen. Sie sind auch reich an Bioflavonoiden, die entzündungshemmend wirken.

LASSEN SIE IHREN TELLER BUNT WERDEN

Achten Sie darauf, dass Sie in jeder Hauptmahlzeit (Frühstück, Mittag- und Abendessen) eine Art gesundes Protein haben, drei Farben in Form von Gemüse oder Obst und eine Getreideart oder eine energiespendende Gemüseart. Ich empfehle Quinoa als Getreide und Linsen oder schwarze Bohnen als energiespendende Gemüsearten, weil sie zusätzliches Protein liefern.

Behalten Sie die Prinzipien des Detoxes bei und auch die Portionsgrößen. Wenn Sie zum Beispiel einen Salat zum Mittagessen zubereiten, nehmen Sie 1 große Handvoll Spinat, 40 g klein geschnittene Tomaten, 1 große Karotte (geraspelt), 45 g gekochte Quinoa und ein oder zwei andere Gemüsearten nach Ihrer Wahl. Beispiele:

Frühstück: Rührei aus 2 Eiern mit klein geschnittener roter und grüner Paprika, plus 1 Orange und 1 Scheibe glutenfreies Vollkornbrot

Mittagessen: Huhn in Bio-Qualität auf frischem rohem Spinat, schwarzem Reis und rote Zwiebelringe und geraspelte Karotte

Abendessen: Gegrillter Wildlachs mit Rotkrautsalat, ein mittelgroße gebackene Süßkartoffel und Tomatenscheiben

Snacks: Selbst gemachter Hummus und Karotten, Tomaten oder Gurken zum Dippen; meinen Detox-Smoothie; ein Glas frisch gepresster Saft (Das Verhältnis von Gemüse zu Obst sollte 3:1 betragen) oder 1 Stück frisches Obst mit einer Handvoll Nüsse oder Samen.

Sehen Sie, wie einfach die Planung ist, wenn man Farben zählt? Hier folgt ein 10-Tage-Plan, damit Sie genau wissen, wie das Regenbogen-System im Alltag funktionieren kann. Die Rezepte sind in Anhang B aufgeführt und Detox-Rezepte in Kapitel 8. Sie können auch einige Ihre Mahlzeiten ohne besonderes Rezept planen und einfach das Schema oben verwenden.

DER 10-TAGE-MAHLZEITENPLAN

Tag 1

Frühstück: Tomatenbomben (Seite 241) und 150 g Beeren ODER Rührei mit Gemüse wie rote Zwiebeln, Paprikaschote und Spinat sowie 150 g klein geschnittenes frisches Obst

Mittagessen: Spring-Salat (Seite 244) ODER ein Salat aus Spinat oder Grünkohl, klein geschnittenen Tomaten, gelber Paprikaschote in Scheiben, 85 g Schwarzen Bohnen und einem Spritzer Olivenöl und Balsamessig

Abendessen: Blumenkohlpizza (Seite 248) ODER Tacoschale (Seite 158)

Tag 2

Frühstück: Superfood-Smoothie (Seite 242) ODER Liebespfannkuchen (Seite 130)

Mittagessen: Gartensalat (Seite 245) ODER Zucchini-Pasta-Salat (Seite 245)

Abendessen: Sensationelles Stirfry (Seite 152) (fügen Sie etwas Huhn in Bio-Qualität oder Rindfleischstreifen hinzu) auf Quinoa ODER gegrillter Lachs, gemischter grüner Salat und eine gebackene Süßkartoffel

Tag 3

Frühstück: Himmlische Haferflocken (Seite 242) ODER Protein-Pfannkuchen (Seite 243)

Mittagessen: Superfood-Salat (Seite 138) mit Huhn in Bio-Qualität ODER ein Thunfisch-Sandwich mit glutenfreiem Brot, Alfalfasprossen, Roter Bete und Tomaten in Scheiben

Abendessen: Gefüllte Paprika (Seite 157) ODER gegrilltes Huhn in Bio-Qualität, gedämpfte grüne Bohnen bestreut mit klein geschnittener roter Paprika und Winterkürbis

Tag 4

Frühstück: Detox-Smoothie (Seite 126) ODER ein selbst gemachter Smoothie aus den Früchten und dem Gemüse Ihrer Wahl sowie veganem Proteinpulver und Kokoswasser oder Milchersatz als Basis

Mittagessen: Hummus Wrap (Seite 246) ODER ein Portobello Sandwich (Portobello-Pilz in Scheiben, Tomatenscheiben, Brokkolisprossen und eine Scheibe Zwiebel zwischen 2 Scheiben glutenfreiem Brot)

Abendessen: Mediterrane Lasagne (Seite 249) ODER Rindfleischstreifen mit Blumenkohlmus (Seite 154) und gekochte Karotten

Tag 5

Frühstück: Very Berry Smoothie (Seite 243) ODER Haferflocken mit frischen Beeren und gehackter Minze

Mittagessen: Spiralnudeln (Seite 143) mit Huhn in Bio-Qualität, gemischter Salat und gebratene Rote Bete

Abendessen: Kohl-Wraps (Seite 249) ODER eine Schale herzhafte vegetarische Minestrone mit einem gemischten Salat

Tag 6

Frühstück: Ein selbst gemachter Smoothie mit Obst und Gemüse Ihrer Wahl, veganem Proteinpulver und Kokoswasser oder Milchersatz als Basis

Mittagessen: Selbst gemachte Burger mit karamellisierten Zwiebeln (Seite 246) ODER ein Gemüse-Sandwich mit Hummus, Avocadoscheiben, Karotten und Sprossen zwischen zwei Scheiben glutenfreiem Brot

Abendessen: Kleines gegrilltes Steak aus Weidehaltung, eine gebackene Kartoffel und gedünsteter Brokkoli mit roten Paprikaringen

Tag 7

Frühstück: Energiespendende Haferflocken (Seite 242) ODER ein Omelett gefüllt mit roten Zwiebeln, klein geschnittenen Tomaten, Spinat und klein geschnittener oranger Paprika

Mittagessen: Asiatische Frühlingsrollen (Seite 247) ODER gehackter Grünkohlsalat mit Erdbeeren in Scheiben, geraspelten Karotten, 45 g Quinoa und 35 g Feta (gekrümelt)

Abendessen: Zucchini Bolognese (Seite 250) ODER geröstetes Gemüse wie Rosenkohl, Zucchini, rote Paprika und Zwiebeln mit gegrilltem Tofu

Tag 8

Frühstück: Eggs-zellentes Frühstück (Seite 133) ODER Detox-Smoothie

Mittagessen: Bunter Knack-Salat (Seite 144) mit gegrilltem Wildlachs oder Huhn in Bio-Qualität und Vollkornreis

Abendessen: Marokkanischer Salat (Seite 251) ODER Sensationelles Stirfry (Seite 152) mit Rindfleischstreifen (Weidehaltung)

Tag 9

Frühstück: Ingwer-Smoothie (Seite 243) ODER 45 g gekochte Quinoa mit verschiedenen Beeren

Mittagessen: Sushi (Seite 147) ODER Sandwich mit geröstetem Gemüse auf zwei Scheiben glutenfreiem Brot

Abendessen: Entgiftende Kohlschale (Seite 162) ODER eine große Schale vegetarisches Chili

Tag 10

Frühstück: Liebespfannkuchen (Seite 130) ODER Sharpies SOS Smoothie (Seite 244)

Mittagessen: Regenbogensalat (Seite 151) mit 45–90 g Kichererbsen ODER Portobello-Sandwich (Portobello-Pilz in Scheiben, Tomatenscheiben, Rosenkohl und eine Scheibe Zwiebel zwischen 2 Scheiben glutenfreiem Brot)

Abendessen: Chana Masala (Seite 251) ODER Spaghettikürbis mit Olivenöl, Zitrone, Fetakäse und gehacktem Basilikum

Snacks

Essen Sie jeden Tag zwei Snacks. Das können Nüsse, Samen, Obst oder eine Kombination davon, selbst gemachtes Hummus, Smoothies, Säfte, rohes Gemüse oder die folgenden Rezepte sein:

Killer Grünkohl Smoothie (Seite 252)
Piña Colada Smoothie (Seite 252)
Spinat und Kichererbsenhummus (Seite 137)
Beeren mit Paranüssen (Seite 134)
Jungle Juice (Seite 253)
Up Beet (Seite 253)
Ingwer-Smoothie (Seite 243)
Sharpies SOS Smoothie (Seite 244)
Bliss Balls (Seite 253)

Dessert

Wer möchte, kann nach dem Mittag- oder Abendessen eins der folgenden Desserts genießen:

Rohe Karotten Cupcakes (Seite 254)
Grüner-Tee-Eiscreme (Seite 255)
Dreilagiger Beeren-Cheesecake (Seite 255)
Rohe Mousse au Chocolat Tarts (Seite 256)

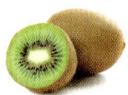

Hinweis von Nikki: Kann ich mich gesund ernähren und trotzdem essen gehen?

Ja! Ein Restaurantbesuch sollte Sie nicht behindern; eher im Gegenteil, weil Sie ja im Lokal nichts gegen Ihren Willen essen müssen, sondern etwas aussuchen können. Hier meine Ratschläge:

1. Nehmen Sie ein Gericht, das gedünstet, gegrillt, gebacken oder geröstet ist; vermeiden Sie Frittiertes und Gebratenes. Dadurch können Sie eine Menge Kalorien einsparen, und Ihr Körper dankt es Ihnen, da diese Gerichte kein Völlegefühl verursachen.
2. Scheuen Sie sich nicht, nach Änderungen zu fragen. Falls notwendig, frage ich stets, ob ein Gericht vielleicht anders zubereitet werden kann. Ich bitte zum Beispiel, dass das Gericht ohne Käse zubereitet wird oder mit weniger Salz, weniger Reis (besonders bei Sushi). Wenn alles nicht hilft, dann sage ich, dass ich Veganer bin (auch wenn das nicht stimmt, aber es wirkt Wunder, und man bekommt unglaublich gesunde Gerichte angeboten). In der Regel ist die Reaktion positiv, und man freut sich, mir die gesündesten pflanzlichen Alternativen aufzuzeigen.
3. Vermeiden Sie »All you can eat«-Buffets und Lokale, wo man riesige Portionen für wenig Geld bekommt. Das Essen ist höchstwahrscheinlich von geringer Qualität, voller Pestizide und darauf ausgelegt, dass man zu viel isst. Machen Sie auch einen Bogen um Drive-Ins und 1-€-Burger und wählen Sie Qualität statt Quantität.
4. Bestellen Sie eine Gemüsebeilage und bitten Sie, dass diese zuerst serviert wird. Ich bestelle etwas gedünsteten Spinat, gedämpften Brokkoli oder Gemüse der Saison und lasse sie mir als Appetizer bringen, sodass mein Hunger schon etwas gedämpft wird, besonders wenn das eigentliche Gericht nicht ganz so gesund ist.

5. Widerstehen Sie dem Brotkorb. Ich weiß, dass das Brot gratis ist, und wir alle lieben Geschenke, aber machen Sie sich den Preis klar, den Sie später dafür zahlen: Blähungen oder Polster an Hüfte oder Bauch. Ganz zu schweigen davon, dass Ihnen das Hauptgericht nicht mehr so gut schmecken wird, wenn Sie vorher zu viel Brot essen.
6. Planen Sie Ihre »Sünden«. Warten Sie bis zur Bestellung, um sich zu entscheiden, ob Sie etwas Gesundes nehmen oder nicht. Suchen Sie sich ein »Schummel«-Gericht einmal pro Woche aus und bleiben Sie dabei. Bestellen Sie nicht in letzter Sekunde Buffalo Wings, weil sie so gut aussehen; erinnern Sie sich an Ihre Vorsätze.
7. Bestellen Sie ein Flasche Mineralwasser mit frisch gepresstem Zitronensaft. Nicht alle Restaurants haben Zitronensaft (allerdings solche, in denen Cocktails serviert werden) und vielleicht können Sie sogar Zitronen oder Limetten zum Selbstauspressen bestellen. Ein leckeres Getränk, das den Gaumen befriedigt und reinigt, ganz davon zu schweigen, dass man Appetit auf gesunde Nahrung bekommt. Das mache ich immer, wenn ich ausgehe und ich trinke davon, bevor ich Cocktails oder Wein trinke – und vor dem Essen.
8. Bestellen Sie zum Abschluss des Essens einen Pfefferminztee. Dieser hilft nicht nur bei der Verdauung und reduziert Blähungen, sondern sendet Ihrem Verstand auch die Botschaft, dass die Mahlzeit zu Ende ist. Schon mal gefragt, warum Pfefferminzkaugummi so beliebt ist? Aus demselben Grund. Aber verzichten Sie auf das Kaugummi und nehmen Sie einen gesunden Pfefferminztee.
9. Teilen Sie sich eine Vorspeise oder ein Hauptgericht mit jemandem. So können Sie essen, was Sie möchten, aber in kleineren Portionen.
10. Fragen Sie sich: »Wurde das Essen liebevoll zubereitet?« Diese Frage stelle ich mir immer, wenn ich auswärts esse; denn wenn ich das Gefühl habe, dass der Burger lieblos zusammengeklatscht wurde, dann gilt das wahrscheinlich auch für die Zutaten. Wie viel Zeit, Geld und Mühe kostet eine private Einladung? Macht der Gastgeber das nicht auch mit Liebe? Als Gast spürt man das. Dieses Gefühl sollte man auch als Gast in einem Restaurant haben. Ich sage nicht, dass Sie nie wieder ein Fastfood-Restaurant besuchen sollten, aber ich glaube, wenn Sie darauf achten, wie achtlos die Gerichte dort zubereitet werden, möchten Sie Ihr Geld lieber für hochwertigere Gerichte ausgeben.

SAISONALE ERNÄHRUNG

Ich halte viel davon, Obst und Gemüse saisonal zu genießen; dies hilft Ihrem Körper, mit der Natur im Einklang zu sein. Wenn Sie mit dem natürlichen Zyklus der Jahreszeiten im Einklang sind, dann haben Sie genau dann Appetit auf Obst und Gemüse, wenn es reif ist und haben weniger Verlangen nach Junkfood oder Süßigkeiten.

Saisonales Essen befriedigt auch auf andere Weise. Einige Nahrungsmittel wärmen und andere kühlen den Körper – dies ist die grundlegende Philosophie der Chinesischen Medizin. Im Winter und Herbst sind Sie satter und zufriedener, wenn Sie wärmere, schwerere und gewürztere Speisen essen und gute Fette in Form von Nüssen, Samen, Ölen und Fisch. Huhn, Truthahn und Rindfleisch sind in den kälteren Monaten nützlich, weil sie dem Körper Energie verleihen. Achten Sie nur darauf, Produkte aus Weidehaltung in Bio-Qualität zu kaufen. Durch diese Nahrungsmittel werden die Schleimhäute besser feucht gehalten, was zu weniger Erkältungen führt. Essen Sie vermehrt »Seelenwärmer«-Mahlzeiten wie Suppen und Eintöpfe.

Im Frühling und Sommer ist eher die Zeit für kühlende Nahrungsmittel. Wenn es draußen heiß ist, hat der Körper Appetit auf leckere Früchte und Gemüse mit einem höheren Wassergehalt wie Wassermelone und Gurken. Nahrungsmittel wie Tofu, Melonen und Bananen sind auch kühlend und spenden Feuchtigkeit. Das leuchtet unmittelbar ein. Wenn Sie ein Stück Tofu in der Hand halten, fühlt es sich kalt und feucht an. So wirkt Tofu auch im Körper.

Getreide liegt dazwischen, was bedeutet, dass man es das ganze Jahr verzehren kann.

Wie bei so vielem ist Ausgewogenheit der Schlüssel zum Erfolg. Essen Sie nicht zu einseitig, nicht zu viel von einer Sorte. Wählen Sie die Nahrungsmittel bewusst und mit Bedacht und achten Sie auf die Wirkung, die die einzelnen Nahrungsmittel auf Ihren Körper haben. Das Ziel ist es, möglichst saisonal zu essen und Produkte in Bio-Qualität zu wählen, die pestizid- und chemikalienfrei sind.

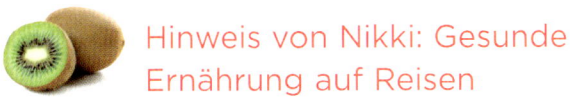 *Hinweis von Nikki: Gesunde Ernährung auf Reisen*

Ich werde oft gefragt, wie man sich auf Reisen gesund ernähren kann. Das ist gar nicht so schwierig. Hier sind meine Tipps zum »Gesunden Reisen«.

1. **Nehmen Sie es nicht so genau.** Zu Hause kann man die Regeln streng befolgen, aber wenn man in einer fremden Stadt ist, sind die örtlichen Spezialitäten Teil des Abenteuers. Nehmen wir mal an, Sie sind in Italien. Sie wollen die wunderbare Pizza oder leckeren Nudelgerichte essen, die hier am allerbesten schmecken. Und es wäre schade – außer Sie leiden an einer Krankheit – darauf zu verzichten, nur weil Sie Angst vor Gluten haben. Sie können zu Hause genau dort weitermachen, wo Sie aufgehört haben. Achten Sie nur darauf, ausgewogen zu essen, um nicht ganz vom Weg abzukommen.
2. **Wählen Sie Ihre »Sünden« bewusst und bleiben Sie dabei.** Ich liebe nicht nur die Pizza und Nudelgerichte in Italien, sondern auch meinen Kaffee mit Croissant in Frankreich und griechischen Joghurt, wenn ich in Griechenland bin. Lernen Sie überall, wo Sie sind, die regionale Küche kennen und Gerichte, wofür die Stadt oder die Gegend bekannt ist. Legen Sie einen Termin fest, wann genau Sie dieses bestimmte Gericht essen möchten. Besuchen Sie kleine, bodenständige Restaurants und vermeiden Sie »Touristenfallen«.
3. **Genießen Sie.** Haben Sie kein schlechtes Gewissen, wenn Sie etwas Besonderes essen. Genießen Sie das ganz bewusst. Entspannen Sie sich, seien Sie für dieses kleine Abenteuer dankbar und genießen Sie die Köstlichkeit langsam und in vollen Zügen.
4. **Nehmen Sie Ihren eigenen Reiseproviant mit.** Besonders, wenn Sie mit dem Flugzeug unterwegs sind. Auf diese Weise widerstehen Sie leichter Kuchen, Sandwiches, Chips, Crackern, Schokolade oder dem grauenhaften Essen im Flugzeug. Mein Reiseproviant besteht aus:
   - rohen Nüssen. Ich liebe Mandeln und Cashewkerne;
   - Obst, das man klein schneiden und in einem Beutel mitnehmen kann wie Äpfel, Bananen, Weintrauben;
   - einem Behälter mit selbst gemachtem Müsli. Mischen Sie Haferflocken, Nüsse, Kokosflocken, Rosinen, Gojibeeren, Kakao-Nibs usw. Bitten Sie die Stewardess um etwas Milch, wenn sie mit Getränken vorbeikommt;
   - einem Behälter oder Beutel mit Zuckerschoten (süß und knackig), gedünstetem Spargel, klein geschnittener Paprika oder Gurke und Karottenscheiben;
   - Salaten in Einmachgläsern oder luftdichten Behältern.

5. **Bestellen Sie eine besondere Mahlzeit.** Nahrungsmittel verlieren in der Höhe ihren Geschmack, daher enthält das Essen in Flugzeugen überdurchschnittlich viel Salz und Zucker. Leider ist dies ungesund für den Körper. Sie bekommen Blähungen und Wassereinlagerungen im Körper. Wenn Sie einen langen Flug vor sich haben, können Sie vor dem Abflug auf der Website der Fluglinie veganes, vegetarisches oder salzarmes Essen bestellen.
6. **Haben Sie Mini-Pakete mit Spirulina und Weizengras dabei.** Wenn Sie diese auf der Reise Ihrem Wasser zugeben, dann haben Sie mehr Energie, und Sie erhalten die essenziellen Aminosäuren, der Blutzuckerspiegel bleibt im Gleichgewicht, Heißhunger wird verhindert und Ihr Verstand bleibt klar und wach. Ein Paket pro Tag sorgt für ein gesundes Immunsystem (besonders wenn Sie Alkohol trinken und sich auf Reisen nicht ganz so gesund ernähren).
7. **Versorgen Sie sich mit Magnesiumpulver oder -tabletten.** Eines der schlimmsten Dinge beim Reisen – besonders für Frauen – ist Verstopfung. Hier können Sie durch das Trinken von 2 bis 2,5 Liter Wasser pro Tag, ballaststoffreiche Nahrung (pflanzlich) und Bewegung (um Ihr Innenleben in Gang zu halten) entgegenwirken. Wenn dies nicht wirkt, empfehle ich immer Magnesium, das regelmäßigen Stuhlgang unterstützt und einen gesunden Schlaf fördert. Wenn Sie wissen, dass Verdauungsprobleme auftauchen, probieren Sie abgepackten Senna-Tee aus.

ABER ICH ESSE NICHTS VOM TIER!

Einige der oben aufgeführten Gerichte enthalten tierische Produkte wie Fetakäse, Honig oder Fleisch und Fisch. Wenn Sie Veganer oder Vegetarier sind, kein Problem. Der Post-Tox ist auch für Sie geeignet, wenn Sie diese durch pflanzliche Produkte ersetzen. Wenn Sie zum Beispiel ein Rezept finden, das sich lecker anhört, wie z. B. Zucchini-Bolognese, aber kein Fleisch essen, nehmen Sie stattdessen Tempeh, Tofu oder klein geschnittene Pilze. Eins meiner Lieblingsgerichte ist Portobello-Pilz in Scheiben in Kokosöl sautiert. Er hat die Konsistenz von Fleisch und ist eine gute Alternative. Wenn Sie keinen Honig essen, verwenden Sie Agavendicksaft, Dattelsirup oder Ahornsirup. Der Bunte Knack-Salat hört sich gut an, aber Sie essen weder Lachs noch Huhn? Nehmen Sie eine größere Menge Bohnen oder gekochte Quinoa und gegrillten Tofu.

Das Schöne an gesunder Ernährung ist, dass es keine strikten Regeln gibt. Finden Sie etwas, das für Sie funktioniert, und bleiben Sie dabei. Denken Sie immer daran, dass man nur optimale Ergebnisse erzielt, wenn man sich an die 3-Farben-Regel hält und Milchprodukte, Fleisch, Huhn und Fisch sowie verarbeitete Lebensmittel minimiert.

RICHTLINIEN FÜR EINEN ERFOLGREICHEN POST-TOX

Wenn Sie ein paar einfache Richtlinien beachten, können Sie ohne Probleme eine gesunde Ernährung in Ihren Alltag aufnehmen. Hört sich gut an? Also:

1. Sorgen Sie für genug Brennstoff. Essen Sie fünf Mal am Tag, drei Hauptmahlzeiten und einen oder zwei Snacks, damit Ihr Körper und Geist mit Energie versorgt sind und den ganzen Tag lang Kalorien verbrennen.
2. Essen Sie bei jeder Mahlzeit pflanzliche Produkte in mindestens drei Farben. Je mehr Farbe, desto besser fühlen Sie sich.
3. Sorgen Sie für ausreichend Flüssigkeit. Trinken Sie 2 bis 3 Liter Wasser pro Tag, am besten nicht aus einer Plastikflasche, sondern aus einer wiederverwendbaren Metall- oder Glasflasche. Das Trinken von Kräutertees zählt mit.
4. Reduzieren Sie Ihren Kaffee- und Alkoholkonsum. Wenn Sie diese wieder einführen möchten, trinken Sie nicht mehr als eine kleine Tasse, ein kleines Glas pro Tag. Wählen Sie Rotwein, da er im Gegensatz zu anderen alkoholischen Getränken nützliche Antioxidantien enthält.
5. Nehmen Sie hauptsächlich alkalische Nahrung (Obst und Gemüse) zu sich. Essen Sie mittags Rohkost und abends Gegartes.
6. Vermeiden Sie verarbeitete oder raffinierte Lebensmittel.
7. Machen Sie einen Bogen um abgepackte Lebensmittel, auf deren Packung behauptet wird, dass sie gesund seien. Das ist kein Beweis, seien Sie skeptisch.
8. Machen Sie sich klar, wer die Bösewichte sind. Dazu gehören Trans-Fette, frittierte Nahrungsmittel und zugesetzter Zucker in jeder Form.

9. Verwenden Sie Ihre Hände als Messinstrumente. Ein Snack sollte in etwa die Größe von zwei hohlen Händen haben. Der Magen ist nicht so groß, wie wir oft denken, und dennoch stopfen wir ihn möglichst voll. Wenn Sie diese einfachen Regeln befolgen, essen Sie nie zu viel.
10. Wählen Sie, wann immer möglich, Bio-Qualität.
11. Lernen Sie bestimmte Fette zu bevorzugen. Dies sind Fette aus pflanzlichen Quellen wie Nüssen, Samen und Avocados.
12. Essen Sie saisonal und regional. Finden Sie heraus, wo Wochenmärkte abgehalten werden und wann die Supermärkte neue Warenlieferungen erhalten.
13. Sorgen Sie für ausreichend Schlaf, damit Ihr Körper, Geist, Ihre Haut erfrischt werden und Sie mehr Energie bekommen. Das schützt vor Völlerei, Heißhunger, sorgt für feste, schöne Haut und hilft beim Abnehmen.
14. Planen Sie im Voraus, damit Sie nicht in Panik geraten. Die Vorbereitung ist bei gesunder Ernährung entscheidend, da sie hilft, die richtigen Entscheidungen zu treffen und der Wille gestärkt wird.
15. Seien Sie gut zu sich – und bestrafen Sie sich nicht. Behandeln Sie sich so, wie Sie die Menschen, die Sie lieben, behandeln. Sie sind nicht böse zu ihnen, also seien Sie es zu sich selbst auch nicht. Zufrieden im eigenen Körper und Geist zu sein, in sich selbst zu ruhen, ist das Wichtigste im Leben.

Wenn Sie sich mindestens 70 % der Zeit gesund ernähren, regelmäßig Sport treiben, ausreichend schlafen und auch bei Rückfällen weitermachen, dann sind Sie in kürzester Zeit auf dem Weg zu einem gesunden Lebensstil! Fast sind Sie schon angekommen.

KAPITEL 12

ENTGIFTEN SIE IHREN LIFESTYLE

Während der letzten zwei Wochen und mit den Prüfungen, da bin ich fast durchgedreht: Ich bin lange aufgeblieben, um zu lernen, habe Unmengen Kaffee getrunken und Mitternachtssnacks gegessen, ich war vollgestopft und aufgebläht, und das alles hat mich so zurückgeworfen. Ich fühlte mich in meinem Körper unwohl und entschied mich, Ihren Detox auszuprobieren. Ich habe mein Selbstvertrauen zurück, was für mich am wichtigsten ist. Ich fühle mich, als könnte ich Bäume ausreißen.

—Leidy

Warum nur seinen Körper »aufräumen«? Um eine wirkliche Veränderung herbeizuführen, versuchen Sie auch Ihren Lebensstil zu entgiften. Eine der wichtigsten Voraussetzungen beim Entgiften ist, wie wir unser persönliches Umfeld klären, unsere Gedanken und unsere Emotionen. Viele von uns haben schädliche Gewohnheiten und Gefühle, die einen negativen Einfluss auf unsere Gesundheit haben. Auch diese müssen wir loslassen, sodass wir uns, unseren Körper und unser Leben lieben können.

ALLTÄGLICHER ZUHAUSE-DETOX

Mein Zuhause ist mein Rückzugsort – ein Ort, an dem ich mich entspannen und sicher fühlen kann. Ich bemühe mich um eine chemikalienfreie Umgebung mit viel frischer Luft und ruhiger Energie in jedem Raum.

Ich habe inzwischen gelernt, wie schädlich herkömmliche Haushaltsreiniger und -chemikalien für den Körper sind. In einem durchschnittlichen amerikanischen Haushalt gibt es 12 bis 40 Liter Gefahrenstoffe und mehr als 60 schädigende Haushaltsprodukte! Zu einigen der am weitesten verbreiteten Schadstoffe zählen Natriumhypochlorit, ein Bestandteil von Chlorbleiche, das die Lungen und Augen reizen kann, und Formaldehyd, das im Verdacht steht, für den Menschen krebserregend zu sein. Fleckentferner und Teppichreiniger können Perchlorethylen enthalten, ein weiterer krebserregender Stoff, und die Inhaltsstoffe von Desinfektionsmitteln verursachen Nieren- und Leberschäden.

Eine Alternative zu aggressiven Reinigern sind selbst hergestellte Produkte auf Essigbasis. Kombinieren Sie 125 ml weißen Essig mit 2 Litern Wasser und füllen Sie dieses Gemisch in eine Sprühflasche. Dieser Reiniger ist absolut unschädlich und reinigt Holzfußböden, Küchenablage und Elektrogeräte. Wer einen etwas angenehmeren Duft möchte, kann einige Tropfen Aromaöl (Minze oder Lavendelöl) hinzugeben.

Man kann auch sein eigenes natürliches Mückenspray herstellen, indem man 60 ml Zitronensaft, 1 EL Vanilleextrakt und 15 Tropfen Lavendelöl in eine 470-ml-Sprühflasche gibt und mit Wasser auffüllt. Mücken verabscheuen diesen Geruch. Oder Sie durchstöbern Ihren Naturkostladen nach Produkten ohne Chemikalien.

Ich koche viel und bereite viele Dinge im Voraus vor. Reste bewahre ich lieber in Glasbehältern auf als in welchen aus Plastik. Manche Plastikbehälter enthalten Bisphenol A (BPA), eine Chemikalie, die mit neurologischen Veränderungen und Verhaltensauffälligkeiten in Verbindung steht. Wenn Ihnen Plastik doch lieber ist, verwenden Sie solche, die mit #1, #2 und #4 markiert sind, was bedeutet, dass sie BPA-frei sind.

Die einfachste Art, das Haus zu entgiften, ist regelmäßiges Saugen und Lüften. Es gibt auf dem Markt viele umweltschonende Staubsauger, die HEPA-Filter besitzen zum Schutz vor herkömmlichen Allergenen.

STRESS DETOX

Unsere Gesellschaft ist überarbeitet, überernährt und bekommt zu wenig Nährstoffe und Bewegung. Wir sind permanent von der Arbeit, Schule, Eltern oder unserer Beziehung gestresst oder wir denken, dass wir jede E-Mail oder Textnachricht sofort beantworten müssen. Wir sind mehr Reizen ausgesetzt als andere Generationen, und wir nehmen uns nicht mehr genug Zeit für uns selbst.

Wir alle haben unsere kleinen Sünden. Bei einigen ist es der Alkohol oder es sind Zigaretten, Drogen, und bei vielen ist es das Essen. Manche treiben zu viel Sport, auch das kann abhängig machen. Das ist in Ordnung … Das liegt in der Natur des Menschen.

Ich bin wie jeder andere auch oft gestresst, und wenn ich gestresst bin, esse ich. Ich lehne es allerdings ab, Stress oder Unruhe mit Junkfood zu begegnen. Ich hasse es, wenn ich mich nicht voller Lebenskraft und Energie fühle. Und ich mag nicht mit einem Kater aufwachen, der vom Essen kommt. Und der kann oft schlimmer sein als einer vom Alkohol. Ich mag auch nicht, wenn meine Haut stumpf aussieht, nachdem ich mich schlecht ernährt habe, und sei es nur ein Mal. Und, um allem die Krone aufzusetzen, ist Stress-Essen so schlecht für das Verdauungssystem, dass es – einfach ausgedrückt – gezwungen wird, aufzugeben. Unter solchen Umständen hält unser Körper an jeder verfügbaren Kalorie fest und verwandelt sie in Fettreserven.

Ich erwähnte dies alles, weil ich, genau wie jeder andere auch, mit diesen Dingen zu kämpfen habe, mich aber dazu entschieden habe, darüber zu sprechen. Ich wollte mich verändern, ein besserer Mensch werden und ich habe gesehen, dass es viele Wege gibt, mit Stress und dem Negativen, das dadurch ausgelöst wird, umzugehen.

Meine persönlichen Stress-Bekämpfer sind:

- Regelmäßiger Sport, egal ob Yoga, Gewichtstraining, Boxen oder Walking. Beim Sport werden Endorphine, die Wohlfühl-Hormone, freigesetzt, die beruhigen und natürlich glücklich machen. Sport treiben muss auch nicht viel Zeit in Anspruch nehmen. Um vom Sport high zu werden, reichen 20 Minuten, und man muss nicht im Fitnessstudio schwitzen. Bewegung kann ein gemütlicher Spa-

ziergang sein oder eine Sportart, die Sie mögen. Es kommt darauf an, den Körper zu bewegen.
- Meditation in Kombination mit Tiefenatmung. Ich ziehe mich an einen ruhigen Ort zurück und fühle Dankbarkeit für alles, was ich habe; dies reduziert meinen Stress-Level. Einen Studie hat herausgefunden, dass das Führen eines Dankbarkeits-Tagebuchs und die Meditation darüber, wofür man dankbar ist, Stress und Depressionen abbaut und glücklich macht. Wenn man Dankbarkeit verspürt, verschwinden negative und angstmachende Gedanken. Wir können alle etwas weniger Negativität und mehr Glücklichsein gebrauchen! Wie oft oder lange sollte ich meditieren? Im Idealfall jeden Tag einige Minuten lang, aber auch einmal die Woche ist besser als nichts! Beginnen Sie mit einer Minute Tiefenatmung kurz nach dem Aufwachen, die Füße fest auf dem Boden, wenn Sie sich im Bett aufsetzen. Schließen Sie die Augen und konzentrieren Sie sich auf Ihren Atem. Voilà – Sie haben gerade meditiert.
- Lächeln. Das ist die wirksamste Art, meine Stimmung umgehend zu verbessern, egal wie ich mich fühle. Und wissenschaftliche Ergebnisse belegen dies. Eine Studie, die 2012 in der Zeitschrift *Psychological Science* veröffentlicht wurde, belegt, dass Lächeln in kurzen Angstsituationen die Intensität der körperlichen Stressreaktion (wie erhöhter Herzschlag) vermindern kann, unabhängig davon, ob man gerade glücklich ist. Das nächste Mal, wenn Sie im Stau feststecken, mit einer unfreundlichen Person sprechen oder irgendeinem anderen Stressor ausgesetzt sind – lächeln Sie einen kurzen Moment lang – es muss allerdings ein echtes, glückliches Lächeln sein und kein sarkastisches. (Wenn Sie etwas Nachhilfe brauchen, denken Sie an jemanden, den Sie lieben oder einen schönen Ort! Dadurch fühlen Sie sich nicht nur ruhiger, sondern dies schützt auch das Herz. Und es ist ansteckend! Wenn man beginnt zu lächeln und zu lachen, dann fallen die anderen oft mit ein. Probieren Sie es aus, Sie werden sehen, es funktioniert.)
- Positive Beziehungen. Eines der wichtigsten Dinge, die ich gelernt habe, ist, dass man zu viel arbeiten und zu wenig Zeit mit Freunden und Familie verbringen kann. Als Vollzeit-Model war ich Workaholic, fühlte mich deprimiert und ernährte mich schlecht, aber nicht nur, weil ich einfach zu viel arbeitete, son-

dern weil es zu Spannungen zwischen mir und meiner Familie und meinen Freunden kam, die sich vernachlässigt fühlten. Seit Kurzem nehme ich mir wieder mehr Zeit, besuche meine Familie und treffe mich mit Freunden. Und ich genieße die gemeinsame Zeit. Arbeit allein macht nicht glücklich. Es geht darum, die kostbare Zeit mit anderen zu genießen und uns den Menschen zu widmen, die uns etwas bedeuten.

- Computer und Telefon abschalten. Ich liebe mein Handy und verbringe richtig viel Zeit in sozialen Netzwerken. Dadurch habe ich meine Projekte gestartet und konnte vielen Menschen helfen. Aber die virtuelle Welt kann auch auslaugen; man vergleicht sich ständig mit anderen und denkt, dass sein eigenes Leben vielleicht langweilig ist. Die Leute zeigen sich immer von der besten Seite und posten kaum etwas Negatives. Obwohl mir das bewusst ist, checke ich andauernd meine Konten in den sozialen Netzwerken, und meine Stimmung hängt davon ab, wie oft ich am Tag positives Feedback erhalten habe! Dies kann dazu führen, dass man vergisst, was wirklich wichtig ist.

Meine Lösung: Bewahren Sie Ihr Handy nachts in einem anderen Raum auf und checken Sie Ihre Accounts erst nach dem Frühstück. Dadurch kann man seine morgendlichen Pflichten erledigen, ohne in die Online-Welt eingesogen zu werden. Auch das komplette Abschalten hin und wieder oder nachts kann zu Ruhepausen führen. Klar, wir wollen jedem rechtzeitig antworten, aber dadurch verlieren wir den Kontakt zum Hier und Jetzt. Und bitte: Verwenden Sie Ihr Handy nicht, wenn Sie mit Freunden unterwegs sind – nicht jeder Augenblick muss auf Facebook geteilt werden. Wenn wir die ganze Zeit mit unserer Nase an unserem Smartphone kleben, verpassen wir das richtige Leben.

Diese einfachen Gedanken haben mir zu mehr Lebensfreude verholfen und mich befähigt, meine eigenen Stress-Dämonen zu bekämpfen, anstatt vor ihnen zu fliehen. Manchmal kommen die bösen Geister noch, und sie werden wohl auch immer wieder kommen, aber jetzt weiß ich wenigstens, wie ich mit ihnen umgehen muss. Wir haben nicht alles unter Kontrolle, was die Zukunft bringt, aber wir können der Zukunft beggnen, mit einer positiven Lebensauffassung und mit offenem Herz.

SCHLAF-DETOX

Guter Schlaf ist für mich wichtig. Danach fühle ich mich erfrischt, erholt und voller Energie für den Tag. Und das ist kein Zufall: Im Schlaf kann der Körper Schadstoffe abbauen und sich erholen. Wenn Sie nicht gut schlafen, dann funktionieren die körpereigenen Entgiftungsprozesse nicht richtig. Vielleicht haben Sie auch Probleme, das Gewicht zu kontrollieren, da die Funktion der Hormone, die den Hunger steuern, gestört ist. Je mehr ich um die Ohren habe, desto schwerer fällt es mir, lange zu schlafen, aber ich achte darauf, mindestens 7 bis 8 Stunden Schlaf pro Nacht zu bekommen.

Chronischer Schlafmangel kann auch zu einem erhöhten Risiko von Depressionen, Gedächtnisverlust, Kopfschmerzen, Herzbeschwerden, Infektionen, Blutdruck- und Blutzuckerunregelmäßigkeiten sowie allergischen Reaktionen wie Ekzemen führen. Da auch ich mehrere Jahre lang Schlaftabletten genommen habe, kann ich verstehen, warum man das tut. Schlaftabletten und Schlafmittel werden viel zu häufig eingenommen. Glauben Sie nicht der Pharmaindustrie: Schlafmittel verbessern nicht die Schlafqualität, und man fühlt sich nicht erfrischt. Seitdem ich meine Ernährung umgestellt habe, brauche ich keine Schlaftabletten mehr. Ich weiß jetzt, wie ich den Stress abbauen kann, der mich nicht schlafen lässt.

Guter Schlaf ist harte Arbeit. Man braucht sieben bis acht Stunden Zeit jede Nacht dafür. Wenn Sie also um 7:30 Uhr aufstehen, müssen Sie um 23:30 im Bett sein, wenn Sie noch 30 Minuten zum Lesen oder Nachdenken über den Tag haben möchten. Ich versuchte vor dem Schlafengehen folgende Routine einzuhalten: Ich nehme mir 30 Minuten Zeit, um mein Gesicht zu reinigen, meine Zähne zu putzen und etwas zu lesen – danach mache ich das Licht aus. Ich versuche jeden Tag möglichst zur selben Zeit ins Bett zu gehen.

- Nehmen Sie weder Handy noch iPad mit ins Bett. Das ist kontraproduktiv und wahrscheinlich das Schlechteste, was Sie tun können. Diese Geräte geben eine bestimmte Frequenz blauen Lichts ab, das den Melatoninspiegel durcheinanderbringt, den Schlaf verzögert und ein Durchschlafen verhindert.

- Benutzen Sie das Schlafzimmer nur zum Schlafen und für Sex – nicht zum Fernsehen, Arbeiten am Laptop oder sonst etwas. Das Schlafzimmer sollte aufgeräumt sein – keine Unordnung oder zu viele Gegenstände. Nehmen Sie sich am Morgen eine Minute Zeit, um Ihr Bett zu machen. Ein aufgeräumtes Schlafzimmer fördert guten Schlaf und einen klaren Geist.
- Verschönern Sie das Schlafzimmer: Beruhigendes Licht, Kerzen und schöne Kissen sorgen für Ruhe und Gelassenheit. Wenn Sie in einer lauten Umgebung wohnen oder die Gardinen nicht dunkel genug sind, können Sie eine Schlafbrille oder Ohrenstöpsel verwenden. Dadurch werden die äußeren Reize reduziert und man schläft schneller ein.
- Sport, aber nicht direkt vor dem Schlafengehen. Dadurch erhöht sich die Kerntemperatur des Körpers, und wenn man zu viel Wärme hat, schläft man nicht so gut. Am besten treibt man Sport einige Stunden vor dem Schlafengehen, sodass der Körper Zeit hat, sich abzukühlen. Wenn der Körper abkühlt, wird man müde.
- Vor dem Zubettgehen sollten auch keine stärke- oder zuckerhaltigen Speisen verzehrt werden. Das erhöht den Blutzuckerspiegel, und das Verdauungssystem erhält nicht die benötigte Pause, sondern ist mit Verdauen beschäftigt.
- Vermeiden Sie spät am Abend Kaffee, Tee oder andere koffeinhaltige Getränke. Eine hilfreiche Faustregel kann sein: kein Koffein nach 15:00 Uhr. Wenn Sie sehr empfindlich auf Koffein reagieren, so wie ich, dann kann man auch schon nach dem Mittagessen aufhören, da es bis zu 10 Stunden dauert, bis das Koffein abgebaut ist.
- Vermeiden Sie Alkohol zum Abendessen oder kurz vor dem Schlafengehen. Wie bereits gesagt, Alkohol ist ein Sedativum und mag schläfrig machen, aber er verhindert den tiefen und erholsamen Schlaf, sodass man sich am nächsten Tag nicht erfrischt fühlt.
- Nehmen Sie lieber »Schlafmineralstoffe«. Kalzium und Magnesium fördern einen erholsamen Schlaf, weil sie beruhigend auf das Nervensystem und die Muskeln wirken. Nehmen Sie kurz vor dem Zubettgehen ein Kalzium- oder Magnesiumpräparat; befolgen Sie die Dosierungsanleitungen des Herstellers.

- Melatonin ist eine andere Möglichkeit, aber manche Menschen fühlen sich am nächsten Tag schläfrig. Beginnen Sie mit der kleinstmöglichen Dosis, um es auszuprobieren. Wenn es nicht hilft, konzentrieren Sie sich auf Stressabbau und Meditation – die beiden besten Arten, auf natürliche Weise Stress abzubauen.
- Manche erzielen auch mithilfe von Aromatherapie, Kamillentee oder ein paar Tropfen Lavendelöl auf dem Kopfkissen gute Erfolge. Kamille und Lavendel wirken schlaffördernd, aber ohne die Nebenwirkungen von Schlaftabletten.
- Denken Sie an etwas Angenehmes, wenn Sie das Licht ausmachen: Ihr Lieblingshobby, ein kreatives Projekt oder Ihr nächstes Reiseziel.
- Wenn Sie nicht einschlafen können, bleiben Sie nicht genervt im Bett liegen, stehen Sie auf, gehen Sie aus dem Schlafzimmer, lesen Sie und versuchen es dann später noch einmal.
Wenn ich nicht einschlafen kann, dann schreibe ich meine Gedanken auf – große, kleine Gedanken, was ich machen muss, worüber ich mir Sorgen mache, woran ich gerade denke. Dadurch verbanne ich die Sorgen auf das Papier, der Kopf wird frei, und ich kann mir am nächsten Morgen alles noch einmal durchlesen. Das hilft mir, meine Sorgen loszulassen und mir Schlaf zu bringen.

Wenn diese Strategien Ihnen nicht helfen, ist es wichtig, eventuelle anderen Ursachen abzuklären. Dies könnten hormonelle (Nachtschweiß), ernährungsbedingte (unzureichende Aufnahme von B-Vitaminen oder Reizstoffe im Darm), pharmakologische (Stimulantien), physiologische (Schlafapnoe) oder psychische (Stress) Ursachen sein. Suchen Sie Ihren Arzt, Heilpraktiker oder einen Therapeuten auf, um Ihre Probleme zu besprechen und Schlafstörungen zu lindern.

EMOTIONALER DETOX

Wir wissen alle, dass emotionale Probleme zu Essstörungen führen können. Zu Fressorgien, Heißhungerattacken und bei einigen auch zum Hungern. Wir setzen Nahrung ein, um zu feiern und Angst zu bekämpfen. Aber genau wie bei Alkohol oder anderen Hilfsmitteln muss die zugrunde liegende Emotion entgiftet und das Problem gelöst werden, denn sonst leidet die Vitalität, das Selbstbild und das Selbstwertgefühl. Es können sogar körperliche Symptome auftreten wie chronischer Rückenschmerz, Migräne, Abgeschlagenheit, Schlafprobleme und ein schwaches Immunsystem. Egal, ob Sie Probleme mit dem Gewicht, der Gesundheit, im Job oder in einer Partnerschaft haben, Sie haben eventuell schädigende Gefühle aufgestaut, die Sie niederdrücken und Ihre Energie absaugen. Jedes Mal, wenn ich einen emotionalen Detox mache, fühle ich mich hinterher neu belebt. All die Energie, die ich verbraucht habe, um die Schmerzen und Emotionen zu unterdrücken, werden nun frei für kreative und positive Dinge.

- Fressorgien. Viele Menschen erliegen hin und wieder einer Fressattacke; in der Regel, wenn sie mit einem emotionalen Problem ringen und sich mit Essen beruhigen oder sogar behandeln wollen, anstatt das Problem direkt anzugehen. Aber der Exzess macht sie noch unglücklicher. Ein Teufelskreis. Eine Veränderung dieses Verhaltens ist schwierig, weil es zur Gewohnheit geworden ist. Es gibt keine einfachen Antworten, aber in der Regel muss zur Nahrung eine neue Beziehung aufgebaut werden, in der Essen kein emotionales Auffangnetz ist, sondern eine Brennstoffquelle. Versuchen Sie:
  - nur zu essen, wenn der Körper Hunger hat;
  - bewusst und mit Genuss zu essen und nicht nebenbei wie beim Fernsehen;
  - etwas über die Nährstoffe in gesunden Lebensmitteln zu erfahren und sich vorzustellen, was sie in Ihrem Inneren Gutes tun;
  - sich vorzustellen, dass Sie stark und nicht vom Essen abhängig sind, um Stress abzubauen;
  - sich nicht zu ärgern, wenn Sie einen Essanfall hatten;
  - Ihren Humor zu behalten. Das nächste Mal, wenn Sie drauf und dran sind, eine Tonne Eis zu verspeisen, stellen Sie sich vor, wie das auf Ihrer Hüfte sitzt. Nicht so attraktiv, oder?

  Geben Sie nicht auf, auch wenn es so aussieht, als ob Sie keine Fortschritte machen. Sie *können* sich ändern. Es geschieht nicht aufgrund von Glück oder Zauberei. Es ist der mit Beharrlichkeit verfolgte drängende Wunsch, die selbstzerstörerischen Gewohnheiten abzulegen. Nach einigen Monaten der bewussten Wahrnehmung Ihres eigenen Verhaltens wird sich Ihre Einstellung zum Essen – oder was immer Sie belastet – positiv verändern.

- Finden Sie heraus, was die Ursache für die negativen Gefühle ist. Warum sind Sie niedergedrückt? Warum haben Sie Angst? Warum sind Sie aggressiv? Gefühle wie Depression, Wut oder Frustration werden oft durch ein bestimmtes Ereignis ausgelöst, wie eine Trennung oder Scheidung, den Tod eines geliebten Menschen, finanzielle Probleme oder eine Entlassung. Bei anderen ist der Auslöser das Gefühl, dass man mehr aus seinem Leben machen sollte. Die Beantwortung dieser Fragen hilft dabei, die wahre Ursache Ihrer negativen Gefühle zu erkennen.
  Mir hilft immer ein ruhiger Ort – ohne TV, Gespräche, Computer oder Handy –, wo ich in Ruhe meine Probleme durchdenken und sie mir bewusst machen kann. Dann kann ich sie gezielt angehen und versuchen zu lösen. Wenn Sie erst einmal die Quelle der negativen Emotionen gefunden haben, ist der erste Schritt zu deren Lösung getan und Sie besitzen die Voraussetzungen zum Handeln. Nehmen wir mal an, Sie haben sich gerade getrennt. So schwierig es auch ist, den ersten Schritt zu machen, aber unternehmen Sie die Anstrengung, sich einmal die Woche mit neuen Leuten zu treffen, eine neue Sportgruppe zu besuchen oder etwas anderes Positives für sich zu machen: Planen Sie einen Urlaub, ein Umstyling auf einer Schönheitsfarm, werden Sie blond, oder machen Sie einfach etwas für Sie Neues, das Sie schon lange machen wollten.
  Handeln ist das ideale Gegengift für die meisten Dinge, die uns traurig oder deprimiert machen und uns emotional lähmen. Was immer Sie tun, machen Sie sich immer Ihre Gefühle dabei klar. Eins meiner Lieblingszitate ist »Gerade als die Raupe dachte, das Ende der Welt sei gekommen, wurde sie zum Schmetterling«. Alle guten Dinge brauchen Zeit, harte Arbeit und Ausdauer.

- Was halten Sie von einem emotionalen Reinigungsritual? Sobald Sie wissen, was an Ihnen nagt, Wut auf einen Freund, Groll oder

Ärger, den Sie heruntergeschluckt haben oder Frustrationen – erfinden Sie ein Ritual, um all das loszuwerden: Werfen Sie einen Stein ins Wasser, schreiben Sie einen Brief, den Sie anschließend verbrennen oder zerreißen, stellen Sie sich die Auflösung in Luft vor oder was auch immer Ihnen hilft, die schädlichen Emotionen, in denen Sie gefangen sind, loszulassen. Ein solches einfaches Ritual kann eine große Wirkung haben und emotional befreien. Wenn Sie das Negative nicht loslassen, schwächen Sie Ihre Vitalität, Ihr Selbstbewusstsein und Ihr Selbstwertgefühl. Glauben Sie mir!

- Fragen Sie einen Experten um Rat. Wenn Sie sich länger als zwei Wochen deprimiert oder hoffnungslos fühlen, suchen Sie professionelle Hilfe bei einem Psychologen oder Therapeuten. Einige Probleme brauchen ein größeres Maß an Intervention und man sollte sich nicht dafür schämen.

Oft gehen wir einfach so durchs Leben und ignorieren die Probleme, die der Grund für unsere körperlichen oder psychischen Leiden sind, und dann plötzlich kommt man an einen Punkt, wo es nicht mehr weitergeht. Zerschlagen wir den Knoten gemeinsam! Wenn Widerwärtigkeiten kommen – und sie werden kommen – brauchen Sie die Kraft, sich nicht daran aufzureiben, sondern positiv und nach vorne gerichtet zu denken und zu handeln. Eine körperliche und emotionale Reinigung ist die Grundlage für diese Kraft. Sie werden feststellen, dass sich die ganze Sicht auf das Leben verändert, weil Sie zum ersten Mal Ihren Körper *und* Geist richtig spüren.

NACHWORT

Ob die Veränderung groß oder klein ist, man muss sich dafür entscheiden, oder eben nicht. Leben braucht Entscheidung. Dafür ist es wichtig zu wissen, wo man steht und wohin man will. Was ist Ihre Motivation für die Veränderung? Es gibt keine richtigen oder falschen Gründe, sich gesund zu ernähren, abzunehmen oder Körper und Geist zu entgiften; man muss sich nur klar machen, dass man es für sich selbst tut. Was ich Ihnen vor allem mitgeben möchte, gleichgültig ob Sie noch auf dem Weg sind oder schon am Ziel, der Detox dient zu Ihrer Vervollkommnung. Wie im Leben kein Tag dem anderen gleich ist, können Sie jedes Mal, wenn Sie den Detox machen, mehr über Ernährung erfahren und darüber, was Ihrem Körper guttut und wie man Blockaden im Kopf löst. Es ist möglich. In fünf Tagen verändert sich Ihre Sicht auf das Leben und die Nachwirkungen sind gutes Essen und dauerhafte Gewichtskontrolle. Wenn Sie sich während der fünf Tage zu sehr mühen müssen, versuchen Sie es im nächsten Monat erneut und sehen Sie, ob es besser geht.

Wie es im Leben eben vorkommt, bin ich dem Detox auch schon manchmal ein wenig untreu geworden, und manchmal ging mir alles wunderbar leicht von der Hand. Ich möchte, dass Ihnen Folgendes klar ist: Auch wenn Sie den Detox nicht zu 100 Prozent befolgen, ist dies kein Problem. Das Wunderbare am Leben ist, dass wir jeden Tag wieder die Chance haben, gesünder und glücklicher zu werden. Perfektion ist hier nicht das Ziel; niemand ist vollkommen. Das Ziel ist es, heute besser zu sein als gestern. Vielleicht bedeutet das ab heute, Sojamilch im Latte zu trinken oder ein paar Zigaretten weniger – jede positive Veränderung bringt Sie Ihrem Idealbild näher.

Stellen Sie sich Ihren Weg als Aneinanderreihung von Brücken vor. Bevor Sie einen neuen Ort erreichen, müssen Sie erst eine Brücke passieren. Für mich sah das so aus: Erst habe ich von Kuh- auf Sojamilch gewechselt, dann zu gekaufter Mandelmilch, und heute mache ich meine eigene Nussmilch selber. Ähnlich war es bei Fleisch: Ich habe handelsübliche Produkte gegessen, bin dann zu Fleisch in Bio-Qualität übergegangen, und jetzt esse ich Bio-Fleisch nur noch gelegentlich. Machen Sie immer nur ganz kleine Schritte, die Sie durchhalten können und wo Sie Erfolge sehen.

Natürlich wurde ich nicht als Köchin geboren, geschweige denn als gute Köchin, und Obst und Gemüse mochte ich auch nicht. Ich war nicht besonders gut in Sport, und Meditation interessierte mich nicht. Ich war total durchschnittlich (und das bin ich immer noch!) und liebte Fastfood, Restaurants, Wein und Cocktails mit Freunden und wollte dazugehören. Jetzt weiß ich, dass ich das alles immer noch haben kann, aber in Maßen und vor dem Hintergrund einer gesunden Ernährung und eines ausgeglicheneren und ruhigeren Lebensstils. Ich muss mich nicht mehr nach irgendwelchen Moden richten, ich bin, wie ich bin, und ich mache, was ich will und nicht, was andere wollen. So bin ich dankbar und glücklich geworden, und meine Leidenschaft ist nun, andere daran teilhaben zu lassen. Egal, ob Sie sich immer noch mit der Entscheidung quälen oder den Detox bereits gemacht haben und Ihnen die Rezepte für hinterher gefallen, ich lade Sie auf meine Website nikkisharp.com ein. Dort gibt es noch mehr zu lesen: Rezepte, Meditationsanleitungen, Infos zu einem gesunden Leben und gesunder Bewegung.

Und – vielen Dank, dass Sie sich die Zeit genommen haben, dieses Buch zu lesen. Ich hoffe, Sie sind inspiriert und verändern Ihr Leben und werden glücklicher und gesünder, für sich selbst und für alle, die Sie lieben.

Alles Liebe, Nikki

DANKSAGUNG

Es gibt so viele Menschen, denen ich gern persönlich danken würde; es sind Unzählige, die mich inspiriert haben, die mir geholfen haben, das zu werden, was ich bin, ein Model, das ein Buch geschrieben hat, das – wer weiß –, die Welt verändert. Ich danke allen, die hier nicht namentlich genannt sind und die an diesem Buch mitgearbeitet haben – danke, danke, danke. Ich bin allen für immer dankbar, die mich direkt oder indirekt bei diesem Buch unterstützt haben.

Mom und Dad, ich bin dankbar für alles, was sich von euch gelernt habe. Ihr gabt mir die Freiheit, meinen eigenen Weg zu gehen, aber ihr wart da, wenn es darauf ankam. Jim, ich danke Dir, dass du Teil meines Lebens bist. Du hast mich gelehrt, was leidenschaftliche Hingabe ist, und du hast mir eine unbezahlbare Lektion über den Umgang mit Menschen erteilt.

Ich danke dem gesamten Team, das an den wunderbaren Fotos für das Buch gearbeitet hat, einschließlich Ray Kachatorian, Jennifer Barguiarena, Vivian Lui, Kelly Shew, Toven Stith und viele andere. Ich bin euch so dankbar. Ihr habt das geschaffen, was ich mir vorgestellt hatte. Meine Buchagenten, Steve Troh und Scott Hoffmann – ich danke euch für euren Beistand während des gesamten Entstehungsprozesses des Buches. Nach all den Treffen, E-Mails, Anrufen und der ganzen Zeit, die von der Idee bis zum fertigen Manuskript vergangen ist – hier ist es! An alle bei Ballantine – ein riesiges Dankeschön dafür, dass ihr an meine Vision geglaubt habt und das Buch schön geworden ist. Ganz besonderer Dank geht an: Jennifer Tun, Richard Callison, Nina Shield, Ted Allen, Liz Cosgrove, Joseph Perez, Mark Maguire und Jenn Backe – danke für eure Zeit, Hingabe und die harte Arbeit. Ich bin jedem von euch sehr dankbar.

Namrata, Samantha, Gina, Sara, Ashlee und Steven und Kirsten, danke für eure »Vorher«- und »Nachher«-Fotos, die ich in diesem Buch verwenden durfte (und danke an alle, die mir ihre Erlaubnis gegeben haben, aber deren Fotos ich nicht in diesem Buch verwendet habe). Ich hoffe, ihr seid weiter erfolgreich auf dem Weg der Gesundheit! Surachai Saengsuwan, Jon Attenborough und Sasha Rainbow: Ich freue mich, dass ich die Fotos von euch verwenden durfte, und daher bin ich auch euch mehr als dankbar.

Und schließlich an Bianca, die Frau, die mir ihre intimsten Geheimnisse anvertraute und mich um Rat fragte, als ich gerade mein Instagram-Konto eröffnet hatte: danke. Du weißt es vielleicht nicht, aber du hast meinen Lebenslauf entscheidend verändert, weil mir klar wurde, dass es meine Aufgabe im Leben ist, anderen zu helfen und etwas Neues in die Welt der Gesundheit einzuführen. Wo immer du bist, ich denke an dich seit deiner ersten E-Mail und ich bin dir sehr dankbar.

ANHANG A: DAS 5-TAGE-TAGEBUCH

TAG _____

HEUTIGE AKTIVITÄTEN UND GEDANKEN

Frühstück: _____
_____
_____
_____
_____

Snack 1: _____
_____
_____
_____
_____

Mittagessen: _____
_____
_____
_____
_____

Snack 2: _____
_____
_____
_____
_____

Abendessen: _____
_____
_____
_____
_____

Wasser: _____

Anfangsgewicht (Tag 1): _____

Endgewicht (Tag 6): _____

Körperliche Aktivität

Beschreibung: _____
_____
_____
_____
_____

Dauer: _____

Mein Energieniveau

Morgens:
- Hoch   • Mittel   • Niedrig

Nachmittags:
- Hoch   • Mittel   • Niedrig

Abends:
- Hoch   • Mittel   • Niedrig

Meine Gefühle

Morgens: _____
_____
_____

Abends: _____
_____
_____

Symptome (falls vorhanden): ____
_____
_____

Heute bin ich dankbar für: _____
_____
_____

Besuchen Sie nikkisharp.com (auf Englisch) zum Herunterladen des 5-Tage-Tagebuchs.

ANHANG B
DIE REZEPTE FÜR DIE SHARP LIFETIME DIET

FRÜSTÜCKSREZEPTE

TOMATENBOMBEN
(1–2 PORTIONEN)

Zutaten:
- 2 frische Tomaten
- 2 mittelgroße Eier in Bio-Qualität
- 1 Scheibe glutenfreies Brot
- Meersalz
- Schwarzer Pfeffer
- 1 Frühlingszwiebel, klein geschnitten

Anleitung:
1. Ofen auf 175° C vorheizen.
2. Den oberen Teil der Tomaten abschneiden, Samen entfernen und aushöhlen, sodass ein ausreichend großer Hohlraum entsteht, damit ein Ei hineinpasst.
3. Ei aufschlagen und eins in jede Tomate setzen. Gefüllte Tomaten in eine feuerfeste Form setzen und 5 Minuten backen, bis die Eier hart sind.
4. Brot toasten und in Streifen schneiden.
5. Tomaten aus dem Ofen nehmen. Mit Salz, Pfeffer und Frühlingszwiebeln bestreuen und mit Toaststreifen servieren.

Tipp: Ein Tropfen Worcestershire Sauce oder etwas Cayennepfeffer passen auch gut dazu.

SUPERFOOD-SMOOTHIE

(1 PORTION)

Zutaten:

1 Banane
80 g Blaubeeren
80 g Erdbeeren
1 EL Acaipulver
¼ TL Zimt
2 Medjool-Datteln ohne Kerne
⅛ TL Vanilleextrakt (Bio-Qualität, optional)

Anleitung:

Alle Zutaten in einen Mixer geben und Eiswürfel dazugeben. Glatt rühren.

HIMMLISCHE HAFERFLOCKEN

(1 PORTION)

Zutaten:

¼ mittelgroße Zucchini, geraspelt
20 g Haferflocken
2 Eiweiß
½ TL Vanilleextrakt
Stevia
Frisches Obst, Gojibeeren, Kakaonibs oder Zimt zum Bestreuen (optional)

Anleitung:

1. Zucchini, Haferflocken, Eiweiß und 60 ml Wasser bei mittlerer Hitze in einen Topf geben. So lange rühren, bis die Haferflocken weich gekocht und das Eiweiß fest geworden ist, insgesamt ca. 5 Minuten.
2. Vanille und Stevia nach Belieben zugeben.
3. Zum Servieren frisches Obst, Gojibeeren, Kakaonibs, Zimt oder etwas anderes nach Geschmack darüberstreuen.

PROTEIN-PFANNKUCHEN

(1 PORTION)

Zutaten:

- 1 reife Banane, gemust
- 2 Eier, verquirlt
- 1 EL Kokosöl
- Frische Beeren, Joghurt, Zimt oder gehackte Minze zum Bestreuen (optional)

Anleitung:

1. Banane mit den Eiern glatt rühren.
2. In einer mittelgroßen Pfanne bei mittlerer Hitze das Kokosöl zergehen lassen. Bananenteig in die Pfanne geben. Die Pfannkuchen von jeder Seite ca. 2–3 Minuten braten.
3. Eventuell mit frischen Beeren bestreuen (Gojibeeren!) und einen 1 EL griechischen Joghurt oder Kokosjoghurt darüber geben. Mit Zimt oder etwas fein gehackter Minze bestreuen (mein Favorit).

VERY BERRY SMOOTHIE

(1 PORTION)

Zutaten:

- 1 Banane gefroren
- 300 g gemischte Beeren
- 1 Handvoll Spinat
- Spritzer Limettensaft
- ¼ TL Vanilleextrakt
- 1 Handvoll Minze

Anleitung:

Alle Zutaten mit 250 ml Wasser in einen Mixer geben. Glatt rühren.

INGWER-SMOOTHIE

(1 PORTION)

Zutaten:

- 3 Karotten, geraspelt
- 1 Apfel, klein geschnitten
- 1 Gurke, klein geschnitten
- ½ Zitrone, ohne Schale und Kerne, in Scheiben
- ein 2,5 cm großes Stück Ingwer, geschält und klein geschnitten

Anleitung:

Alle Zutaten mit einer Handvoll Eiswürfel in einen Mixer oder eine Küchenmaschine geben. Glatt rühren.

SHARPIES SOS SMOOTHIE

(1 PORTION)

Zutaten:
- ¼ Avocado, ohne Schale und klein geschnitten
- ½ Gurke, klein geschnitten
- Saft einer halben Limette
- 1 Handvoll Spinat
- 1 Handvoll Grünkohl
- 1 TL Spirulina
- 1 Apfel, entkernt und klein geschnitten

Anleitung:
Alle Zutaten in einen Mixer oder in eine Küchenmaschine geben. Glatt rühren.

REZEPTE FÜR DAS MITTAGESSEN

SPRING-SALAT

(1 PORTION)

Zutaten:
- 1 EL Kokosöl
- ½ Aubergine, gewürfelt
- 1 große Handvoll Spinat
- 1 große Handvoll Rucola
- 40 g Kidneybohnen, abgespült und abgetropft
- ½ Avocado, ohne Schale und klein geschnitten
- ½ Dose Palmherzen, abgespült, abgetropft und klein geschnitten
- 1 große Karotte, geschält und klein geschnitten
- 2 EL gekeimte Linsen
- 1 EL Olivenöl
- 1 EL Tahin
- 1 EL frisch gepresster Limettensaft
- 2 EL frisch gepresster Orangensaft
- Meersalz
- Cayennepfeffer
- Zerstoßene Pfefferkörner

Anleitung:
1. Kokosöl in einer Pfanne bei mittlerer Hitze erhitzen und die Aubergine zugeben. 5 Minuten garen, bis die Aubergine leicht gebräunt und weich ist. In eine Schüssel geben.
2. Spinat, Rucola, Kidneybohnen, Avocado, Palmherzen, Karotten und Linsen zur Aubergine geben und verrühren.
3. Für das Dressing Öl, Tahin, Limetten- und Orangensaft verrühren. Mit Salz, Cayennepfeffer und schwarzem Pfeffer abschmecken. Über den Salat geben und unterheben.

GARTENSALAT

(1 PORTION)

Zutaten:

1 EL Pinienkerne
1 große Handvoll gemischte grüne Salatblätter
40 g gekochte Kichererbsen
130 g frische Himbeeren
30 g Fetakäse

2 EL Apfelweinessig
2 EL Balsamessig
2 TL Honig
1 EL Dijonsenf
2 EL Olivenöl

Anleitung:

1. Pinienkerne bei 150 Grad Celsius im Ofen leicht bräunen und abkühlen lassen.
2. Salatblätter, Kichererbsen und 70 g Himbeeren in eine große Schüssel geben.
3. Fetakäse in kleine Stücke schneiden und über den Salat und die Beeren geben. Pinienkerne zugeben.
4. Für das Dressing die restlichen Himbeeren, beide Essigsorten, Honig und Senf in einen Mixer oder eine Küchenmaschine geben und glatt rühren. Bei laufendem Motor langsam das Öl zugeben und so lange weiter verarbeiten, bis eine glatte Masse entstanden ist.

ZUCCHINI-PASTA-SALAT

(1 PORTION)

Zutaten:

½ Sommerkürbis
½ Zucchini
¼ Avocado, ohne Schale und klein geschnitten
¼ Kopf Rotkohl, klein geschnitten
1 große Karotte (oder 3 kleine), geschält und klein geschnitten
3 Radieschen, klein geschnitten
35 g gemischte Beeren

1 kleine Handvoll Basilikumblätter, gehackt
2 EL Olivenöl
Saft einer Zitrone
1 EL Senf
1 EL Agavendicksaft oder Honig
⅛ TL Cayennepfeffer
⅛ TL Kurkuma

Anleitung:

1. Kürbis und Zucchini mit einem Sprialschneider oder Gemüseschäler zu »Spaghetti« verarbeiten. In eine Salatschüssel geben.
2. Avocado, Kohl, Karotten, Radieschen und Beeren zu den »Nudeln« geben.
3. Restliche Zutaten mit einem Schneebesen gut verrühren.
4. Dressing über den Salat geben und unterheben. Im Kühlschrank 10 Minuten ziehen lassen, damit das Gemüse weicher wird.

HUMMUS WRAP

(1 PORTION)

Zutaten:

1 450-g-Dose Kichererbsen, abgetropft und abgespült
Saft einer Zitrone
1 EL Tahin
1 EL Olivenöl
1 mittelgroße Karotte, geschält und klein geschnitten
Meersalz
Schwarzer Pfeffer
1 Wrap
½ Gurke, der Länge nach in Streifen geschnitten
¼ Kohl, in Scheiben
1 große Karotte, geraspelt
½ Avocado, in Scheiben

Anleitung:

1. Kichererbsen, Zitronensaft, Tahin, Öl und die geraspelte Karotte in einen Mixer oder eine Küchenmaschine geben. Mit Salz und Pfeffer würzen. Gut vermischen. Eventuell etwas Wasser hinzugeben oder einen TL Olivenöl.
2. Den Wrap vor sich legen. Hummus auf den Wrap streichen, dabei ca. 2,5 cm am Ende, das von Ihnen weg zeigt, frei lassen. Gurke, Kohl, Karottenraspel und Avocado hinzugeben.
3. Beginnen Sie das Aufrollen bei der zu Ihnen zeigenden Seite. Den gerollten Wrap mit einem Messer halbieren.

SELBST GEMACHTE BURGER MIT KARAMELLISIERTEN ZWIEBELN

(2 PORTIONEN)

Zutaten:

225 g Rinderhack (oder Büffel oder Truthahn mit weniger Fett)
Einige Blätter Rucola, fein gehackt
Meersalz
Schwarzer Pfeffer
Cayennepfeffer
1 mittelgroße Zwiebel, gehackt
1 bis 2 EL Honig
Vollkornbrötchen oder große Eisbergsalatblätter
Tomaten- oder Avocadoscheiben

Anleitung:

1. Fleisch und Rucola in einer Schüssel vermengen. Salz, Pfeffer und Cayennepfeffer nach Belieben hinzugeben. Gut vermischen und in zwei dicke oder vier dünne Burger-Pattys formen.
2. Die Pattys in einer beschichteten Pfanne bei mittlerer Hitze 5 Minuten braten. Umdrehen und weitere 5 Minuten braten.
3. Zwiebeln und 2 EL Wasser in eine zweite Pfanne geben. Bei mittlerer Hitze die Zwiebeln garen, bis sie weich sind. Eventuell verbleibendes Wasser abgießen. Honig zugeben und einige Minuten weiter garen, bis die Zwiebeln sehr weich und leicht klebrig sind.

4. Brötchen im Ofen rösten, wenn Sie die Pattys darauf servieren. Oder Sie verwenden die Salatblätter. Eine Brötchenhälfte oder ein Salatblatt auf einen Teller geben, einen Patty daraufsetzen und mit Tomaten- und Avocadoscheiben belegen. Karamellisierte Zwiebeln darauf geben.

FRÜHLINGSROLLEN

(1 PORTION)

Zutaten:

1 Dose (425 g) Kichererbsen, abgegossen und abgespült
1 Handvoll Korianderblätter
Meersalz
Schwarzer Pfeffer
1 EL Tahin
1 EL Olivenöl
50 g rohe Rote Bete, geraspelt
2 Vollkornreisblätter

75 g zerkleinertes Huhn
1 Handvoll Alfalfasprossen gemischt mit gehacktem Koriander und gehacktem Grünkohl
½ Avocado, geschält und klein geschnitten
Liquid Aminos
Apfelweinessig
Balsamessig

Anleitung:

1. Für den Hummus: Kichererbsen, Koriander, Salz und Pfeffer, Tahin, Öl, Rote Bete und etwas Wasser in einen Mixer oder eine Küchenmaschine geben. Glatt rühren.
2. Die Reisblätter 20 Sekunden in heißem Wasser einweichen, bis sie weich sind. Auf ein Schneidebrett legen. Auf eine Hälfte von jedem Blatt etwas Hummus streichen und mit Huhn, Sprossenmix und Avocado belegen. Das Reisblatt von der Hummusseite beginnend wie einen Burrito falten und beim Drehen die Seiten mit einrollen. Die Rollen halbieren.
3. Dip Liquid Aminos und beide Essigsorten nach Geschmack kombinieren. Sauce zusammen mit den Rollen servieren.

REZEPTE FÜR DAS ABENDESSEN

BLUMENKOHL-PIZZA

(1–3 PORTIONEN)

Zutaten:

½ Kopf Blumenkohl, klein geschnitten
2 EL gemahlene Mandeln
1 TL Oregano
1 Ei
1 große Tomate
1 kleiner Spritzer Tomatenmark (optional)
1 kleine Knoblauchknolle, Zehen getrennt und geschält
1 Handvoll Basilikum
Olivenöl
Zerstoßener schwarzer Pfeffer
Cayennepfeffer (optional)
Zum Belegen: klein geschnittene Artischockenherzen, klein geschnittene Zucchini, rote Paprika, Pilze in Scheiben, 1 Handvoll Spinat

Anleitung:

1. Ofen auf 175 Grad C vorheizen.
2. Blumenkohl in einem Mixer oder in einer Küchenmaschine pulsierend zu »Reis« (feinkörnig) verarbeiten. In eine Schüssel geben und 5 Minuten in der Mikrowelle verarbeiten oder in einer Pfanne bei mittlerer Hitze weich garen. Nach dem Abkühlen den Blumenkohl in ein sauberes Geschirrtuch geben und die restliche Flüssigkeit ausdrücken. (Je weniger Flüssigkeit, desto besser hält der »Teig« später zusammen.)
3. Blumenkohl, gemahlene Mandeln, Oregano und das Ei in einer Schüssel verrühren. Die Masse auf einem Backblech zu einem ca. 7 mm dicken Teig verteilen. 20 Minuten backen oder bis die Oberfläche leicht gebräunt ist.
4. Während der Teig backt, die Sauce zubereiten. Tomate, Tomatenmark (optional), Knoblauch, Basilikum und etwas Olivenöl in einem Mixer oder in einer Küchenmaschine zu einer glatten Masse verarbeiten. Mit schwarzem Pfeffer und Cayennepfeffer abschmecken. Sauce in einen kleinen Topf geben und bei mittlerer Hitze gut durchwärmen.
5. Sauce auf den fertig gebackenen Teig geben.
6. Artischockenherzen, Zucchini, Paprika und Pilze mit etwas Wasser in einen kleinen Topf geben. Das Gemüse 2 Minuten bei mittlerer Hitze bissfest garen. Pizza mit Gemüse und Spinat belegen. Pizza 5 Minuten im Ofen weiterbacken. Vor dem Servieren einige Minuten abkühlen lassen.

MEDITERRANE LASAGNE

(1 PORTION)

Zutaten:

1 Zucchini, in lange dünne Streifen geschnitten
Meersalz
1 Dose Tomaten (425 g, stückig) in Bio-Qualität (möglichst ohne zugesetzten Zucker)
Sonnengetrocknete Tomaten, oder nach Belieben
10 Blätter Basilikum, gehackt
1 Knoblauchzehe
1 oder 2 EL Olivenöl
Cayennepfeffer
1 EL Chia-Samen
1 oder 2 EL Fetakäse (gekrümelt)
Zerstoßener schwarzer Pfeffer
Geröstete Pinienkerne (optional)

Anleitung:

1. Zucchini mit Salz bestreuen und 20 Minuten ziehen lassen. Salz abspülen und überschüssige Flüssigkeit ausdrücken.
2. Stückige Tomaten, sonnengetrocknete Tomaten, 7 Basilikumblätter, Knoblauch und Öl in einem Mixer oder in einer Küchenmaschine vermengen. Mit Cayennepfeffer und Salz würzen. Nach Belieben glatt rühren oder stückig lassen.
3. Sauce und Chia-Samen in die Pfanne geben und 1 bis 2 Minuten erhitzen.
4. In eine Auflaufform aus Glas schichten; mit 2 Streifen Zucchini für den Boden beginnen. Sauce über die Zucchini geben, einige Käsekrümel darüberstreuen und mit einer weiteren Schicht Zucchini belegen. So lange aufschichten, bis die Zutaten verbraucht sind. Mit verbleibendem Basilikum, zerstoßenem Pfeffer und gerösteten Pinienkernen bestreuen.

KOHL-WRAPS

(1 PORTION)

Zutaten:

45 g Quinoa
2 EL Apfelweinessig
Gehackter Koriander
Cayennepfeffer
1 kleine Hühnerbrust
¼ Zucchini, klein geschnitten
1 mittelgroße Tomate, klein geschnitten
1 große Karotte, eine Hälfte klein geschnitten, die andere in Juliennestreifen geschnitten
1 rote Paprika, eine Hälfte klein geschnitten, die andere in Juliennestreifen geschnitten
2 EL Olivenöl
1 EL Balsamessig
1 TL Kurkuma
4 Blätter Rot- oder Weißkohl
¼ Paket Zuckerschoten, in Juliennestreifen
Gehacktes Basilikum

Anleitung:

1. Quinoa und 180 ml Wasser in einen Topf geben. Quinoa aufkochen, Hitze reduzieren und 10 bis 15 Minuten köcheln lassen oder bis die Quinoa die Flüssigkeit aufgenommen hat und weich ist. 1 EL Apfelweinessig, Koriander und 1 Prise Cayennepfeffer zugeben und beiseitestellen.
2. Das Hühnerfleisch in einen zweiten Topf geben und mit Wasser bedecken. Zugedeckt bei mittlerer Hitze 15 Minuten kochen lassen, bis es gar ist. Gekochte Hühnerbrust klein reißen oder schneiden.
3. Zucchini, Tomate, klein geschnittene Karotte, klein geschnittene Paprika, Öl, Balsamessig und den verbleibenden 1 EL Apfelweinessig, 1 TL Cayennepfeffer und 1 TL Kurkuma in einem Mixer oder in einer Küchenmaschine pulsierend zu Salsa verarbeiten. Beiseitestellen.
4. Den Boden einer Pfanne mit ca. 2,5 cm Wasser bedecken, aufkochen und ein Kohlblatt hineinlegen. Ca. 2 Minuten weich werden lassen. Herausnehmen und abkühlen lassen. Mit dem nächsten Blatt fortfahren.
5. Das Blatt vor sich legen. Mit einer dünnen Lage Quinoa bestreichen, dann mit der Karotte (Juliennestreifen), Paprika und Zuckerschote belegen. Gehacktes Basilikum nach Belieben zugeben, etwas zerkleinertes Huhn und etwas Sauce. Beide Enden in Richtung Mitte falten, die zu Ihnen zeigende Seite des Kohlblatts nehmen und darüberfalten und sicherstellen, dass die Füllung nicht herausquillt. Wie einen Burrito falten.

ZUCCHINI-BOLOGNESE

(1 GROSSE ODER 2 KLEINE PORTIONEN)

Zutaten:

1 große Zucchini	1 EL Olivenöl
120 g Rinderhack	Frischer Basilikum
Cayennepfeffer	Getrockneter Oregano
Zerstoßener schwarzer Pfeffer	Meersalz (optional)
1 Knoblauchzehe, zerdrückt	Nährhefe oder geriebener Parmesan
1 kleine Handvoll Kirschtomaten	

Anleitung:

1. Die Enden von der Zucchini abschneiden. Wenn Sie einen Spiralschneider besitzen, können Sie jede der Einstellungen zum Herstellen der Nudeln verwenden. Ansonsten eignet sich ein Gemüseschäler gut für »Zucchinispaghetti«.
2. Die Zucchini in 500 ml kochendes Wasser geben. Ca. 2 Minuten kochen oder bis sie weich sind. Abgießen und beiseitestellen.
3. Das Fleisch in einer Pfanne bei mittlerer Hitze garen, bis es die rosa Farbe verloren hat. Mit Cayennepfeffer und schwarzem Pfeffer würzen.
4. Knoblauch, Kirschtomaten und Öl in einer kleinen Pfanne bei mittlerer Hitze garen, bis die Tomaten platzen. Mit Cayennepfeffer, schwarzem Pfeffer, Basilikum und Oregano würzen. (Es geht schneller – schmeckt aber nicht so lecker – wenn die Zutaten in einem Mixer oder in einer Küchenmaschine vermischt wurden.)
5. Tomatenmix zu dem gegarten Fleisch geben, umrühren und mit Salz abschmecken.

6. Zucchininudeln in die Pfanne geben und gut durchwärmen.
7. Nudeln und Bolognesesauce auf einen Teller geben und mit Nährhefe bestreuen; dadurch bekommen sie einen »käsigen« Geschmack ohne zusätzliche Kalorien, Salz oder Fett. Oder man gibt ein bisschen geriebenen Parmesankäse darüber.

MAROKKANISCHER SALAT

(1 PORTION)

Zutaten:

- 175 g rote und orange Kirschtomaten, halbiert
- 40 g gekochte Kichererbsen, abgespült und abgetropft
- 30 g Gurke, klein geschnitten
- 30 g Fetakäse, gekrümelt
- 45 g gekochte Quinoa
- 1 Handvoll gehackte Minze
- 1 Handvoll gehackte Petersilie
- Frisch gepresster Zitronensaft
- Olivenöl
- Meersalz
- Schwarzer Pfeffer

Anleitung:

Tomaten, Kichererbsen, Gurken, Käse, Quinoa, Minze und Petersilie in einer großen Schüssel vermengen. Mit Zitronensaft und Olivenöl beträufeln und mit Salz und Pfeffer würzen.

CHANA MASALA

(1 PORTION)

Zutaten:

- 1 EL Olivenöl
- ½ mittelgroße Zwiebel, in dünnen Scheiben
- 7,5 cm Ingwer, geschält und in dünnen Scheiben
- 3 Knoblauchzehen, gehackt
- 2 grüne Chilischoten, fein gehackt
- 1 TL Senfsamen
- ½ TL Kreuzkümmel
- 1 Dose (425 g) Flaschentomaten
- 1 ½ TL Kurkuma
- 1 Dose (425 g) Kichererbsen, abgegossen und abgespült
- ½ TL Meersalz
- ½ TL schwarzer Pfeffer
- 2 Handvoll Koriander
- 1 frische Tomate, gewürfelt
- ¼ große Avocado, gewürfelt
- 1 Spritzer Zitronensaft
- Etwas Balsamessig
- 1 großes Blatt Romasalat

Anleitung:

1. Öl in einer kleinen Pfanne bei mittlerer Hitze erhitzen. Zwiebeln und Ingwer zugeben und 3 Minuten sautieren. Knoblauch, Chilischoten, Senfsamen und Kreuzkümmel dazugeben. Garen, bis das Gemüse weich und leicht gebräunt ist.

2. Tomaten und Kurkuma zugeben und 10 Minuten köcheln lassen, eventuell etwas Wasser zugeben. Kichererbsen zugeben und weitere 5 Minuten kochen lassen, eventuell etwas Wasser zugeben. Mit Salz und Pfeffer würzen und mit ca. zwei Drittel Koriander garnieren.
3. Salat: Frische Tomaten, Avocado, Zitronensaft, Balsamessig und restlichen Koriander mischen und auf ein Salatblatt geben.

Tipp: Dieses Gericht kann mit griechischem Joghurt, Quinoa, Vollkornreis oder etwas anderem als Beilage serviert werden.

SNACKS

KILLER GRÜNKOHL SMOOTHIE
(1 PORTION)

Zutaten:
250 ml ungesüßte Mandelmilch
1 EL Mandelmus
1 Banane, gefroren
3 Datteln, ohne Kern

70 g Grünkohl
45 g Brokkoli, klein geschnitten
1 EL Hanfsamen

Anleitung:
Alle Zutaten in einem Mixer glatt rühren.

PIÑA COLADA SMOOTHIE
(1 PORTION)

Zutaten:
125 ml ungesüßte Mandelmilch
125 ml Kokoswasser
80 g Ananaswürfel

1 TL Honig
1 EL Kokosraspel
¼ TL Vanille

Anleitung:
Reis und alle anderen Zutaten in einen Mixer geben und glatt rühren.

JUNGLE JUICE

(1 PORTION)

Zutaten:

1 Handvoll Spinat
1 Handvoll Salat
2 Stangen Sellerie
¼ frische Ananas, geschält und ohne Kern
½ Limette, geschält

Anleitung:

Alle Zutaten in einem Entsafter gemäß der Herstelleranleitung verarbeiten.

UP BEET

(1 PORTION)

Zutaten:

1 Apfel
1 Rote Bete
70 g Brokkoli
½ Stange Sellerie
¼ Gurke
0,5 cm frischer Ingwer
1 Handvoll Grünkohl
Saft einer ¼ Zitrone
1 Handvoll Petersilie

Anleitung:

Alle Zutaten in einem Entsafter gemäß der Herstelleranleitung verarbeiten.

BLISS BALLS

(1 PORTION)

Zutaten:

150 g rohe Mandeln
150 g Medjool Datteln, ohne Kern
1 EL Orangenschale
1 EL Orangensaft
1 TL Zitronensaft
½ TL Kurkuma
¼ TL Meersalz
½ TL Macapulver
20 g Kokosraspel

Anleitung:

1. Mandeln und Datteln in einer Küchenmaschine oder einem Mixer gut vermischen. ½ EL Orangenschale, Orangensaft, Zitronensaft, Kurkuma, Salz und Macapulver zugeben. Zu einer glatten Masse verarbeiten. Die Masse in eine Schüssel geben, dann in kleine Bälle rollen (ca. 2 cm groß).
2. Wenn die Kokosraspel zu groß sind, in einer Küchenmaschine zerkleinern. Alternativ kann auch getrocknete Kokosnuss verwendet werden. ½ EL Orangenschale zugeben und vermischen.
3. Die Bällchen in der Kokosnuss-Mischung rollen, bis sie vollständig bedeckt sind. Auf ein Backblech geben und 30 Minuten einfrieren.

DESSERTS

ROHE KAROTTEN CUPCAKES
(1 PORTION)

Zutaten:

- 3 große Karotten, geschält und klein geschnitten
- 6 Medjool Datteln, ohne Kern
- 1 TL Kokosöl
- 1 EL Chia-Samen (optional)
- 1 EL Kokosraspeln
- 1 TL Zimt
- 1 TL Kürbiskuchengewürz oder Muskatnuss
- 50 g gehackte Walnüsse
- 60 ml Kokosbutter, zerlassen
- Ahornsirup
- ½ TL Kurkuma

Anleitung:

1. Karotten, Datteln, Kokosöl, Chia-Samen (optional), Kokosnuss, Zimt und Kürbiskuchengewürz in eine Küchenmaschine geben. Zu einer glatten Masse verarbeiten (oder die Karottenstücke etwas grober lassen – wie Sie möchten).
2. Den »Teig« in eine Schüssel geben und die Walnüsse unterheben.
3. Cupcake-Papierförmchen mit dem Karottenteig füllen. Das Förmchen in die Hand setzen, damit es beim Befüllen mit dem Löffel nicht seine Form verliert.
4. Frosting: Kokosbutter, 1 EL Ahornsirup oder nach Belieben und Kurkuma in einem Mixer oder in einer Küchenmaschine glatt rühren. Eventuell etwas Wasser zugeben, um eine cremigere Konsistenz zu erzielen; mit 1 EL beginnen und nach Bedarf mehr dazugeben.
5. Frosting in einen Reißverschlussbeutel geben. Eine Ecke abschneiden und das Frosting auf die Cupcakes spritzen. Die überzogenen Cupcakes 20 Minuten vor dem Servieren einfrieren. Im Gefrierschrank oder Kühlschrank aufbewahren.

GRÜNER-TEE-EISCREME

(1 PORTION)

Zutaten:

- 2 reife Bananen, geschält und gefroren
- 1 kleine Handvoll Minze
- 1 TL Matchapulver
- 60 ml Kokosmilch (optional)
- 1 EL Honig oder Agavendicksaft (optional)
- Zum Garnieren: Mandelblättchen, gehackte Minze oder Kakaonibs

Anleitung:

1. Alle Zutaten in einen Mixer oder in eine Küchenmaschine geben und zu einer glatten, cremigen Masse verarbeiten. Die Masse sollte Softeis ähneln und kann so verzehrt werden. Wer das Eis etwas fester mag, in einer Schüssel 30 Minuten lang einfrieren.
2. Mit Mandelblättchen, gehackter Minze oder – mein Favorit – Kakaonibs garnieren.

DREILAGIGER BEEREN-CHEESECAKE

(1 PORTION)

Zutaten:

- 50 g Nüsse oder Samen (Walnüsse, Mandeln, Paranüsse oder Kürbiskerne)
- 100 g Medjool-Datteln, entsteint
- Meersalz
- 1 kleine Handvoll Kokosraspeln (optional)
- 200 g Cashewkerne, mindestens 4 Stunden in Wasser eingeweicht und abgetropft
- Saft von 1–2 Zitronen
- 1–2 TL Vanilleextrakt
- 60 ml natives Kokosöl
- 80 ml Honig oder Agavendicksaft
- 150 g Erdbeeren, Blaubeeren oder Himbeeren
- Kakaonibs, Goji-Beeren oder andere Beeren zum Garnieren

Anleitung:

1. Nüsse oder Samen, Datteln, 1 Prise Salz und Kokosnuss (optional) in einer Küchenmaschine zu einem Teig verarbeiten. Teig in eine Springform geben und am Boden festdrücken.
2. Eingeweichte Cashewkerne, Zitronensaft, Vanille, Kokosöl und Honig vermengen. Vollständig glatt rühren und falls notwendig die Seiten abkratzen und die Masse untermengen.
3. Zwei Drittel der Cashewmasse auf den Boden geben und mit einem Löffel glatt streichen. Die Beeren in das verbleibenden Drittel der Cashewmasse geben und glatt rühren. Auf die erste Schicht geben.
4. Mit den Kakaonibs, Goji-Beeren oder anderen Beeren belegen und 2 Stunden im Gefrierschrank kühl stellen. Entweder gefroren servieren oder vor dem Servieren aus dem Gefrierschrank nehmen und angetaut servieren.

ROHE MOUSSE AU CHOCOLAT TARTS

(5 PORTIONEN)

Zutaten:

65 g Mandeln
100 g Datteln ohne Kerne
1 EL Chia-Samen
Meersalz
Cayennepfeffer

½ Banane
½ Avocado
2 EL rohes Kakaopulver
1 EL Ahornsirup oder Agavendicksaft
1 TL Vanilleextrakt

Anleitung:

1. Mandeln, Datteln, Chia-Samen, 1 Prise Salz und 1 Prise Cayennepfeffer in eine Küchenmaschine oder einen Mixer geben und pulsierend zu einem klebrigen Teig verarbeiten.
2. Den Teig in fünf Portionen teilen. Jede Portion in eine Cupcakeform aus Silikon geben und fest auf dem Boden und den Seiten verteilen bzw. hochdrücken. 30 Minuten im Gefrierschrank kühl stellen.
3. Banane, Avocado, Kakaopulver, Ahornsirup und Vanille in der Küchenmaschine oder im Mixer glatt rühren. Masse auf die fünf Förmchen verteilen.
4. Die Tarts weitere 20 Minuten im Gefrierschrank ruhen lassen. Die Tarts aus der Form nehmen.

ANHANG C
LITERATURHINWEISE

KAPITEL 1: ENTSCHLACKEN MIT GESUNDEN NAHRUNGSMITTELN

Bornman, R., et al. 2010. DDT and urogenital malformations in newborn boys in a malarial area. *BJUI Journal* 106: 405–411.

Environmental Working Group. 2005. Body burden: the pollution in newborns. Online: www.ewg.org, July 14.

Giesecke, K., et al. 9. Protein and amino acid metabolism during early starvation as reflected by excretion of urea and methylhistidines. *Metabolism* 38: 1196–1200.

Hamilton, A. S., and Mack, T. M. 2003. Puberty and genetic susceptibility to breast cancer in a case-control study in twins. *New England Journal of Medicine* 348: 2313–2322.

Joseph, J., et al. 2009. Nutrition, brain aging, and neurogeneration. *Journal of Neuroscience* 29: 12795–127801.

Klein, A. V., and Kiat, H. 2014. Detox diets for toxin elimination and weight management: a critical review of the evidence. *Journal of Human Nutrition and Dietetics*, December 18, 1–10.

Oliver, L. C., and Shackleton, B. W. 1998. The indoor air we breathe. *Public Health Reports* 113: 398–409.

Wojciciki, J. M., and Heyman, M. B. 2012. Reducing childhood obesity by eliminating 100 % fruit juice. *American Journal of Public Health* 102: 1630–1633.

KAPITEL 2: WARUM ES FUNKTIONIERT: DIE METABOLISCHEN DETOX-PRINZIPIEN

De la Casa Almeida, M., et al. 2013. Cellulite's aetiology: a review. *European Academy of Dermatology and Venereology* 27: 273–278.

Kapusta-Duch, J., et al. 2012. The beneficial effects of Brassica vegetables on human health. *Roczniki Pan'stwowego Zakładu Higieny* 63: 389–395.

McKnight, W. 2013. Vegetarian, vegan diets yield significant weight loss. *Family Practice News*, December 1.

Schwalfenberg, G. 2012. The alkaline diet: is there evidence that an alkaline pH diet benefits health? *Journal of Environmental and Public Health* Epub, October 12.

KAPITEL 3: DAS RICHTIGE ESSEN: NAHRUNGSMITTEL, DIE ENTGIFTEN UND BEIM ABNEHMEN HELFEN

Hursel, R., and Westerterp-Plantenga. 2010. Thermogenic ingredients and body weight regulation. *International Journal of Obesity* 34: 659–669.

KAPITEL 5: DER PRÄ-TOX

Barański, M., et al. 2014. Higher antioxidant and lower cadmium concentrations and lower incidence of pesticide residues in organically grown crops: a systematic literature review and meta-analyses. *British Journal of Nutrition* 112: 794–811.

KAPITEL 6: DER 5-TAGE-PLAN

Canoy, D., et al. 2005. Plasma ascorbic acid concentrations and fat distribution in 19,068 British men and women in the European Prospective Investigation into Cancer and Nutrition Norfolk cohort study. *American Journal of Clinical Nutrition* 82: 1203–1209.

Mizoguchi, T., et al. 2008. Nutrigenomic studies of effects of Chlorella on subjects with high-risk factors for lifestyle-related disease. *Journal of Medicinal Food* 11: 395–404.

Zemel, M. B. 2003. Mechanisms of dairy modulation of adiposity. *Journal of Nutrition* 133: 252–256.

KAPITEL 7: DETOX FÜR MÄNNER

Despres, P. 2011. Excess visceral adipose tissue/ectopic fat the missing link in the obesity paradox? *Journal of the American College of Cardiology* 57: 1887–1889.

Hairston, K. G., et al. 2012. Lifestyle factors and 5-year abdominal fat accumulation in a minority cohort: the IRAS Family Study. *Obesity* 20: 421–427.

Nikolic, D., et al. 2004. Metabolism of 8-prenylnaringenin, a potent phytoestrogen from hops (Humulus lupulus), by human liver microsomes. *Drug Metabolism and Disposition* 32: 272–279.

Tsai, S. A., et al. 2015. Gender differences in weight-related attitudes and behaviors among overweight and obese adults in the United States. *American Journal of Men's Health,* January 15.

KAPITEL 9: KINDERLEICHTES ENTGIFTEN: TIPPS UND TRICKS

Aljuraiban, G. S., et al. 2015. The impact of eating frequency and time of intake on nutrient quality and Body Mass Index: the INTERMAP Study, a Population-Based Study. *Journal of the Academy of Nutrition and Dietetics* 115: 528–536.

Kong, A., et al. 2012. Self-monitoring and eating-related behaviors are associated with 12-month weight loss in postmenopausal overweight-to-obese women. *Journal of the Academy of Nutrition and Dietetics* 112: 1428–1435.

Watanabe, Y., et al. 2014. Skipping breakfast is correlated with obesity. *Journal of Rural Medicine* 9: 51–58.

KAPITEL 11: POST-TOX-MAHLZEITENPLÄNE

Abdull Razis, A. F., and Noor, N. M. 2012. Cruciferous vegetables: dietary phytochemicals for cancer prevention. *Asian Pacific Journal of Cancer Prevention* 14: 1565–1570.

Chen, L., et al. 2014. Phytochemical properties and antioxidant capacities of various colored berries. *Journal of the Science of Food and Agriculture* 94: 1800–1888.

Dreher, M. L., and Davenport, A. J. 2013. Hass avocado composition and potential health effects. *Critical Reviews in Food Science and Nutrition* 53: 738–750.

Huang, W. I., et al. 2013. Bioactive natural constituents from food sources – potential use in hypertension prevention and treatment. *Critical Reviews in Food Science and Nutrition* 53: 615–630.

Liu, R. H., 2013. Health-promoting components of fruits and vegetables in the diet. *Advances in Nutrition* 4: 384S–392S.

Story, E. N., et al. 2010. An update on the health effects of tomato lycopene. *Annual Review of Food Science and Technology* 1: 189–210.

KAPITEL 12: ENTGIFTEN SIE IHREN LIFESTYLE

Kraft, T. L., and Pressman, S. D. 2012. Grin and bear it: the influence of manipulated facial expression on the stress response. *Psychological Science* 23: 1372–1378.

O'Leary, K., and Dockray, S. 2015. The effects of two novel gratitude and mindfulness interventions on well-being. *Journal of Alternative and Complementary Medicine* 21: 243–245.

Wheatley, D. 2005. Medicinal plants for insomnia: a review of their pharmacology, efficacy and tolerability. *Journal of Psychopharmacology* 19: 414–421.

INDEX

A

Abendessen 98
  Detox-Rezepte für 152
  Post-Detox Rezepte für 248
Abgepackte Nahrungsmittel 67, 73, 190, 222
Abgeschlagenheit 5, 7, 20, 32, 68, 103, 115, 189, 231, 233
  während des 5-Tage-Detox 102
Absorption
  von Nährstoffen 18, 58, 65, 66, 94, 96, 99, 101
  von Schadstoffen 24
Adipositas 14, 24
  beitragende Faktoren 14, 24, 68
  und Sexualfunktion 111
Agave 68, 222
Alkalische Nahrungsmittel, Alkalinität 31, 32, 33, 46, 50, 113, 223
Alkohol xiv, 25, 64, 113, 114, 222, 223, 231
Allergene 46, 200, 226
Allergien 6, 28, 68, 114, 155, 171, 172, 199, 230
Allicin 112
Alzheimer 57, 108, 204
Aminosäuren 27, 35, 37, 38, 42, 55, 200, 222
Ananas 198
Antikörper 37
Antioxidantien 25, 40, 46, 47, 51, 172, 213, 223
  in biodynamischen im Vgl. zu normalen Nahrungsmitteln 77
  in Gemüse 45, 50, 113, 195
  in Getreide 55, 200
  in Kräutern und Gewürzen 56, 58
  in Obst und Beeren 50, 51, 113, 192
  in Rohkost 98
  und Blutkreislauf 111
  und die Gesundheiten des Gehirns 20
Äpfel 51, 78, 109, 192
  Apfel mit Sonnenblumenkernen oder Kürbiskernen 134
  Ingwer-Smoothie 243
  Sharpies SOS Smoothie 244
  Up Beet 253
Aromatherapie 232
Asthma 10, 30, 111
Auswärts essen 75, 181, 218
Avocados 20, 51, 54, 198, 204, 224
  Bunter Knack-Salat 144
  Gefüllte Paprika 157
  Guacamole 158
  Nudel-Dressing 143
  Regenbogensalat 151
  Superfood-Salat 138
  Sushi 147

B

Ballaststoffe 37, 40, 41, 42, 44, 46, 53, 69, 104, 108, 109, 119, 129. *Siehe auch* Stuhlgang, Ausscheidungen; Darmgesundheit
  Darmgesundheit und 13, 16, 24, 51, 110
  Entsaften und 12
  in einer pflanzlichen Ernährung 24
  in Gemüse 45, 195
  in Obst 51, 197
  in rohem vs. gekochtem Essen 18
  in Smoothies 14, 120
  und viszerales abdominales Fett 109
  Verdauung und 10, 24, 51, 110
Bananen 34, 36, 38, 69, 101, 122, 197, 220, 221
  Grüner-Tee-Eiscreme 255
  Killer Grünkohl Smoothie 252
  Protein-Pfannkuchen 243
  Rohe Mousse au Chocolat Tarts 256
  Superfood-Smoothie 242
  Very Berry Smoothie 243
Baobab 100, 101
Basilikum 56, 112
Beeren 28, 61, 183, 192. *Siehe auch* Blaubeeren; Erdbeeren; Himbeeren; Brombeeren

Beeren mit Paranüssen 134
Detox-Smoothie 126
Dreilagiger Beeren-Cheesecake 255
Dynamisierende Haferflocken 129
Gartensalat 245
Liebespfannkuchen 130
Protein-Pfannkuchen 243
Very Berry Smoothie 243
Zucchini-Pasta-Salat 245
Bernsteinsäure 28
Bestrahlung 6
Beta-Carotin 25, 46, 47, 99, 212
Bewegung 179, 184, 197, 224, 227, 231.
  Siehe auch Yoga
  Abnehmen bei Männern vs. Frauen 107, 109
  Detoxen und 176
  Endorphine und 228
Bewusstes Essen 175, 233
Bier 76, 113, 114
Blähungen 7, 12, 16, 50, 58, 62, 64, 113, 181, 195, 199, 219, 222
  Detox und 5, 93, 102
  Kalium und 198
  Milchprodukte und 66, 113, 202
  natürliches Diuretikum und 46, 54
  Rohkost-Detoxes und 17
  Stuhlgang und 24
  von Salz 68, 110, 222
  von Zucker 68, 222
Blaubeeren 51, 53, 192
Blinddarmentzündung 24
Bliss Balls 253
Blumenkohl 20, 27, 28, 45
  Blumenkohlmus 154
  Blumenkohl-Pizza 248
  Blumenkohl-Reis 148
  Sensationelles Stirfry mit Blumenkohlmus 152
Blutzuckerwerte 51, 55, 58, 99, 200, 221, 231
  Ballaststoffe und 25
  Entsaften und 12, 122
  gekochtes vs. rohes Gemüse und 99
  Kohlenhydrate und 37
  Mahlzeiten überspringen und 171
  pflanzliche Ernährung und 23
  Schlafverlust und 230
  Zwischenmahlzeiten und 95, 171
Bohnen 78, 79, 105, 109, 113, 141, 192. *Siehe auch* Schwarze Bohnen; Kichererbsen; Linsen
Brokkoli 20, 27, 28, 45, 46, 209
Brombeeren 51, 61
Bromelain 199
Brustkrebs 7, 40
Buchweizen 200
Bunter Knack-Salat 144
Burger
  Schwarzer Bohnen-Burger mit Krautsalat 161
  Selbstgemachte Burger mit karamellisierten Zwiebeln 246
Bürstenmassage 179

C

Catechine 61
Cayennepfeffer 15, 57, 94
Cellulite 7, 31, 179
Chana Masala 251
Cheesecake
  Dreilagiger Beeren-Cheesecake 255
Chemikalien und Nahrungsmittelzusätze, giftige 6, 9, 19, 27, 29, 37, 45, 66, 77, 93, 199, 220, 226. *Siehe auch* Freie Radikale
Chia-Samen 40, 44, 129, 130, 161, 213
  Mediterrane Lasagne 249
  Rohe Karotten Cupcakes 254
  Rohe Mousse Au Chocolat Tarts 256
Chinesische Medizin 220
Chlorella 100, 101
Chlorophyll 28
Cupcakes
  Rohe Karotten Cupcakes 254

D

Darmgesundheit. *Siehe auch* Stuhlgang
  ballaststoffarme Ernährung und 23, 25
  ballaststoffreiche Ernährung und 10, 200
  warmes Zitronenwasser und 94

Darmkrebs 24, 28, 37
Dattelzucker 68
Dehydrierung 64, 103
    Hunger und 33, 59, 104
Demenz 190, 204, 208
Depressionen 7, 34, 111, 228, 230, 234
Desinfektionsmittel 226
Desserts, Post-Detox-Rezepte für 254
Detox-Smoothie 126
DHA 208
Diabetes 23, 33, 44, 65, 108, 190, 198, 200, 205
Diätlimonade 65
Dirty Dozen 78
Dithiolethione 28
Dreilagiger Beeren-Cheesecake 255
Dressing:
    Nudel-Dressing 143
    Superfoodsalat-Dressing 138
Dünger 6
Durchblutung 111, 115
    Bürstenmassage und 179
    Cellulite und 31
    Erektile Dysfunktion und 111
Durchfall 57, 58, 104

E

Edamame 42, 172
Eier 40, 112, 113
    Eggs-zellentes Frühstück 133
    Libido und 112
Einfach ungesättigte Fette 42, 204
Einstellung 86
Eiscreme
    Grüner-Tee-Eiscreme 255
Eisen 40, 48, 55, 56, 99, 101, 102, 203
Ekzem 230
Emotionaler Detox 232
Emotionen
    Gelüste und 33
    Yoga und 178
Energie 40, 41, 48, 59, 99, 103, 104, 111, 180, 184, 190, 197
    Alkohol und 64
    Detoxen und 5, 15, 18
    Energieriegel 44
    Entsaften und 12
    Frühstück und 95
    Gemüse für 196, 213
    Leberfunktion und 59
    Nach dem 5-Tage-Detox 22, 85, 93, 166
    Nahrung und 21
    pflanzliche Ernährung und 23
    Proteine und 37
    Snacks und 95
    Superfoodpulver und 102
    Tagebuch und 167
    Toxine und 6, 20
    Yoga und 178
Entgiften
    Arten von 12
    beteiligte Organe 9
    emotional 233
    gegen Stress 227
    Rauchen und 11
    Schlaf und 231
Entgiftende Kohlschale 162
Entkoffeinierungsprozess 172
Entzündung 5, 20, 38, 48, 53, 98, 113, 204, 205
Enzyme 28, 45, 67, 122
    Ausscheidungen und 98
    Leber und 9, 47
    Proteine und 37, 198
EPA 208
Erdbeeren 54
Erektile Dysfunktion (ED) 111, 112
Essig, als natürliches Reinigungsmittel 226

F

Fastfood 64, 75, 190
Fette und Öle 41, 42, 51, 53, 95, 99, 108, 171, 203, 219, 220. *Siehe auch* Omega-Fettsäuren
    Gesundheit des Gehirns und 20
    gute 203, 224
    schlechte 205, 223
Fibromyalgie 7
Flavonoide 28, 41, 47, 56
Fleisch 236
    Abnehmen und 23
    Ersatz für 200, 222
    Fett in 202
    Herzkrankheiten und 113
    Obesogene in 29
    Proteine in 42, 65

Flüssigkeiten. *Siehe auch* Wasser
  Durchfall und 104
Formaldehyd 65, 226
Fotos, Vorher- und Nachher 83
Freie Radikale 10, 25, 28, 50, 53
Fressattacken xvi, xvii, xviii, xix, 16, 183, 184, 233
Früchte 11, 28, 197
  Ballaststoffe in 16, 24, 51, 108, 198
  beim Post-Tox 195, 197
  entgiftende 51
  entzündungshemmende Wirkstoffe in 20
  Fruchtsaft 13
  Pestizide 6, 78, 137
  pH-Wert und 31, 224
  Phytochemikalien in 51
  Portionsgröße für 198
  saisonale Ernährung und 220
Fructose 29
Frühlingsrollen 247
Frühstück 95, 170
  Detox-Rezepte für 124
  Detox-Smoothie 126
  Dynamisierende Haferflocken 129
  Eggs-zellentes Frühstück 133
  Himmlische Haferflocken 242
  Ingwer-Smoothie 243
  Liebespfannkuchen 130
  Post-Detox-Rezepte für 241
  Protein-Pfannkuchen 243
  Sharpies SOS Smoothie 244
  Superfood-Smoothie 242
  Tomatenbomben 241
  Verry Berry Smoothie 243

G

Gartensalat 245
Gefüllte Paprika 157
Gehirn, Hirnfunktion
  Alkohol und 64
  Antioxidantien und 19
  Appetit und 51
  Durchblutung und 176
  Öle, Fette und 20, 51, 203
Gelüste 24, 34, 56, 58, 66, 73, 75, 76, 94, 175
  Blutzuckerwerte und 171
  Mahlzeiten auslassen und 105
  Obst und 197
  Rauchen und 11
  Schlaf und 224
  Smoothies und 14
Gemüse
  Antioxidantien in 20, 45, 113
  Ballaststoffe in 16, 24, 120, 195
  Bio-Qualität 77, 78
  energiespendendes 196
  entgiftendes 45
  Entsaften 13, 122
  Entschlacken 45, 195
  Kalzium in 209
  Mischen von 120
  pH-Wert und 31
  Rauchen und 11
  rohes vs. gekochtes 96
  saisonales 220
  subkutanes Fett und 108
Gemüsearten
  Kreuzblüter. *Siehe* Brokoli; Kohl; Blumenkohl
Genetisch veränderte Organismen (GVO) 6, 45, 64, 78
Gereiztheit 102, 105, 210
Gerste 54, 173, 200
Gesättigte Fette 37, 68, 113, 204, 205
Getreide 200
  entgiftendes 54
Gewichtskontrolle 40, 41, 42, 45, 46, 47, 53, 85, 203
  Ernährung und 94
  pH-Wert und 31
  Probiotika und 210
Gewichtsverlust 62, 86, 115
  5-Tage-Detox und 19, 23, 24, 93, 105
  bewusstes Essen und 175
  Mahlzeiten überspringen und 169
  Rauchen und 11
  Schlaf und 224
  Tagebuch führen und 167
  Yoga und 178
Gewürze 11, 20, 68, 119, 200
  entgiftende 57
Glucosinolate 28, 45, 48
Glutathion 27

Gluten 192, 200, 201, 219
- Unverträglichkeit von 54, 173

Grapefruits 197, 198
Griechischer Joghurt 203
Grüner Tee 16, 62
- Aufbrühen von 172
- Grüner-Tee-Eiscreme 255
- Koffein in 61, 75, 103, 172

Grünkohl 28
- Killer Grünkohl-Smoothie 252

Guacamole 158
Gurken 29, 46, 220, 221

H

Haferflocken 54, 173
- Detox-Smoothie 126
- Dynamisierende Haferflocken 129
- Himmlische Haferflocken 242
- Liebespfannkuchen 130

Hanfmilch 203
Haut 38, 47, 48, 53, 55, 93, 101, 189, 224
- Bürstenmassage 179
- Cellulite 31
- Entgiften und 5, 12, 14, 20
- Fette, Öle und 203
- Milchprodukte und 202
- pH-Wert und 31, 113
- Schadstoffe und 6
- Wasser und 59
- Zucker und 68

Herzgesundheit
- Bewegung und 109
- gesättigte Fette und 37
- gesundes Essen und 190
- Nahrungsmittel nützlich für 38, 40, 42, 46, 48, 50, 51, 58, 61, 173, 198, 200, 202
- Omega 3-Fettsäuren und 208
- pH-Wert und 31, 113
- Rohkost und 96
- Soja und 44
- Triglyceride und 171

Herzinfarkt 111
Herzkrankheit
- Adipositas und 111
- ballaststoffarme Ernährung und 24
- Fleisch und 67, 113
- LDL-Cholesterin und 205
- Salz und 68
- Schadstoffe und 11
- viszerales abdominales Fett und 108
- Zucker und 68

Herzrasen 230
Himbeeren 53, 112. *Siehe auch* Beeren
Honig 34, 68, 222
Hormone 16, 24, 40, 59, 94
- Appetit zügeln und 16, 24, 230
- fettproduzierende 29
- in Fleisch- und Milchprodukten 67, 113, 202, 221
- künstliche 6, 42
- männliche 111
- Metabolismus und 170
- POPs und 7
- Proteine und 37
- Wachstum und 33
- weibliche 40, 114

Hummus
- Hummus-Wrap 246
- Spinat- und Kichererbsen-Hummus 137

Hunger 11, 51, 96, 102
- Dehydrierung und 34, 59, 105
- Proteine und 37, 115
- unterdrückte Hormone durch 16, 24, 230

I

Immunsystem 47, 54, 56, 62, 101, 110, 112, 190, 200, 203, 222
- Antioxidantien und 25
- emotionaler Detox und 232
- Enzyme und 9
- Leber und 110
- Milchprodukte und 66
- Omega 3-Fettsäuren und 208
- Phytochemikalien und 27
- Probiotika und 210
- Yoga und 178

Infektionen 15, 25, 202, 230
Ingwer 58, 61
- Ingwer-Smoothie 243

Insomnie 7, 232
Insulinsensibilität 23, 29

J

Joghurt, griechischer 203
Jungle Juice 253

K

Kaffee 45, 54, 62, 73, 75, 183, 195, 223, 231. *Siehe auch* Koffein
Kalium 32, 38, 40, 46, 48, 50, 51, 53, 98, 101, 102, 114, 196, 198
Kalzitriol 94
Kalzium 21, 40, 41, 46, 65, 114
    Aufnahme von 94, 99, 209
    Hanfmilch und 203
    Schlaf und 231
    Soja und 44, 45
    Vitamin D und 209
    Ziegenmilch vs Kuhmilch und 203
Kardiovaskuläre Krankheit 108
Karotten 29, 46, 99
    Hummus Wrap 246
    Ingwer-Smoothie 243
    Regenbogensalat 151
    Rohe Karotten-Cupcakes 254
    Spiralnudeln 143
    Spring-Salat 244
    Tacoschale 158
    Zucchini-Pasta-Salat 245
Kichererbsen 40, 82, 141, 198
    Chana Masala 251
    Frühlingsrollen 247
    Gartensalat 245
    Hummus Wrap 246
    Marokkanischer Salat 251
    Spinat- und Kicher-erbsen-Hummus 137
Killer Grünkohl-Smoothie 252
Knoblauch 48, 112
Koffein 6, 20, 65, 66, 105, 115, 231. *Siehe auch* Kaffee
    Entkoffeinierung 172
    in Tee 61, 175
    Kopfschmerzen und 103
    Schlafmangel und 230
Kokoszucker 69
Kondimente 206
Kopfschmerzen 68, 75, 103, 111
    Koffein und 103
    Schadstoffe und 113
    Schlafmangel und 231
    während des 5-Tage-Detox 102
Koriander 56
Körperfett 41, 64, 94, 101
    Arten von 108
    Cellulite und 31
    Hydrierung und 59
    Nahrungsfette und 203
    Obesogene und 29
    Schadstoffakkumulation und 7, 28
Kräuter 11, 68, 112, 119
    5-Tage Detox und 56
    5-Tage-Detox und 57
    Aromatherapie und 232
Kräutertee 62. *Siehe auch* Grüner Tee
Krautsalat
    Schwarzer Bohnen Burger mit Krautsalat 161
Krebs 41, 45, 47, 51, 53, 61, 68, 190, 200
    Adipositas und 108
    Antioxidantien und 25, 28, 50, 172
    freie Radikale und 25
    Haushaltschemikalien und 226
    Omega 3-Fettsäuren und 208
    Saure Ernährung und 113
    Soja und 44
Kreuzblütlergemüse 28, 45. *Siehe auch* Brokkoli; Blumenkohl
Künstliche Hormone 6
Kupfer 40, 53, 54, 203
Kürbiskerne 41, 42, 173
    Apfel mit Sonnenblumenkernen oder Kürbiskernen 134
Kurkuma 58, 94

L

Lächeln 228
Lasagne
    Mediterrane Lasagne 249
Lebensmitteltransport 6, 77
Leber, Leberfunktion 28, 38, 47, 48, 59, 64, 68, 202
    Entgiftung und 9, 110
    Enzyme und 9, 47
    Fruchtsaft und 13
    Immunsystem und 110
    Milchprodukte und 113
    Nierenfunktion und 59
    Schadstoffe und 226

Sport und 176
warmes Zitronenwasser und 94, 192
Legionärskrankheit 10
Leinsamen 40
Leptin 29, 170
Libido
   Ernährung und 111, 112
Liebespfannkuchen 130
Lifestyle entgiften 225
Limetten 54
   Guacamole 158
   Jungle Juice 253
   Sensationelle Stirfry-Sauce 152
   Sharpies SOS Smoothie 244
   Spring-Salat 244
   Superfood-Salatdressing 140
Limonade 68, 71, 75
Linsen 41, 141, 213
Lungen, Lungenfunktion 9, 28, 209, 226

M

Maca 100, 101, 112
Magnesium 34, 40, 41, 42, 45, 48, 54, 56, 98, 99, 104, 114, 202, 222, 231
Maissirup 65, 68, 77
Mandelmilch 183, 200, 202
   Killer Grünkohl Smoothie 252
   Pina Colada Smoothie 252
Mandeln 33, 34, 35, 38, 112, 204, 209
   Bliss Balls 253
   Detox Smoothie 126
   Dreilagiger Beeren-Cheesecake 255
   Dynamisierende Haferflocken 129
   Liebespfannkuchen 130
   Rohe Mousse au Chocolat Tarts 256
Männer, 5-Tage-Detox für 106
Marokkanischer Salat 251
Master Cleanse 15
Meditation 11, 105, 228, 232, 237
Mediterrane Lasagne 249
Mehl 201
Mehrfach ungesättigte Fette 204, 205
Melatonin 230, 232
Menstruation 7, 34, 73

Metabolismus 14, 40, 47, 50, 108
   beste Fette und Öle für 203
   freie Radikale und 25
   grüner Tee und 62
   Saftkuren und 13, 14
   Teefasten und 16
   warmes Zitronenwasser und 94
   Wasser und 58
   Yoga und 178
Milchprodukte 66, 192, 195, 202, 223
   Alternativen zu 202
   Herzkrankheiten und 113
   Kalzium und 209
   Obesogene in 29
   pH-Wert und 31
Minze 56
   Öl 226
   Tee 16, 62
Mittagessen
   Blumenkohlreis 148
   Bunter Knack-Salat 144
   Detox-Rezepte für 138
   Frühlingsrollen 247
   Gartensalat 245
   Hummus Wrap 246
   Post-Detox Rezepte für 244
   Regenbogensalat 151
   Rohkost für 96
   Selbst gemachte Burger mit karamellisierten Zwiebeln 246
   Spiralnudeln 143
   Spring-Salat 244
   Superfood-Salat 138
   Sushi 147
   Zucchini-Pasta-Salat 245
Mittelkettige Triglyceride 202
Morbus Alzheimer 7
Morbus Parkinson 7
Mückenschutzmittel, natürliches 226
Muskeln 41, 42, 48, 56, 64, 108, 115, 178, 190, 196, 198, 209, 231
   Aufbauen von 109, 178
   bei Männern vs. Frauen 108
   Erholung nach dem Sport und 101, 197
   pH-Wert und 31, 112
   Proteine und 13, 37
   Proteinpulver, Shakes und 67, 113
   Wasserfasten und 15

N

Nachtschweiß 232
Nährstoffe
- als wichtiger Bestandteil des 5-Tage-Detox 18, 23
- beliebte Entgiftungskuren und 14
- Entgiftungsfunktion von 33
- Frische der Lebensmittel und 212
- Gedächtnis und 99, 230
- gekochte Nahrung und 99
- in Fetten und Ölen 203
- in handelsüblichen Nahrungsmitteln 6
- in Nahrungsergänzungsmitteln 208
- in Superfoodpulver 100
- Muskelaufbau und 110
- Oxidation und 20
- pflanzliche 23
- Rohkost und 96
- Toxine, Zusatzstoffe und 64, 65, 77

Nahrungsergänzungsmittel 14, 44, 73, 101, 114, 122, 199, 207, 231
Nahrungsmittel
- Bio-Qualität von 77
- Chemikalien und Zusatzstoffe in 6, 19, 65, 103, 190, 218
- Farben von 213
- genetisch veränderte 6, 45, 64, 78
- gesunde 20
- Obesogene in 29, 108
- pH-Wert und 31, 223
- Phytochemikalien in 27, 99
- rohe 17, 96, 171, 223
- saisonale 220
- Soja und 44
- Verlockungen von 76
- vorzeitige Ernte von 6

Natriumhypochlorit 226
Nieren 9, 68
- Enzyme und 10
- Hydration und 59
- Nierenkrebs 111
- Schadtoffe und 64, 226

Nikotin 30
Nudel-Dressing 143

Nüsse 18, 24, 29, 30, 33, 37, 42, 109, 155, 172, 198, 224. *Siehe auch* Mandeln; Paranüsse

O

Obesogene 29, 108
- Cellulite und 31

Obst und Gemüse waschen 137
Öle. *Siehe* Fette und Öle
Omega 3-Fettsäuren 38, 44, 102, 112, 203, 204, 205, 208
Omega 6-Fettsäuren 205
Organe 94, 111, 112, 178, 204
- natürliches Entgiften und 7, 9, 18, 19, 113, 179
- Schadtoffe und 64
- Yoga und 178

Osteoporose 48, 65, 209

P

Paprika 47
- Blumenkohl-Pizza 248
- Bunter Knack-Salat 144
- Gefüllte Paprika 157
- Kohl-Wraps 249
- Regenbogensalat 151
- Sensationelles Stirfry mit Blumenkohlmus 152
- Sushi 147

Paranüsse 42
- Beeren mit Paranüssen 134

Perchlorethylen 226
Persistente organische Schadstoffe (POP) 7
Pestizide 6, 101, 137, 190, 220
Pfannkuchen
- Liebespfannkuchen 130
- Protein-Pfannkuchen 243

Pflanzliche Nahrung 19, 25, 55, 223
- auswärts essen und 218
- Ballaststoffe in 24, 222
- Insulin Sensitivität und 23
- Muskelmasse und 113
- pH-Wert und 31
- Verdauungssystem und 69

pH-Wert 31. *Siehe auch* saure Nahrungsmittel; alkalische Nahrungmittel

Phytochemikalien 13, 25, 40, 41, 45, 46, 47, 48, 53, 112, 113, 195, 208
    Entgiften und 27
    Entkoffeinierungsprozess und 172
    in biodynamischen im Vgl. zu normalen Nahrungsmitteln 77
    in gekochter Nahrung 99
    in Rohkost 99
Phytoöstrogene 113
Pilze 48
Pina Colada-Smoothie 252
Pizza
    Blumenkohl-Pizza 248
PMS 7
POPs (persistente organische Schadstoffe) 7
Portionsgröße 32, 45, 81, 95, 102, 104, 115, 123, 193, 213
Probiotika 203, 210
Protein 53, 54, 101, 112, 155, 192, 201, 203, 209, 213
    beste Quelle von 198
    Entschlacken und 37
    Gluten und 173
    Hunger befriedigen mit 37, 115
    in Saft 13
    pflanzliches vs. tierisches 37, 113
    Portionsgröße für 198
    Protein-Pfannkuchen 243
    Proteinpulver und Shakes 67, 113
    tierisches 65, 69

Q
Quinoa 55, 113, 133

R
Radieschen 48
    Bunter Knack-Salat 144
    Zucchini-Pasta-Salat 245
Rauchen 11, 30
Regenbogensalat 151
Reis 218
Reisen und gesunde Ernährung 221
Rohe Karotten-Cupcakes 254
Rohe Mousse au Chocolat-Tarts 256
Rohkost
    Entgiften und 12, 17
    Pestizide und 137
    Verdauung und 98, 171

Rote Bete 45, 112
    Frühlingsrollen 247
    Spiralnudeln 143
    Superfood-Salat 138
    Up Beet 253
Rotkohl 20, 45, 48
    Entgiftende Kohlschale 162
    Kohl-Wraps 249

S
Saft, Entsaften 120
    Früchte vs. Gemüse 12, 122
    handelsüblicher 32
    Jungle Juice 253
    Saftkuren 13, 16, 18
    Up Beet 253
Saisonale Nahrungmittel 61, 78, 218, 224
Salate
    Bunter Knack-Salat 144
    Garten-Salat 245
    Marokkanischer Salat 251
    Regenbogen-Salat 151
    Spring-Salat 244
    Superfood-Salat 138
    Superfood Salat (nach dem Detox) 193
    Zucchini-Pasta-Salat 245
Salz 68, 75, 113, 184, 190, 218
Samen 20, 34, 40, 155, 173, 198, 220, 224
Sauce
    Sensationelle Stirfry-Sauce 152
Saure Nahrungsmittel, Säuregehalt 31, 32, 33, 46, 66, 94, 113
Schilddrüsenhormon 170
Schlaf 56, 64, 96, 102, 210, 222, 224. *Siehe auch* Insomnie
    Detox für 230
    Schlafapnoe 111, 232
Schlaganfall 111
Schokolade 33
    Rohe Mousse au Chocolat Tarts 256
Schummeln während des Detox
    Ablenkung von 175, 180
    sich selbst verzeien für 184
Schwarze Bohnen 41, 44, 192

Schwarzer Bohnenburger mit Krautsalat 161
Superfood-Salat 138
Tacoschale 158
Schwarzer Pfeffer 57
Schwefel 38, 46
Selbstgemachte Burger mit Karamellisierten Zwiebeln 246
Selen 25, 42, 46, 53, 54, 112, 203
Senna 16, 104, 222
Sensationelles Stirfry mit Blumenkohlmus 152
Sensationelle Stirfry-Sauce 152
Sexualfunktion, männliche Ernährung und 115
Sharpies SOS Smoothie 244
Sharp Lifetime Diet 189
    Beispielmahlzeitenpläne für 214
    Rezepte für 241
    Richtlinien für 223
    Übergang zur 190
Smoothie Detoxes 14, 18
Smoothies 12, 57, 100, 101, 112, 120, 129, 137, 197, 202
    Ballaststoffe in 14
    Detox-Smoothie 126
    Ingwer-Smoothie 243
    Killer Grünkohl-Smoothie 252
    Küchengeräte für 120, 121
    Pina Colada Smoothie 252
    Sharpies SOS Smoothie 244
    Superfood-Smoothie 242
    Very Berry Smoothie 243
Snacks 14, 95, 117, 171, 192, 196, 217, 221, 223
    Apfel mit Sonnenblumenkernen oder Kürbiskernen 134
    Beeren mit Paranüssen 134
    Bliss Balls 253
    Detox-Rezepte für 134
    Jungle Juice 253
    Killer Grünkohl Smoothie 252
    Pina Colada Smoothie 252
    Post-Detox Rezepte für 252
    Spinat und Kichererbsenhummus 137
    ungesunde 38, 69, 76
    Up Beet 253

Soja 44, 172. *Siehe auch* Tempeh; Tofu
    fermentiertes 44
    Milch und 183, 203
    Proteinpulver und 199
Sonnenblumenkerne 42, 96, 173
Soziale Kontakte 229
Spinat 27, 45, 48
    Blumenkohl-Pizza 248
    Bunter Knack-Salat 144
    Detox-Smoothie 126
    Eggs-zellentes Frühstück 133
    Jungle Juice 253
    Regenbogensalat 151
    Sharpies SOS Smoothie 244
    Spinat- und Kichererbsen-Hummus 137
    Spring-Salat 244
    Superfood-Salat 138
    Sushi 147
    Tacoschale 158
    Very Berry Smoothie 243
Spiralnudeln 143, 199
Spirulina 100, 102, 209, 222
Spring-Salat 244
Stevia 68
Stickstoff 112
Stirfry
    Sensationelles Stirfry mit Blumenkohlmus 152
Stress-Detox 227
Stuhlgang. *Siehe auch* Darmgesundheit, Verstopfung, Durchfall
    Ballaststoffe und 13, 16, 24, 51, 110
    Rohkost und 96
    Wasser und 58
Subkutanes Fett 108
Sulforaphan 28, 45, 46
Superfoodpulver 100, 102, 112, 209
Superfood-Salat 138
Superfood-Salat (nach dem Detox) 193
Superfood-Smoothie 242
Sushi 147
Süßkartoffeln 69, 196
Süßungsmittel 206, 207
    künstliche 65

T

Taco-Teller 158
Tagebuch führen 167, 228
Tarts
    Rohe Mousse au Chocolat Tarts 256
Tee. *Siehe auch* Grüner Tee; Kräutertee
    Teefasten 16
Tempeh 42, 45, 172, 222
Thermogenese 61
Tofu 42, 45, 172, 220, 222
Tomaten 50, 99
    Bunter Knack-Salat 144
    Regenbogensalat 151
    Spiralnudeln 143
    Superfood-Salat 138
    Superfood-Salat (nach dem Detox) 193
    Tacoschale 158
    Tomaten-Bomben 241
Toxine 6, 46, 47, 64, 67, 181
    Akkumulation von 7
    Ballaststoffe und 24, 41, 51, 110
    Bewegung und 178
    Cellulite und 31
    Chlorella und 101
    Definition von 6
    Haushalt und 226
    in der westlichen Diät 113
    Leber und 9, 10
    pH-Wert und 31
    Schlafmangel und 230
    Umwelt und 5, 27, 46, 105
    Wasser und 58, 59
Trans-Fette 205
Triglyceride 171

U

Überessen 184, 218, 224
    Ballaststoffe und 24
    emotionale Probleme und 232
    Portionen und 81
    Verzeihen und 184
Umwelt
    Saubere Nahrungsmittel und 190
    Toxine in der 5, 6, 46, 105
Unfruchtbarkeit 111
Up Beet 253

V

Verdauung, Verdauungssystem 10, 40, 41, 48, 56, 57, 61, 68, 113, 119, 141, 176, 189, 190, 198, 200, 201, 218. *Siehe auch* Stuhlgang
    Alkohol und 64
    Ballaststoffe und 24, 45, 46, 51, 54
    Bewegung und 176
    detoxen und 171
    gekochte Nahrung und 18, 21
    Koffein und 66
    Milchprodukte und 66, 202
    Organe und 9
    pH-Wert und 31
    Probiotika und 210
    Proteine und 37
    Rohkost und 20
    saisonale Lebensmittel und 15
    Schlaf und 224
    Soja und 45
    Stress und 227
    Superfoodpulver und 100
    tierische Produkte und 67
    warmes Zitronenwasser für 94
    Wasser für 58
    Yoga und 176
    Zucker und 68
Verstopfung 7, 16, 64, 104, 198
Very Berry Smoothie 243
Viagra 111
Vitamine 119, 155, 201
    Aufnahme von 58
    Entsaften und 12
    Ergänzung von 73, 101, 209
    Milchprodukte und 67
    Rohkost und 96
    übermäßig 210
    Vitamin A 25, 46, 50, 53, 56, 98, 112, 210
    Vitamin B 29, 40, 42, 46, 47, 53, 101, 102
    Vitamin C 11, 12, 25, 46, 50, 53, 94, 102, 112
    Vitamin D 47, 73, 102, 209, 210
    Vitamin E 42, 47, 51, 55, 102, 112, 210
    Vitamin K 46, 56, 210

W

Wasser 31, 54, 62, 115, 223
    Ballaststoffe und 108
    Dehydrierung und 34, 103, 105
    Grundlage für Körperfunktion 58
    Kopfschmerzen und 103
    Muskelaufbau und 108, 114
    warme Zitrone 94, 192
Wasserfasten 15
Weizengras 222
Weizenprotein 200
Wraps
    Hummus-Wraps 246
    Kohl-Wraps 249

Y

Yoga 11, 176, 227

Z

Zähne putzen 181
Zeremonie und Ritual 175, 235
Ziegenmilch 202
Zimt 57, 58, 112, 183, 197
Zink 40, 42, 45, 53, 54, 99, 101, 102, 112, 203
Zitronen 53
    Dreilagiger Beeren-Cheesecake 255
    Hummus Wraps 246
    Marokkanischer Salat 251
    Zitronenwasser, warm 94, 192
Zucchini 50
    Entgiftende Kohlschale 162
    Gefüllte Paprika 157
    Himmlische Haferflocken 242
    Kohl-Wraps 249
    Mediterrane Lasagne 249
    Spiralnudeln 143
    Tacoschale 158
    Zucchini Bolognese 250
    Zucchini-Pasta-Salat 245
Zucker 29, 57, 64, 65, 66, 68, 75, 93, 96, 103, 112, 113, 114, 119, 171, 181, 190, 192, 199, 203, 221, 231
    Abhängigkeit von 184
    in Früchten 51, 53, 197, 198
    in Fruchtsaft 12
    Insulin und 23
    Kopfschmerzen und 103
    Verdauung von 25
Zuhause
    Ambiente von 175
    Detoxen von 225
Zunehmen 64. *Siehe auch* Obesogene
    Gelüste und 33
    nach dem Entgiften 14
    Schlafmangel und 230
    Toxine und 7
Zwiebeln 46, 203
    Selbtgemachte Burger mit karamellisierten Zwiebeln 246

ÜBER DIE AUTORIN

Nikki Sharp ist Gesundheits- und Fitnessexpertin mit Schwerpunkt auf Wellness und einen gesünderen und »grünen« Lebensstil. Nachdem Nikki mehrere Jahre als internationales Model gearbeitet hatte, begann ihr klarzuwerden, dass »Dünnsein« nicht alles ist, und sie entdeckte ihre neue Leidenschaft: Gesundheit. Nikki arbeitet als Health Coach und Wellness Bloggerin und verfolgt auf diese Weise ihre Passion: andere an ihren Erkenntnissen für einen gesunden Lebensstil, der Körper, Seele und Geist einschließt, teilhaben zu lassen. Sie wohnt derzeit in Los Angeles.

nikkisharp.com
facebook.com/nikkisharplimited
@NikkiRSharp
instagram.com/nikkisharp

BEZUGSQUELLEN

Die meisten der im Buch erwähnten Produkte wie Chia-Samen, Quinoa, Hefeflocken oder verschiedene Gewürze sind in gängigen Naturkostläden erhältlich. Sie können sie auch direkt über unseren Online-Shop www.unimedica.de in der Kategorie »Gesunde Ernährung« erhalten. Dort finden Sie ein großes Sortiment an Naturkostprodukten, u. a. auch seltene Produkte wie Sacha inchi.

Auch die für die Rezepte notwendigen Küchengeräte sowie veganes Bio-Proteinpulver und viele Superfoods sind dort erhältlich.

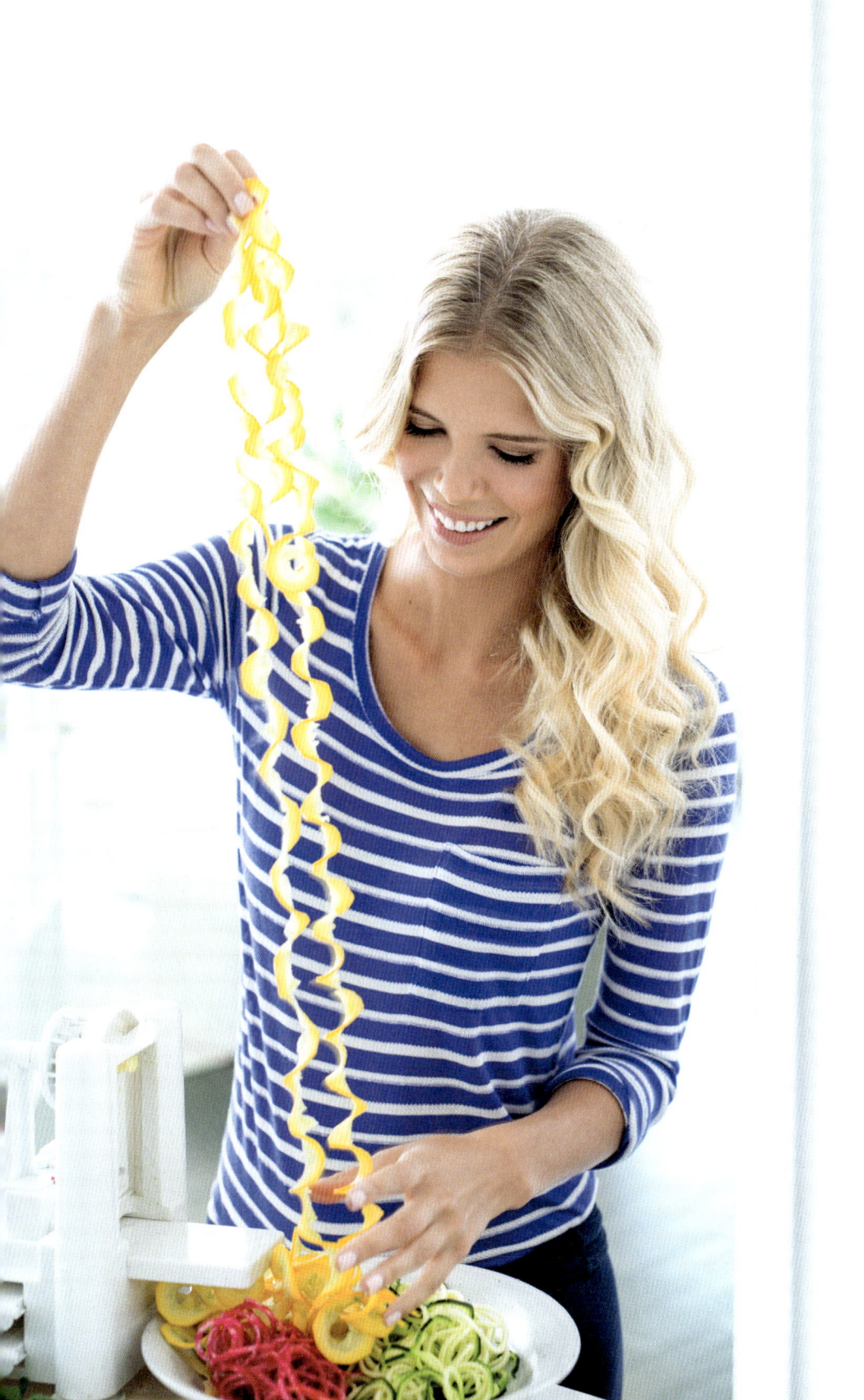

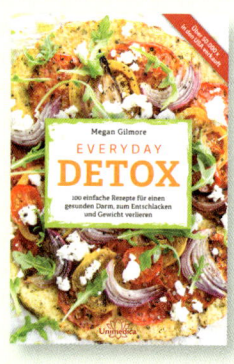

Megan Gilmore

Everyday Detox

100 einfache Rezepte für einen gesunden Darm, zum Entschlacken und Gewicht verlieren

208 Seiten, geb., € 24,80

Everyday Detox ist ein gesunder Leitfaden zum natürlichen Entgiften für das gesamte Jahr – ohne Diät, Fasten oder Kalorienzählen –, der Gewicht reduziert, die Verdauung ankurbelt, den Schlaf verbessert und zu einem intensiven Wohlbefinden führt. Gilmore präsentiert darin 100 klug zusammengestellte Rezepte, die nährreich, sättigend und köstlich sind.

Megan Gilmore ist zertifizierte Gesundheitsberaterin, Detox-Expertin und Fachfrau in Sachen ganzheitliche Ernährung, Gesundheitscoaching und gesundheitliche Prävention. Die erfolgreiche Autorin und beliebte Bloggerin ist dafür bekannt, ihren Schwerpunkt auf natürliche und vollwertige Lebensmittel statt auf rigide Fastenkuren und Verzicht zu setzen.

Der beste Beweis dafür sind ihre fantastischen Rezepte: Ob Bananen-Kokosnuss-Muffins, Brokkoli-Käse-Suppe, Thai-Salatwraps oder Pfefferminzriegel – die Gerichte aus natürlichen und vollwertigen Zutaten sind so verführerisch, dass Genuss an erster Stelle steht und ein Verzichtgefühl gar nicht erst aufkommt.

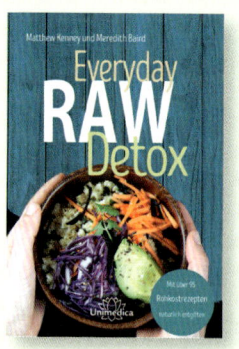

Matthew Kenney und Meredith Baird

Everyday Raw Detox

Mit über 95 Rohkostrezepten natürlich entgiften

168 Seiten, geb., € 19,80

Gesunde, frische Lebensmittel sind nicht nur lecker, farbenfroh und nährstoffreich, sondern reinigen ganz nebenbei auch den Körper. Dieses innovative, von den Rohkostpionieren Matthew Kenney und Meredith Baird erstellte Kochbuch präsentiert verschiedenste Arten der Entgiftung mit vielen köstlichen Kreationen – egal ob für einen Tag, eine Woche oder eine Mahlzeit.

Über 100 Rezepte für schmackhafte vegane Rohkostgetränke und -gerichte enthalten alles von süßen Immunstärkungs-Smoothies, Papaya-Hautheiler-Tonic, Herzblut-Säften und Master-Cleanse-Kuren bis zu Blumenkohl-Kaviar und Miso-Medizin. Zusätzlich gibt es ein Extrakapitel für Körperpflege mit Kokosnuss-Haarmaske, Kaffee-Zucker-Peeling und vielem mehr.

Das Buch ist ein inspirierender Wegweiser für individuelle Detoxkuren. Die Rezepte verleihen vitale Energie und bringen Körper, Geist und Seele zum Strahlen.

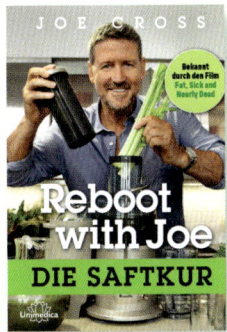

Joe Cross

Reboot with Joe – Die Saftkur

390 Seiten, geb., € 24,–

Cross war stark übergewichtig, litt an einer Autoimmunkrankheit und war abhängig von Medikamenten. Eines Tages änderte er schlagartig seine Lebensweise, verzichtete auf Junkfood und begann mit einer 60 Tage langen Saftkur. Dadurch nahm er nicht nur ab, sondern konnte auch seine Medikamente absetzen und von Grund auf neu starten.

In seinem New York Times Bestseller erklärt Joe Cross, wie man sein Leben einer Generalüberholung (Reboot) unterzieht. Es ist so einfach wie logisch: Saft ist ein flüssiges Nahrungsmittel, das den Körper mit einer Vielzahl an Vitaminen, Mineral- und Nährstoffen durchflutet.

Das Werk enthält inspirierende Rezepte für Säfte, Smoothies und Gemüse sowie den Aufbau einer gesunden Diät nach der Reboot-Saft-Phase. Verschiedene Diätpläne mit einer Dauer von 3, 5, 10, 15 oder 30 Tagen sowie Einkaufslisten und Rezepte erlauben eine individuelle Anpassung.

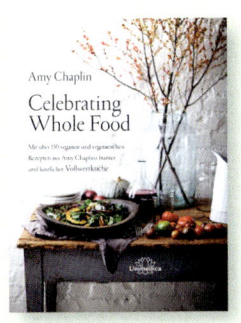

Amy Chaplin

Celebrating Whole Food

Mit über 150 veganen und vegetarischen Rezepten aus Amy Chaplins bunter und köstlicher Vollwertküche

408 Seiten, geb., € 34,–

Die New Yorker Star-Köchin Amy Chaplin steht wie keine andere für die raffinierte Vielfalt einer modernen Vollwerternährung. Ihre 20-jährige Erfahrung als Küchenchefin vieler vegetarischer Restaurants auf der ganzen Welt teilt Chaplin heute gerne mit ihren Kunden, zu denen auch Hollywood-Stars gehören.

In ihrem preisgekrönten Kochbuch nimmt uns Amy Chaplin in über 150 überwiegend veganen, glutenfreien Rezepten mit auf einen Streifzug durch die facettenreiche Welt der vollwertigen Küche. Von Quinoa-Muffins über feurige Karottensuppe mit Kokosmilch bis hin zu Salat mit gerösteten Kürbisspalten – für ein gesundes, nachhaltiges und unglaublich köstliches Jahr.

Zudem beschäftigt sich Amy eingehend mit den heimischen Vorräten. Sie erklärt z. B. genau, wie man Hülsenfrüchte einweicht und kocht, Sprossen zieht und verschiedene Pflanzendrinks selbst zubereitet.

Stürzen Sie sich mit Amy Chaplin in die bunte und reichhaltige Welt der Vollwertküche – für mehr Vitalität, Ausdauer und Lebensfreude.

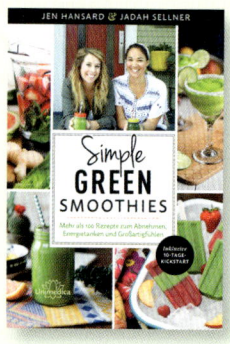

Jen Hansard & Jadah Sellner
Simple Green Smoothies
Mehr als 100 Rezepte zum Abnehmen, Energietanken und Großartigfühlen

304 Seiten, geb., € 24,80

Jen Hansard und Jadah Sellner haben einen wunderbaren Weg zu Gesundheit, Freude und Energie gefunden – mit Spaß und ohne Verzicht. Ihr Konzept ist sensationell einfach: Statt Kalorien zu zählen oder ganz auf bestimmte Lebensmittel zu verzichten, trinken sie lieber täglich einen grünen Smoothie.

Simple Green Smoothies enthält eine 10-Tage-Kickstartkur inklusive Einkaufslisten, unzählige praktische Tipps und über 100 Rezepte für Smoothies, die das Abnehmen fördern, die natürliche Schönheit hervorbringen, heilen und das Immunsystem stärken, Energie verleihen und auch Kinder begeistern können, sowie für leckere Desserts, unverzichtbare Grundrezepte und hilfreiche Haushaltsmittel. Ob Pfirsich-Kokosnusstraum, Kalifornia Sunshine oder Karamell-Cashew-Genuss – die Smoothies sind so köstlich, dass es kaum zu glauben ist.

Jen und Jadah gehen zudem detailliert auf ihre Zutaten ein und erklären, wie sich diese am besten auswählen, vorbereiten und lagern lassen, informieren über deren Nährstoffgehalt, Geschmack und die besten Kombinationsmöglichkeiten und lassen auch vitalisierende Superfoods, Kräuter und Gewürze nicht unerwähnt.

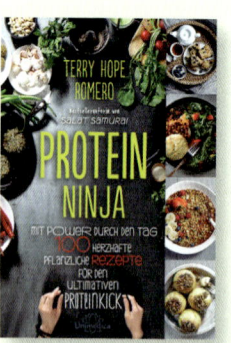

Terry Hope Romero
Protein Ninja
Mit Power durch den Tag. 100 herzhafte pflanzliche Rezepte für den ultimativen Proteinkick

240 Seiten, geb., € 19,80

Die preisgekrönte Kochbuchautorin und Pionierin der kreativen pflanzenbasierten Küche Terry Hope Romero hat die Nase meilenweit vorn, wenn es um leckere, herzhafte und sättigende Gerichte geht, die voller pflanzlichem Eiweiß stecken.

Fernab von herkömmlichen Chia-Energiekugeln und langweiligen Protein-Shakes präsentiert sie in ihrem neuesten Werk 100 grandiose Rezepte, die jede Menge leicht erhältliche Zutaten verwenden – von einfachen Grundzutaten aus dem Supermarkt bis hin zu Superfoods – und außerdem mit einem ganzen Arsenal gluten-, nuss- und sojafreier Optionen aufwarten.

Vorbei sind die Zeiten gewöhnlicher veganer Wochentagskost: Im Reich von Romeros Protein Ninja werden leckere Mahlzeiten in bester Kämpfermanier und unsichtbar für die meisten Augen so mit Nährstoffen aufgepeppt, dass jeder neue Bissen nicht nur köstlich ist, sondern auch frische Energie liefert.

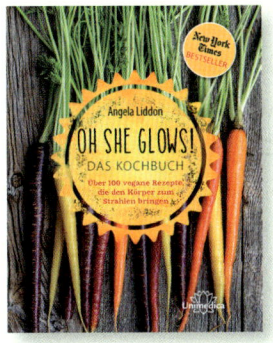

Angela Liddon

Oh She Glows! Das Kochbuch
Über 100 vegane Rezepte, die den Körper zum Strahlen bringen

344 Seiten, geb., € 29,–

Die Kanadierin Angela Liddon ist Autodidaktin in Sachen Kochen und Fotografie. Ihr kulinarisches Knowhow auf dem Gebiet der rein pflanzlichen Küche hat sie über viele Jahre hinweg bis ins Detail perfektioniert und dabei innovative und köstliche Rezepte entwickelt, die ihr eine treue Fangemeinde auf der ganzen Welt eingebracht haben.

Ihr lang erwartetes erstes Kochbuch verführt mit über 100 unwiderstehlichen und vollwertigen Rezepten und enthält sowohl umgewandelte Klassiker, die sogar Fleischfans lieben werden, als auch unglaublich frische und innovative Gerichte voller purem Geschmack. Darüber hinaus wartet ihr Kochbuch mit vielen Rezepten für Allergiker auf – u. a. mehr als 90 glutenfreien Gerichten und vielen weiteren, die gänzlich auf Soja, Nüsse, Zucker und Getreide verzichten. Egal ob Sie vegan leben oder einfach nur neugierig sind und köstliche Rezepte ausprobieren wollen, die zufällig auch noch gesund sind: Dieses Kochbuch ist ein Muss für alle, die gut essen, sich großartig fühlen und einfach strahlen wollen!

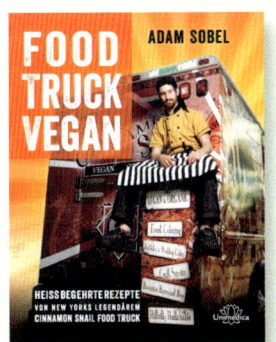

Adam Sobel

Food Truck Vegan
Heißbegehrte Rezepte von New Yorks legendärem Cinnamon Snail Food Truck

272 Seiten, geb., € 24,–

Was ist das Geheimnis dieses Food Trucks? Er eroberte die Straßen von New York City im Sturm. Bei jedem Wetter stehen Vegetarier, Veganer und Fleischesser geduldig und in schönster Eintracht nach den berühmten, bis obenhin mit Zucker glasiertem Seitan und Ancho-Chili-Aioli gefüllten Sandwiches an.

Jetzt liefert ADAM SOBEL, der sympathische Gründer des »Cinnamon Snail« Food Trucks, die Rezepte seiner süchtig machenden Spezialitäten als Buch direkt in Ihre Küche aus.

Natürlich verrät ADAM SOBEL hier auch die Rezepte für seine legendären Donuts und anderen köstlichen Gebäckteilchen, verfeinert mit Erdnuss-Schokoladenguss, Lavendel, Schwarzem Tee oder Tamarinde. Und er lässt uns teilhaben am anstrengenden, aber beglückenden Alltag eines Food-Truck-Besitzers, am täglichen Kampf mit lästigen Blechschäden und Strafzetteln. Vor allem aber erfahren wir von seiner bewundernswerten Fähigkeit, sein Essen trotz aller Widrigkeiten auf New Yorks Straßen mit Fantasie, Liebe und einer Prise Weltverbesserung zu würzen.

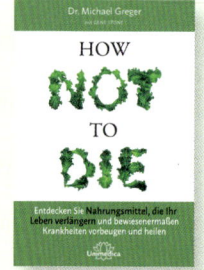

Dr. Michael Greger
How Not To Die
Entdecken Sie Nahrungsmittel, die Ihr Leben verlängern und bewiesenermaßen Krankheiten vorbeugen und heilen

512 Seiten, geb., € 24,80

Dr. Michael Greger, international renommierter Arzt, Ernährungswissenschaftler und Gründer des Online-Informationsportals Nutritionfacts.org, lüftet in seinem weltweit außergewöhnlich erfolgreichen Bestseller das am besten gehütete Geheimnis der Medizin: Wenn die Grundbedingungen stimmen, kann sich der menschliche Körper selbst heilen.

Greger analysiert die häufigsten 15 Todesursachen der westlichen Welt, zu denen z. B. Herzerkrankungen, Krebs, Diabetes, Bluthochdruck und Parkinson zählen, und erläutert auf Basis der neuesten wissenschaftlichen Forschungsergebnisse, wie diese verhindert, in ihrer Entstehung aufgehalten oder sogar rückgängig gemacht werden können.

Darüber hinaus erklärt er auf verständliche und enorm fesselnde, aber stets wissenschaftlich fundierte Weise, welche Lebensmittel besonders wertvoll und gesund für die verschiedenen Organe und Funktionen des menschlichen Körpers sind, und wie diese am besten kombiniert und verzehrt werden können.

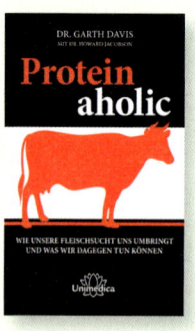

Dr. Garth Davis
Proteinaholic
Wie unsere Fleischsucht uns umbringt und was wir dagegen tun können

440 Seiten, geb., € 19,80

Protein gilt als Grundstoff des Lebens, unerlässlich für eine ausgewogene Ernährung. Eiweiß soll beim Abnehmen helfen. Mit einer proteinreichen Ernährung, so scheint es, kann man eigentlich nichts falsch machen. Aber stimmt das wirklich?

Als Chirurg und Spezialist für Gewichtsabnahme war Dr. Garth Davis lange schon frustriert über die wachsende Anzahl der Betroffenen, doch erst als er selbst von Übergewicht geplagt wurde, hat sich Davis die Langzeitwirkungen einer proteinreichen Ernährung genauer angesehen – und festgestellt, dass zu viel Protein sehr schädlich sein kann: Es macht dick, krank und müde.

In Proteinaholic kombiniert der Arzt die Erkenntnisse seiner bahnbrechenden Forschungen mit seinen Erfahrungen in der Praxis. Er zeigt auf, wie wir in der westlichen Welt zu Proteinabhängigen wurden und welche Folgen dies für unsere Gesundheit hat. Seine revolutionären Erkenntnisse besagen, dass Fleischkonsum sogar zuckerkrank machen kann und Krebserkrankungen begünstigt.

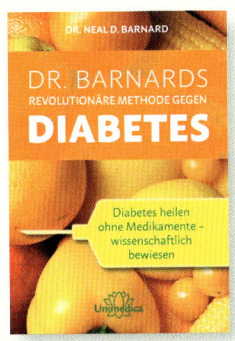

Dr. Neal Barnard

Dr. Barnards revolutionäre Methode gegen Diabetes

Diabetes heilen ohne Medikamente – wissenschaftlich bewiesen

368 Seiten, geb., € 23,80

Diabetes galt lange als unheilbar. Viele Jahre waren sich Mediziner darüber einig, dass eine Insulinsensitivität, wenn sie einmal verloren ist, nicht wiederhergestellt werden kann und der Diabetes unaufhaltsam fortschreitet. In diesem Buch zeigt Dr. Barnard, Professor für Medizin: Das ist einfach nicht wahr!

In einer Serie staatlich geförderter Studien konnte Dr. Barnard beweisen, dass es möglich ist, Insulinsensitivität zurückzuerlangen und Diabetes Typ 2 zu lindern und teilweise sogar zu heilen.

Dr. Barnard weist den Weg aus dem Teufelskreis von immer mehr Medikamenten, Gewichtszunahme und den bekannten Komplikationen der Zuckerkrankheit. Der Mediziner konzentriert sich dabei voll und ganz auf eine Ernährungsumstellung, nicht auf Medikamente. Er erklärt, welchen Einfluss die Nahrung auf die Funktionsweise der Bauchspeicheldrüse hat, welche Lebensmittel für Diabeteserkrankte besonders wertvoll sind und welche gemieden werden sollten. Mit 55 Einsteigerrezepten sowie ausgewogenen Menüvorschlägen.

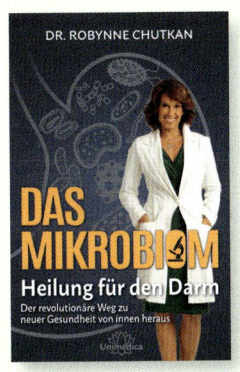

Dr. Robynne Chutkan

Das Mikrobiom

Heilung für den Darm. Der revolutionäre Weg zu neuer Gesundheit von innen heraus

304 Seiten, geb., € 24,80

Das Mikrobiom – der Oberbegriff für die Gesamtheit der Milliarden Bakterien, die im menschlichen Körper leben – ist unlängst in den Fokus der modernen Medizin gerückt. Dr. Chutkan fasst in ihrem Buch die neuesten Forschungsergebnisse zu diesem faszinierenden Thema zusammen. Sie erklärt, wie die typische westliche Ernährungs- und Lebensweise das Mikrobiom aushungert und so die »guten Bakterien« im Darm vernichtet, die den Körper normalerweise gesund halten und das Überhandnehmen schädlicher Bakterien verhindern. Das dadurch entstehende Ungleichgewicht führt zu einer höheren Anfälligkeit gegenüber Krankheiten, Übergewicht und Heißhunger und beeinträchtigt den Stoffwechsel, die Hormone, die Abwehrkräfte und sogar die Gene.

Dr. Chutkan präsentiert ein wirkungsvolles Drei-Punkte-Programm zur Stärkung der Darmbakterien und Verbesserung der Gesundheit, stellt essenzielle Prä- und Probiotika vor und liefert gleich leckere Rezepte, die das Mikrobiom in jedem Stadium wieder vervollständigen.

Ernährung

Fitness & Sport

Naturheilkunde

Homöopathie

Akupunktur

Mensch
& Tier

In unserer Online-Buchhandlung
www.unimedica.de
führen wir eine große Auswahl an deutschen, französischen und englischen Büchern über Fitness, gesunde Ernährung, Naturheilkunde und Homöopathie. Zu jedem Titel gibt es aussagekräftige Leseproben.

Auf der Website gibt es ständig Neuigkeiten zu aktuellen Themen, Studien und Seminaren mit weltweit führenden Homöopathen, sowie einen Erfahrungsaustausch bei Krankheiten und Epidemien.

Ein Gesamtverzeichnis ist kostenlos verfügbar.

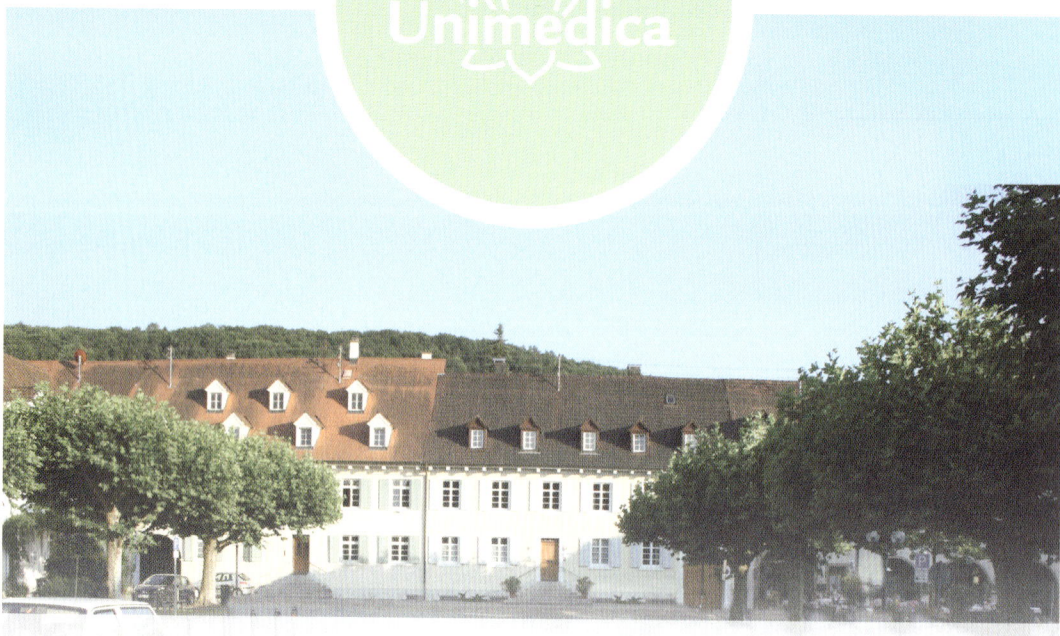

Blumenplatz 2 • D-79400 Kandern • Tel: +49 7626-974970-0 • Fax: +49 7626-974970-999
info@unimedica.de